Figuiers à Foison : L'Encyclopédie Globale

1.Botanique et classification du figuier

2.La symbolique du figuier à travers l'histoire

3.La quête de la variété de figue parfaite

4.Les premières traces historiques du figuier

5.La migration mondiale du figuier

6.La propagation et la multiplication des figuiers

7.Les figues dans l'art et la littérature

8.L'anatomie détaillée d'une figue

9.Les différentes espèces de figuiers sauvages

10.Le figuier et les écosystèmes environnants

11.La pollinisation des figuiers et la naissance des figues

12.Les saisons de croissance du figuier

13.Les mystères de la figue : légendes et croyances

14.L'importance culturelle du figuier dans les sociétés anciennes

15.La figue comme source de nutrition et de santé

16.La figue dans la gastronomie internationale

17.Recettes traditionnelles à base de figues

18.L'art de la culture en pot pour les figuiers

19.La taille et la formation des figuiers

20.Les défis de la culture de figuiers en climat froid

21.L'interaction entre le figuier et les abeilles

22.La figue dans la médecine traditionnelle

23.La figue dans les rituels de guérison

24.Les figuiers remarquables à travers le monde

25.Les mythes et légendes liés au figuier

26.Les secrets de la conservation des figues fraîches

27.Les produits dérivés du figuier : huiles, lotions, etc.

28.La figue comme symbole religieux et spirituel

120.La culture du figuier en sol pauvre

121.La multiplication des figuiers par semis

122.Les figuiers dans les jardins zen modernes

123.La figue et les recettes de beauté traditionnelles

124.La culture du figuier en région méditerranéenne

125.La multiplication des figuiers par division de racines

126.Les figuiers dans les jardins botaniques contemporains

127.La figue et les utilisations médicinales chamaniques

128.La culture du figuier dans les climats tempérés

129.La multiplication des figuiers par greffage en écusson

130.Les figuiers dans les jardins écologiques

131.La figue et les pratiques de guérison amérindiennes

132.La culture du figuier en zone urbaine restreinte

133.La multiplication des figuiers par greffage en fente

134.Les figuiers dans les jardins de toit verts

135.La figue et les remèdes traditionnels asiatiques

136.La culture du figuier dans les zones arides

137.La multiplication des figuiers par greffage de rameau

138.La figue et les soins naturels pour les animaux

139.Les figuiers dans les jardins éducatifs

140.La figue et les techniques de lutte biologique contre les parasites

141.La culture du figuier en potager urbain

142.La figue et les méthodes de conservation des sols

143.Les soins saisonniers pour un figuier sain

144.La culture du figuier en conditions de sécheresse

145.La figue et l'utilisation des feuilles comme engrais naturel

146.La taille d'été pour favoriser la fructification

147.La culture du figuier en permaculture

148.La figue et les avantages de la culture en bac

149.La gestion des maladies courantes du figuier

Chapire 1 : Botanique et classification du figuier

Botanique et Classification du Figuier

Le figuier, scientifiquement connu sous le nom de Ficus carica, est une plante fascinante qui a captivé l'attention des botanistes, des horticulteurs et des amateurs de nature depuis des siècles. Appartenant à la famille des Moraceae, le figuier est une espèce qui se distingue par sa morphologie distinctive, son histoire culturelle riche et sa contribution à l'écosystème environnant.

Classification Botanique

Le figuier appartient au genre Ficus, qui regroupe plus de 800 espèces différentes. La classification botanique du figuier est la suivante :

- **Royaume :** Plantae
- **Division :** Angiospermes (plantes à fleurs)
- **Classe :** Eudicots
- **Ordre :** Rosales
- **Famille :** Moraceae
- **Genre :** Ficus
- **Espèce :** Ficus carica

Le figuier est une plante ligneuse, caduque et à croissance relativement rapide. Il est caractérisé par des feuilles palmées, lobées et dentées, ainsi que par des fleurs non visibles à l'œil nu. Les fleurs se développent à l'intérieur d'une structure appelée sycone, qui est en réalité un réceptacle renflé qui englobe de manière unique la fleur, le fruit et les graines.

Morphologie et Caractéristiques

Le figuier se présente sous la forme d'un arbre ou d'un arbuste, généralement de taille moyenne. Ses feuilles mesurent entre 4 et 25 cm de long et sont profondément lobées, leur conférant une apparence caractéristique en forme de main. Les bords des lobes peuvent être lisses ou légèrement dentés, et la couleur des feuilles varie du vert foncé au vert plus clair en fonction de la variété.

Le fruit du figuier, bien sûr, est la figue. Ce fruit unique est en réalité un réceptacle charnu issu de l'expansion du sycone. La figue est un fruit de type multiple, ce qui signifie qu'elle contient de nombreuses petites fleurs à l'intérieur. Elle est disponible dans une variété de formes, de couleurs et de tailles, allant du vert au violet, en passant par le brun et le noir.

Distribution Géographique et Histoire

Originaire de la région méditerranéenne, le figuier a une longue histoire de culture remontant à l'Antiquité. Les figuiers étaient cultivés dans des régions allant de l'Égypte ancienne à la Grèce et à Rome, et ils ont joué un rôle important dans les cultures et les rituels religieux de ces civilisations. Au fil du temps, le figuier s'est propagé à travers le monde grâce à la migration humaine et au commerce, s'adaptant à une variété de climats et de sols.

La botanique et la classification du figuier dévoilent une plante qui incarne la diversité et la complexité du règne végétal. Du genre Ficus à la famille Moraceae, en passant par les caractéristiques morphologiques uniques de ses feuilles et de ses fruits, le figuier représente une fusion harmonieuse entre la nature et la culture humaine. Son histoire culturelle riche, ses propriétés écologiques et sa contribution à la nutrition humaine en font un sujet d'étude fascinant pour les botanistes et les amoureux de la nature.

Chapitre 2 : **La Symbolique du Figuier à Travers l'Histoire**

Le figuier, Ficus carica, a toujours été bien plus qu'une simple plante dans l'histoire de l'humanité. Il s'est imposé comme un symbole puissant, portant en lui des significations profondes qui transcendent les cultures et les époques. Des mythes anciens aux traditions religieuses, le figuier a su captiver l'imagination et exprimer des concepts universels à travers ses feuilles, ses fruits et sa silhouette emblématique.

Une Présence Sacrée dans les Mythes et Légendes

Le figuier a souvent été lié à des récits mythologiques, conférant une aura de mystère à sa symbolique. Dans la mythologie grecque, le figuier est associé à Dionysos, dieu du vin et de la fertilité. Selon la légende, Dionysos était né sous un figuier, et l'arbre était considéré comme sacré en son honneur. De même, dans la Bible, le figuier est présent dans des histoires marquantes, comme celle de la malédiction du figuier stérile par Jésus, symbole de l'inutilité et de la stérilité spirituelle.

La Figue comme Métaphore Culturelle

Le fruit du figuier, la figue, est une métaphore puissante utilisée dans de nombreuses cultures pour illustrer des idées complexes. Dans le bouddhisme, la figue est parfois utilisée pour symboliser l'illusion du monde matériel. En raison de sa nature éphémère et de sa texture douce masquant un intérieur chargé de graines, la figue peut évoquer l'idée de l'apparence extérieure trompeuse.

Le Figuier dans les Religions et les Croyances Spirituelles

Le figuier joue un rôle significatif dans les religions et les croyances spirituelles à travers le monde. Dans l'islam, il est dit que le Prophète Muhammad avait un figuier sous lequel il méditait, le reliant ainsi à la contemplation et à la connexion spirituelle. Le figuier est également mentionné dans la tradition juive, symbolisant la fertilité et la prospérité.

Une Analogie de Croissance et de Transformation

Le figuier, avec son cycle de croissance, de fructification et de chute des feuilles, peut être interprété comme une métaphore de la vie humaine. Son passage par les saisons peut être comparé aux différentes phases de l'existence, de la naissance à la mort, en passant par la croissance et la maturité.

La symbolique du figuier à travers l'histoire est une illustration remarquable de la manière dont les plantes peuvent transcender leur statut de simples organismes vivants pour devenir des symboles culturels et spirituels. Du mysticisme des mythes antiques à la sagesse des religions et des croyances, le figuier a laissé une empreinte indélébile sur la façon dont l'humanité perçoit le monde naturel et exprime des concepts intangibles.

Chapitre 3 : **La Quête de la Variété de Figue Parfaite**

Depuis des millénaires, l'humanité s'est engagée dans une quête perpétuelle pour améliorer les variétés de figues, cherchant sans relâche la figue parfaite. Cette quête passionnante mêle art, science et tradition, et témoigne de la fascination que les figues exercent sur les palais et les esprits des individus à travers le temps. La quête de la variété de figue parfaite est une exploration qui transcende le simple culte de la saveur et qui se plonge dans la richesse de la diversité botanique, culturelle et gastronomique.

L'Héritage de la Sélection et de la Culture

Depuis les premiers jours de la culture agricole, les êtres humains ont remarqué que certaines figues avaient des qualités supérieures par rapport à d'autres. Les figues sauvages ont été les précurseurs de cette exploration, offrant des indices sur les caractéristiques à rechercher pour atteindre la figue parfaite. Les premiers cultivateurs ont commencé à sélectionner les spécimens qui avaient le goût le plus doux, la texture la plus agréable et la meilleure adaptabilité à leur environnement.

L'Art de l'Hybridation et de la Sélection

Avec l'avènement de l'agriculture systématique, l'art de l'hybridation et de la sélection des variétés de figues s'est développé. Les horticulteurs ont commencé à croiser différentes variétés pour combiner les meilleures caractéristiques de chaque espèce, cherchant à améliorer la douceur, la taille, la couleur et la texture des figues. Cette quête exigeait à la fois des connaissances scientifiques et une intuition cultivée au fil des générations.

Culture et Transmission de la Connaissance

La quête de la variété de figue parfaite a également été façonnée par la transmission orale et écrite de connaissances. Les communautés agricoles ont partagé leurs observations, leurs techniques de culture et leurs secrets de sélection à travers les générations. Les récits de succès et d'échecs ont enrichi la compréhension collective de la culture des figues et ont inspiré de nouvelles explorations.

Diversité Culturelle et Gastronomique

La quête de la variété de figue parfaite n'a pas été limitée aux frontières géographiques. Chaque culture a apporté sa propre approche à l'amélioration des figues, résultant en une diversité étonnante de variétés à travers le monde.

Des figues violettes veloutées de Provence aux figues dorées du Moyen-Orient, chaque variété reflète les préférences culinaires et les terroirs uniques de sa région d'origine.

La Quête Infinie

Pourtant, malgré des millénaires de sélection et de croisements, la quête de la variété de figue parfaite demeure inachevée. Chaque nouvelle découverte, chaque nouvelle variation pousse les limites de l'expérience gustative et nourrit l'imaginaire collectif. La nature elle-même continue d'offrir des surprises, et les générations futures auront toujours de nouvelles variétés à explorer et à apprécier.

La quête de la variété de figue parfaite est un témoignage de la relation profonde et complexe entre les êtres humains et le monde naturel. Elle révèle notre désir d'exploration, d'innovation et de connexion avec la terre qui nous nourrit. Cette quête continue à nous inviter à célébrer la diversité des figues et à savourer les résultats de notre persévérance et de notre créativité.

Chapitre 4 : **Les Premières Traces Historiques du Figuier**

Le figuier, Ficus carica, a une histoire profondément enracinée qui remonte à l'aube de la civilisation humaine. À travers les siècles, il a été témoin de l'évolution de la société, du commerce, de la culture et de la religion, laissant derrière lui des traces historiques fascinantes qui révèlent son rôle central dans le développement de l'humanité.

Origines Lointaines et Domestication

Les premières traces historiques du figuier remontent à environ 9400 av. J.-C., à l'époque néolithique, dans la région du Croissant fertile, qui s'étendait de la Mésopotamie à l'Égypte ancienne. Les figuiers sauvages ont été domestiqués pour la première fois dans ces régions, marquant le début d'une relation étroite entre les humains et cette plante précieuse. Les figues sauvages ont été une source de nourriture essentielle pour les premières communautés agricoles.

Figues dans l'Antiquité

Le figuier était vénéré dans les cultures antiques, jouant un rôle majeur dans les mythes et les légendes. Dans la mythologie grecque, les figuiers étaient associés à des divinités telles que Dionysos et Hermès. Les Grecs et les Romains ont également adopté la figue dans leur régime alimentaire, et les figues étaient souvent offertes en offrande aux dieux.

Figues dans les Écrits Religieux

Les figuiers ont une place significative dans les textes religieux. Dans la Bible, les figuiers sont mentionnés à plusieurs reprises, symbolisant la connaissance (l'histoire d'Adam et Ève) et la fertilité. Les figuiers sont également présents dans l'islam, notamment dans les écrits du Prophète Muhammad qui les a loués pour leur abondance et leur utilité.

Figues dans le Commerce et la Diplomatie

Au fil du temps, les figues ont acquis une importance commerciale considérable. Les figues séchées étaient une source précieuse de nourriture et étaient souvent échangées le long des routes commerciales. L'histoire raconte que la reine d'Égypte Cléopâtre a utilisé les figues pour négocier l'accès à l'eau pour son royaume avec le chef romain Marc Antoine.

Figues et Symbolisme Social

Les figues étaient également liées aux normes sociales et aux coutumes. Dans la Grèce antique, les figues étaient un cadeau de choix pour les hôtes et étaient souvent servies lors de banquets. Les figues étaient également considérées comme un symbole de richesse et de prospérité.

Les premières traces historiques du figuier évoquent une histoire riche et complexe qui transcende les frontières géographiques et les époques. De ses origines modestes dans le Croissant fertile à sa propagation à travers le monde, le figuier a tissé sa propre histoire au sein de l'histoire humaine. Les figues ont nourri les corps et les esprits des anciens et continuent à être un lien vivant entre notre passé et notre présent, illustrant comment une simple plante peut laisser une empreinte indélébile sur la culture, la religion et la société.

Chapitre 5 : **La Migration Mondiale du Figuier : Un Voyage Botanique et Culturel**

Le figuier, Ficus carica, a entrepris un voyage extraordinaire à travers les continents et les siècles, devenant l'un des arbres fruitiers les plus universellement appréciés et cultivés. La migration mondiale du figuier est à la fois une histoire de diffusion botanique et un témoignage de l'influence culturelle et gastronomique que cette plante a eu sur les différentes sociétés humaines.

Origines Méditerranéennes

L'histoire du figuier commence dans la région méditerranéenne, où les figuiers sauvages ont évolué et ont été domestiqués il y a des milliers d'années. Les anciennes civilisations, des Grecs et des Romains aux Égyptiens, ont cultivé des figuiers pour leurs fruits sucrés et leurs feuilles polyvalentes. Les figues étaient non seulement une source de nourriture, mais aussi une ressource médicinale, ainsi qu'un symbole culturel et religieux.

Vers de Nouveaux Horizons

À travers l'histoire, les figues ont voyagé bien au-delà de leur terre d'origine. Les mouvements de population, le commerce et l'exploration ont contribué à la diffusion des figuiers à travers l'Eurasie, l'Afrique et au-delà. Des voyageurs et des commerçants ont transporté des boutures de figuiers, assurant leur propagation dans de nouveaux territoires. Des empires ont été façonnés en partie par la présence de cultures de figuiers florissantes, contribuant à l'essor de régions entières.

Des Climats Diversifiés

Le figuier a prouvé sa capacité à s'adapter à une variété de climats. De la chaleur méditerranéenne à la douceur du Moyen-Orient, en passant par les tropiques d'Asie, les figuiers ont trouvé des niches écologiques dans des régions variées. Cette adaptabilité a permis à cette espèce de devenir un élément commun des paysages et des cultures de nombreux pays.

Influence Culturelle et Gastronomique

La migration mondiale du figuier a non seulement façonné les écosystèmes, mais a également laissé une empreinte indélébile sur les cultures et la cuisine locales. Les figues ont été intégrées dans des plats traditionnels, des desserts exquis aux plats salés. Elles sont devenues des symboles de prospérité, de générosité et de hospitalité dans de nombreuses cultures.

L'Échange des Savoirs

La migration du figuier a également entraîné un échange de connaissances botaniques et agricoles. Les méthodes de culture, de taille et de préservation des figuiers ont été partagées et adaptées aux climats locaux, renforçant ainsi les pratiques agricoles durables et la sécurité alimentaire.

La migration mondiale du figuier est bien plus qu'une simple propagation géographique. Elle est une histoire vivante d'adaptation, d'échange culturel et de connexion humaine avec la nature. En traversant les frontières et en s'intégrant dans une myriade de sociétés, le figuier a transcendé son statut de plante pour devenir un ambassadeur de la diversité botanique, culturelle et gastronomique du monde.

Chapitre 6 : **Propagation et Multiplication des Figuiers : Un Art Ancien et une Science Moderne**

La propagation et la multiplication des figuiers constituent un domaine fascinant qui allie tradition et innovation, savoir-faire ancien et découvertes modernes. Ces processus ont évolué au fil du temps, reflétant la passion de l'homme pour cette plante précieuse et sa quête constante de variétés améliorées. De l'enracinement des méthodes ancestrales à l'intégration des avancées scientifiques, la propagation et la multiplication des figuiers illustrent l'interconnexion entre le patrimoine culturel et la recherche botanique.

Méthodes Traditionnelles de Multiplication

Depuis l'Antiquité, les techniques de multiplication végétative ont été utilisées pour propager les figuiers. Parmi les méthodes traditionnelles, le bouturage a été l'une des plus courantes. Les boutures de figuiers, prélevées sur des branches saines, sont enracinées dans des sols adaptés. Les paysans expérimentés avaient un œil avisé pour choisir les boutures prometteuses, assurant ainsi la continuité de variétés appréciées.

L'Art de la Greffe

La greffe est une autre méthode traditionnelle de multiplication des figuiers, qui a été raffinée au fil des siècles. La greffe en écusson, où un bourgeon est implanté sur un porte-greffe, a permis de conserver les caractéristiques souhaitées des variétés existantes tout en favorisant la croissance. Les maîtres greffeurs étaient capables de créer des arbres à partir de plusieurs variétés greffées sur un même tronc.

Innovation Scientifique

Avec les avancées de la science, de nouvelles méthodes de multiplication des figuiers ont émergé. La micropropagation, une technique de culture de tissus végétaux en laboratoire, a permis la production en masse de plants de figuiers génétiquement identiques. Cette méthode offre une alternative plus rapide à la multiplication traditionnelle, en particulier pour les variétés rares ou difficiles à propager.

Hybridation pour de Nouvelles Variétés

L'hybridation a également joué un rôle crucial dans la propagation des figuiers. En croisant différentes variétés de figuiers, les sélectionneurs peuvent créer de nouvelles variétés avec des caractéristiques améliorées, telles que des rendements plus élevés, des résistances aux maladies ou des qualités gustatives améliorées. Cette combinaison d'anciennes méthodes de sélection et de techniques modernes a permis de diversifier davantage les options disponibles.

Préservation de la Biodiversité

La propagation et la multiplication des figuiers jouent également un rôle essentiel dans la préservation de la biodiversité végétale. Alors que certaines variétés de figuiers sont menacées par la perte d'habitats ou les changements climatiques, les efforts de multiplication permettent de conserver et de partager ces trésors génétiques pour les générations futures.

La propagation et la multiplication des figuiers sont une fusion harmonieuse de la tradition et de la modernité. En associant les connaissances anciennes à la technologie contemporaine, les botanistes, les agriculteurs et les passionnés de figuiers ont réussi à préserver et à améliorer cette plante emblématique. Ce processus reflète la symbiose entre la culture humaine et le règne végétal, où la diversité des figuiers est soigneusement entretenue pour continuer à émerveiller les sens et à nourrir les corps.

Chapitre 7 : **Les Figues dans l'Art et la Littérature : Une Exploration Sensorielle et Symbolique**

Les figues, ces fruits doux et charnus, ont depuis longtemps captivé l'imagination des artistes et des écrivains. Leur forme sensuelle, leurs couleurs riches et leur saveur envoûtante en ont fait un sujet populaire dans l'art et la littérature à travers les âges. Au-delà de leur beauté visuelle et gustative, les figues ont également été chargées de symbolisme, évoquant des thèmes allant de la sensualité à l'abondance, en passant par la connaissance et la transformation.

Figures de l'Art

Les figues ont souvent été représentées dans les œuvres d'art, qu'il s'agisse de peintures, de sculptures ou de photographies. Leur apparence distincte, avec leur forme ovale et leur intérieur charnu exposé, a inspiré des artistes à capturer leur essence dans une variété de styles artistiques. Des natures mortes somptueuses aux représentations plus symboliques, les figues sont devenues des sujets emblématiques qui reflètent la nature sensuelle de la vie.

La Figuration Littéraire

Les figues ont également trouvé leur place dans la littérature, en tant que symboles complexes et évocateurs. Dans la poésie, elles sont parfois utilisées pour évoquer la passion, la luxure et l'expérience sensorielle. Les descriptions de leur douceur, de leur jutosité et de leur texture se sont transformées en métaphores pour décrire des émotions profondes et des relations intimes.

Symboles et Métaphores

Les figues ont été dotées de significations symboliques riches et variées. Dans certaines cultures, elles représentent l'abondance et la fertilité, évoquant la générosité de la nature. Dans d'autres, elles sont liées à la connaissance, peut-être en raison de leur association avec l'histoire biblique d'Adam et Ève. Les figues peuvent également symboliser la transformation, en passant d'un fruit en apparence modeste à une source de délice sucré.

La Puissance de l'Évocation

L'utilisation des figues dans l'art et la littérature montre la capacité de ces fruits à évoquer une gamme complexe d'émotions et d'idées. Le simple acte de mordre dans une figue juteuse peut évoquer une multitude de sensations et de souvenirs. Cette évocation puissante a inspiré des auteurs et des artistes à les intégrer dans leurs créations, créant ainsi des œuvres qui suscitent des réactions émotionnelles et intellectuelles.

Les figues, avec leur beauté, leur saveur et leur symbolisme, ont tissé un fil d'or à travers l'art et la littérature. Elles nous rappellent que les choses simples peuvent avoir une signification profonde et multiple, que ce soit dans la représentation visuelle d'une nature morte ou dans la métaphore poétique d'une émotion humaine. Les figues continuent à inspirer, à nourrir et à émouvoir, faisant de leur présence dans l'art et la littérature une célébration de la vie elle-même.

Chapitre 8 : **L'Anatomie Détaillée d'une Figue : Un Monde Caché de Formes et de Saveurs**

La figue, ce fruit sucré et charnu, cache en son sein une anatomie complexe qui révèle une symphonie de textures, de couleurs et de saveurs. D'un simple regard, on pourrait sous-estimer la profondeur de cette structure, mais en plongeant dans son anatomie, on découvre un monde de complexité botanique et d'expériences sensorielles.

L'Extérieur Doux et la Peau Distinguée

La figue commence par son extérieur, une peau lisse et souvent veloutée qui protège ce trésor sucré. La couleur varie selon la variété, allant du vert au violet en passant par le brun et le noir. La peau est non seulement esthétique, mais elle agit également comme une barrière protectrice contre les parasites et la déshydratation.

Le Réceptacle Charpenté et Charnu

En tranchant une figue en deux, on révèle son intérieur fascinant. Le fruit est en réalité un réceptacle charnu appelé un sycone. Ce renflement unique enveloppe à la fois les fleurs, les graines et les tissus comestibles. C'est ici que se déroule la magie de la maturation et de la transformation du fruit.

La Cavité Centrale et les Petites Fleurs

La cavité centrale du sycone abrite les petites fleurs. Ces fleurs ne sont pas visibles à l'œil nu, mais elles sont essentielles à la reproduction de la plante. C'est ici que le processus de pollinisation se déroule, où les minuscules insectes peuvent jouer un rôle crucial dans la fécondation.

La Pulpe Succulente et le Nectar Sucré

La pulpe charnue qui entoure les petites fleurs est ce que nous connaissons comme la partie comestible de la figue. Elle peut varier en couleur et en saveur selon la variété. La texture va de la tendre à la moelleuse, et la saveur est une combinaison complexe de douceur et de notes parfois légèrement acidulées. Cette pulpe est également riche en nutriments et en fibres.

Les Petites Graines Croquantes

En fouillant un peu plus dans la figue, on découvre de petites graines croquantes disséminées dans la pulpe. Ces graines sont non seulement comestibles, mais elles ajoutent également une texture intéressante à l'expérience de manger une figue. Elles sont généralement petites et souvent négligées, mais elles sont une partie essentielle de l'anatomie de la figue.

La Magie du Goût et de l'Expérience

L'anatomie d'une figue révèle une symphonie de textures et de saveurs qui se marient en une expérience sensorielle unique. Les différentes couches, des pétales cachés aux graines croquantes, se combinent pour créer ce goût inimitable qui varie d'une variété à l'autre. L'acte de manger une figue devient une exploration gustative et tactile, une connexion avec la nature et une appréciation de sa diversité.

L'anatomie d'une figue est bien plus qu'une simple structure botanique. Elle est une œuvre d'art de la nature, une composition complexe de formes, de couleurs et de saveurs qui intrigue les sens et évoque une profonde appréciation pour la diversité et la beauté du monde végétal. Chaque fois que nous dégustons une figue, nous sommes témoins de cette anatomie fascinante et nous nous engageons dans une expérience qui transcende les limites de la science pour toucher le cœur de l'expérience humaine.

Chapitre 9 : **Les Différentes Espèces de Figuiers Sauvages : Une Diversité Botanique Étonnante**

Les figuiers sauvages, appartenant au genre Ficus, sont une famille diversifiée d'arbres et d'arbustes qui peuplent des écosystèmes variés à travers le monde. Depuis des millénaires, ces espèces ont coexisté avec la nature, jouant un rôle essentiel dans les écosystèmes et influençant les cultures humaines. De l'Afrique à l'Asie, des Amériques à l'Océanie, les différentes espèces de figuiers sauvages sont une source d'émerveillement botanique et un témoignage de l'ingéniosité de la vie végétale.

La Biodiversité Étendue

Le genre Ficus est vaste, regroupant plus de 800 espèces différentes. Parmi celles-ci, certaines sont de petites plantes rampantes, tandis que d'autres se développent en majestueux arbres. Chaque espèce possède ses propres caractéristiques distinctives, s'adaptant aux divers climats et habitats de la planète.

Ficus Carica : Le Figuier Domestiqué

Ficus carica, le figuier communément cultivé, est l'une des espèces les plus connues du genre. Originaire de la région méditerranéenne, il est largement cultivé pour ses délicieux fruits sucrés. Cette espèce a joué un rôle historique et culturel important, étant mentionnée dans les textes anciens et faisant partie intégrante de la cuisine et des rituels de différentes cultures.

Ficus Benghalensis : Le Banyan Géant

Le Ficus benghalensis, également appelé le figuier des banians ou banyan géant, est une espèce impressionnante qui est vénérée dans de nombreuses cultures. Originaire de l'Inde, il est connu pour son mode de croissance aérien, où ses racines aériennes descendent du tronc et prennent racine dans le sol pour former un réseau complexe. Ces arbres massifs sont souvent considérés comme sacrés et ont une grande signification spirituelle.

Ficus Elastica : L'Arbre à Caoutchouc

L'espèce Ficus elastica, ou arbre à caoutchouc, est originaire d'Asie tropicale. Il est apprécié pour son latex, qui a été utilisé historiquement pour fabriquer du caoutchouc. De plus, ses feuilles larges et luisantes en font une plante d'intérieur populaire dans les régions où le climat ne permet pas une croissance en extérieur.

Interactions Écologiques et Durabilité

Les figuiers sauvages ont une place unique dans les écosystèmes en raison de leur relation symbiotique avec des insectes pollinisateurs spécifiques, appelés figuiers. Les figuiers et les figuiers sauvages dépendent mutuellement pour leur survie et leur reproduction. Cette interaction démontre comment la nature a évolué pour créer des liens complexes entre les espèces.

Les différentes espèces de figuiers sauvages illustrent la diversité extraordinaire du monde végétal et la façon dont les plantes ont évolué pour occuper des niches écologiques spécifiques. De leurs rôles dans les écosystèmes à leurs contributions culturelles, les figuiers sauvages offrent un aperçu fascinant de la coexistence harmonieuse entre la nature et l'humanité. Ces espèces méritent notre attention et notre préservation, car elles sont un témoignage vivant de l'ingéniosité de la vie sur Terre.

Chapitre 10 : Le Figuier et les Écosystèmes Environnants : Un Pilier de Biodiversité et d'Équilibre

Le figuier, Ficus carica, n'est pas simplement un arbre fruitier, mais un acteur vital au sein des écosystèmes environnants. Son impact sur la biodiversité, la régulation écologique et la durabilité de l'environnement est profond. En tant qu'espèce vénérée par les humains et intégrée harmonieusement dans la nature, le figuier joue un rôle essentiel dans la préservation de la vie et l'équilibre des écosystèmes.

Lien Étroit avec la Faune

Les figuiers sont réputés pour leur rôle crucial dans le maintien de la biodiversité. Leurs fruits charnus et sucrés sont une source de nourriture pour une variété d'animaux, tels que les oiseaux, les mammifères et les insectes. En attirant ces espèces, les figuiers contribuent à la pollinisation croisée, favorisant ainsi la diversité génétique des plantes dans leur environnement.

Abri et Refuge

Les figuiers fournissent également un abri et un refuge essentiels pour de nombreuses créatures. Le feuillage dense de l'arbre offre une couverture contre les éléments et les prédateurs. Les petits animaux peuvent trouver refuge parmi les branches, tandis que les oiseaux peuvent construire leurs nids en toute sécurité dans les recoins de l'arbre.

Cycle de Vie Intégré

Le figuier est également un acteur clé dans le recyclage des nutriments dans les écosystèmes. Les feuilles tombées et les fruits décomposés enrichissent le sol en matière organique, ce qui nourrit d'autres plantes et crée un cycle de vie intégré. Cette contribution au cycle des nutriments contribue à maintenir la santé globale de l'écosystème.

Rôle de Régulation Écologique

Les figuiers ont un rôle de régulateur dans les écosystèmes, aidant à contrôler la population d'animaux et de plantes. Par exemple, la présence de figuiers peut influencer la distribution des populations d'insectes en fournissant un habitat pour les prédateurs naturels. De plus, en fournissant une source de nourriture pour une variété d'animaux, les figuiers contribuent à maintenir l'équilibre des chaînes alimentaires.

Culture et Nature en Harmonie

L'interaction entre le figuier et les écosystèmes environnants illustre comment la nature et la culture peuvent coexister harmonieusement. Les figuiers ont été appréciés et cultivés par les humains depuis des millénaires, mais ils ont également suivi leur propre chemin écologique, interagissant avec d'autres espèces pour soutenir l'ensemble de l'écosystème.

Le figuier n'est pas seulement un fournisseur de délices sucrés, mais aussi un pilier de la vie dans les écosystèmes. De la fourniture de nourriture et d'abri à la régulation écologique et à la préservation de la biodiversité, le figuier démontre la manière dont les plantes peuvent façonner et soutenir la nature qui les entoure. En comprenant et en préservant le rôle vital des figuiers dans les écosystèmes, nous contribuons à la santé et à la durabilité de notre environnement global.

Chapitre 11 : **La Pollinisation des Figuiers et la Naissance des Figues : Un Ballet Naturel de Vie et de Transformation**

La naissance des figues est une merveille de la nature qui découle d'un processus complexe et intime de pollinisation. Les figuiers, appartenant au genre Ficus, ont évolué avec une relation symbiotique unique avec des insectes spécifiques, créant un ballet naturel de vie et de transformation qui aboutit finalement à la création des figues. La pollinisation des figuiers est un exemple éloquent de la manière dont la nature orchestre des interactions délicates pour assurer la reproduction et la survie des espèces végétales.

Le Rôle Essentiel des Figuiers

La pollinisation des figuiers est essentiellement dépendante de minuscules insectes spécifiques, tels que les figuiers ou les guêpes de figuier. Ces insectes ont une relation étroite avec les figuiers, car ils dépendent des figues pour se reproduire et se nourrir. En retour, les figuiers comptent sur ces insectes pour assurer leur pollinisation. C'est un exemple puissant de coévolution, où les deux parties ont développé une dépendance mutuelle au fil de millions d'années.

La Danse de la Pollinisation

Le processus de pollinisation des figuiers commence lorsque les guêpes femelles cherchent des figues matures pour y pondre leurs œufs. En entrant dans la figue, elles se couvrent de pollen provenant de la fleur mâle, qu'elles ont visitée précédemment. Pendant leur séjour dans la figue, les guêpes déposent leurs œufs et pollinisent les fleurs femelles en dispersant le pollen qu'elles portent sur leur corps.

La Transformation des Fleurs en Fruits

Une fois que les figues ont été pollinisées, les fleurs femelles commencent à se transformer en fruits. Les guêpes qui ont déposé leurs œufs ne survivent généralement pas dans les figues matures, car elles n'ont pas suffisamment de ressources pour se nourrir et se développer. Cependant, les processus de pollinisation et de ponte des guêpes ont déclenché la croissance des figues et le développement des graines à l'intérieur.

La Maturation et la Naissance des Figues

Au fil du temps, les figues mûrissent et se transforment en délices sucrés que nous connaissons. Les graines à l'intérieur ont également mûri, prêtes à être dispersées et à germer si elles trouvent des conditions propices. Les figues offrent ainsi un festin pour une variété d'animaux et assurent la dispersion des graines dans de nouveaux endroits, contribuant ainsi à la propagation des figuiers.

Réflexions sur la Coexistence Naturelle

La pollinisation des figuiers et la naissance des figues sont un témoignage vivant de la coexistence harmonieuse entre les plantes et les insectes. Ce ballet naturel, qui se déroule dans le secret de chaque figue, rappelle l'interconnexion subtile et parfois étonnante qui maintient l'équilibre des écosystèmes. Il nous montre également comment la nature a développé des solutions ingénieuses pour assurer la reproduction des espèces végétales, créant ainsi un monde de beauté et de durabilité.

La pollinisation des figuiers et la naissance des figues sont un rappel puissant de la complexité et de la beauté de la vie sur Terre. Ce processus intime de reproduction et de transformation, orchestré avec grâce par la nature, nous invite à contempler la danse invisible qui se déroule dans chaque figue que nous dégustons. C'est un rappel humble de la magie qui réside dans les interactions naturelles et du rôle vital que chaque espèce joue dans la préservation de la vie.

Chapitre 11 : **La Pollinisation des Figuiers et la Naissance des Figues : Un Récit de Symbiose et de Fertilité**

Dans les paysages tranquilles où les figuiers prospèrent, un spectacle naturel extraordinaire se déroule en silence : la pollinisation des figuiers et la naissance des figues. C'est un récit de symbiose étroite entre les figuiers et les insectes pollinisateurs, une danse complexe qui aboutit à la création de ces fruits charnus et sucrés qui ont été appréciés par les humains depuis des millénaires. Ce processus, à la fois biologique et poétique, illustre la façon dont la nature crée de l'abondance à travers l'interaction harmonieuse entre les plantes et les créatures.

La Symbiose Intime

La pollinisation des figuiers repose sur une relation intime entre les figuiers et des insectes spécifiques, tels que les figuiers et les guêpes de figuier. Les figuiers dépendent de ces insectes pour leur reproduction, tandis que les insectes dépendent des figues pour se reproduire. Les figues, en fait, sont des inflorescences transformées à l'intérieur desquelles les minuscules fleurs et les insectes vivent en harmonie, créant ainsi une symbiose équilibrée.

Le Processus de Pollinisation

Le processus de pollinisation débute lorsque les figuiers mâles produisent des fleurs qui contiennent le pollen. Les guêpes de figuier mâles émergent de ces fleurs et quittent les figuiers pour trouver les figues femelles qui sont en train de mûrir. En cherchant des figues femelles, les guêpes de figuier transportent le pollen, pollinisant ainsi les fleurs femelles à l'intérieur des figues.

La Naissance des Figues

Lorsque les guêpes femelles trouvent des figues femelles matures, elles pénètrent à l'intérieur pour y pondre leurs œufs. Pendant ce processus, les guêpes transfèrent le pollen qu'elles ont collecté dans les figues mâles, ce qui permet la pollinisation des fleurs femelles. Les figues femelles, une fois pollinisées, commencent à se développer et à mûrir en créant des conditions favorables pour que les graines se forment.

Le Soutien à la Biodiversité

La pollinisation des figuiers contribue également à soutenir la biodiversité de l'écosystème. Les figues attirent divers types d'animaux, tels que les oiseaux et les petits mammifères, qui se nourrissent des fruits. En mangeant les figues, ces animaux contribuent à la dispersion des graines, aidant ainsi les figuiers à coloniser de nouveaux endroits et à maintenir leur population.

L'Équilibre Naturel

La pollinisation des figuiers et la naissance des figues sont une illustration vivante de l'équilibre naturel et des interactions complexes qui sous-tendent la vie sur Terre. Ce récit, bien qu'apparemment simple, révèle une profondeur d'interdépendance qui maintient les écosystèmes en harmonie. Les figuiers et leurs pollinisateurs sont tissés ensemble dans une trame délicate qui rappelle que la beauté et l'abondance découlent souvent de la coopération subtile entre les différentes formes de vie.

La pollinisation des figuiers et la naissance des figues sont un témoignage éloquent de la manière dont la nature orchestre des connexions complexes pour soutenir la vie et la fertilité. Cette danse symbiotique entre les figuiers et les insectes pollinisateurs est un exemple fascinant de la manière dont les espèces interagissent pour assurer leur survie et leur reproduction. Les figues, ces fruits délicieux et sucrés, portent en elles le secret d'une histoire de collaboration, de transformation et de perpétuation de la vie.

Chapitre 12 : Les Saisons de Croissance du Figuier : Un Voyage à Travers les Rythmes de la Nature

Le figuier, témoin silencieux du passage du temps, suit un cycle de croissance qui reflète les saisons changeantes et les pulsations de la nature. De la dormance hivernale à l'épanouissement estival, les saisons de croissance du figuier offrent une fenêtre captivante sur la façon dont la vie végétale s'adapte et prospère au fil des mois. Ce cycle, marqué par des étapes distinctes, illustre la manière dont le figuier interagit avec son environnement et les éléments qui influencent son développement.

Dormance Hivernale : L'Attente Patiente

Pendant les mois d'hiver, le figuier entre dans une période de dormance. Les températures plus fraîches et les jours plus courts réduisent l'activité métabolique de l'arbre. Les feuilles tombent, laissant les branches nues et vulnérables. C'est un moment de repos et de récupération pour le figuier, où il conserve son énergie pour les saisons à venir.

Le Printemps Émergent : Le Réveil de la Vie

Avec l'arrivée du printemps et le rallongement des jours, le figuier sort de sa dormance. De nouvelles feuilles vert tendre commencent à pousser sur les branches, annonçant le renouveau de la vie. Les bourgeons fleurissent en de magnifiques inflorescences, préparant le terrain pour le processus de pollinisation. C'est un moment d'anticipation, où l'arbre se prépare à porter les fruits de son travail.

Été Fructueux : L'Épanouissement des Figues

L'été est la saison de l'épanouissement pour le figuier. Les fleurs pollinisées se transforment en jeunes figues qui grandissent et mûrissent avec le soleil généreux. Les feuilles fournissent une ombre bienvenue aux fruits qui se développent, et les figues gagnent en taille et en saveur jour après jour. C'est à ce stade que la magie se produit, transformant les fleurs en fruits charnus et sucrés.

Automne Mûr : La Récolte et le Déclin

À mesure que l'automne approche, les figues atteignent leur pleine maturité. C'est le moment de la récolte, où les fruits sont soigneusement cueillis à la main pour être dégustés frais ou transformés en diverses délices. Les feuilles commencent à montrer des teintes chaudes d'orange et de rouge, signes d'un passage imminent vers la dormance hivernale. Les figuiers peuvent produire une deuxième récolte plus petite en automne, offrant ainsi une générosité prolongée.

Célébration de la Vie Cyclique

Le cycle de croissance du figuier illustre la manière dont la nature suit un rythme saisonnier qui reflète l'équilibre entre le repos et l'activité. Chaque saison a sa propre signification dans la vie du figuier, et ensemble, elles forment une histoire de renouveau, de croissance, de fructification et de préparation à l'hiver. Les saisons de croissance du figuier rappellent aux observateurs attentifs la beauté de la vie cyclique, où chaque phase a son rôle à jouer dans le grand tableau de la nature.

Les saisons de croissance du figuier sont une invitation à se connecter plus profondément avec le rythme naturel de la Terre. Ce cycle offre une opportunité de célébrer l'émergence de nouvelles feuilles, l'épanouissement des figues et la transformation continue qui caractérise la vie végétale. En observant les saisons de croissance du figuier, nous sommes témoins de la façon dont la nature guide chaque étape de ce voyage, du sommeil hivernal à la splendeur estivale et à la renaissance perpétuelle.

Chapitre 13 : **Les Mystères de la Figue : Entre Légendes et Croyances**

La figue, ce fruit doux et charnu, est enveloppée de mystères qui ont captivé l'imagination des cultures à travers les siècles. Au-delà de sa saveur sucrée, la figue a été imprégnée de légendes, de croyances et de symbolisme profond. De l'ancienne mythologie à la signification spirituelle, les mystères qui entourent la figue ajoutent une couche supplémentaire de fascination à ce fruit humble et délicieux.

Dans l'Ombre des Mythes Anciens

Les figues ont souvent été liées aux mythes et aux légendes dans diverses cultures. Dans la mythologie grecque, les figuiers étaient considérés comme sacrés pour Dionysos, le dieu du vin et de la fertilité, et les figues étaient souvent associées à la connaissance mystique et à la générosité de la nature. Dans l'histoire de la Création biblique, la figue a symbolisé la compréhension de la vérité et de la dualité, comme l'illustre l'histoire d'Adam et Ève.

La Symbolique de la Feuille de Figuier

La feuille de figuier a également une signification symbolique notable. Dans de nombreuses cultures, elle a été utilisée pour représenter la protection, la modestie et la couverture. Dans le contexte biblique, Adam et Ève utilisaient des feuilles de figuier pour se couvrir après avoir pris conscience de leur nudité. Cette symbolique de la feuille de figuier s'est ensuite étendue pour représenter la pudeur et la nécessité de se protéger.

La Figue dans les Croyances Spirituelles

Dans certaines croyances, la figue a été associée à la spiritualité et à la transformation intérieure. Sa forme charnue et juteuse a été interprétée comme un symbole de l'âme humaine et de sa profondeur cachée. La figue est souvent devenue une métaphore pour exprimer des idées sur la découverte de soi, la connaissance intérieure et le voyage spirituel.

Rituels et Usages Traditionnels

Les figues ont également joué un rôle dans divers rituels et usages traditionnels. Dans certaines cultures, elles étaient offertes en offrande aux dieux pour obtenir des bénédictions et des récoltes abondantes. Les figues étaient également utilisées pour préparer des onguents et des potions dans la médecine traditionnelle, étant associées à des propriétés curatives et à la vitalité.

Entre Mysticisme et Réalité

Les mystères qui entourent la figue ont ajouté une dimension mystique à ce fruit commun. Qu'il s'agisse de son lien avec les divinités anciennes, de ses rôles symboliques ou de ses associations avec la spiritualité, la figue est bien plus qu'une simple gourmandise. Elle incarne les profondeurs cachées de l'histoire humaine, de la mythologie et de la croyance, offrant un aperçu de la manière dont les cultures ont trouvé des significations profondes dans les éléments les plus simples de la vie quotidienne.

Les mystères de la figue révèlent la façon dont les êtres humains ont trouvé des significations profondes dans la nature qui les entoure. Ces légendes, croyances et symbolisme rappellent que les fruits ne sont pas seulement des sources de nutrition, mais aussi des porteurs de sens culturel et spirituel. La figue, avec sa longue histoire de mystère et de signification, nous invite à regarder au-delà de sa douceur et à découvrir les récits enchanteurs qui ont été tissés autour de ce fruit depuis des siècles.

Chapitre 14 : **L'Importance Culturelle du Figuier dans les Sociétés Anciennes : Un Lien Indéfectible entre l'Homme et la Nature**

Dans les recoins de l'histoire ancienne, le figuier a tenu une place d'honneur dans les cultures à travers le monde. Bien plus qu'un simple arbre fruitier, le figuier a été témoin et acteur d'histoires, de mythes et de croyances qui ont façonné les sociétés anciennes. Son rôle en tant que source de nourriture, symbole spirituel et élément culturel est une illustration captivante de la relation intime entre l'homme et la nature.

Nourriture Abondante et Vitale

Dans les sociétés anciennes, le figuier a fourni une source de nourriture essentielle. Les figues, riches en nutriments et en sucres naturels, ont été une source de vitalité pour les populations, servant de complément nutritionnel dans les régimes variés de l'époque. Les figues séchées, faciles à conserver, ont été une source de provisions pour les saisons maigres, garantissant ainsi la sécurité alimentaire.

Symbole de Prospérité et de Fertilité

Le figuier était fréquemment associé à des idées de prospérité et de fertilité. Dans de nombreuses cultures, ses feuilles vertes et ses fruits charnus étaient vus comme un signe de croissance et d'abondance. Les figuiers en pleine floraison et chargés de fruits étaient souvent considérés comme un symbole de bénédiction et de succès, représentant la capacité de la nature à soutenir et à nourrir la vie humaine.

Mythologie et Religiosité

Dans la mythologie et la religiosité de diverses civilisations anciennes, le figuier a joué un rôle central. En Grèce antique, par exemple, le figuier était dédié à Dionysos, le dieu du vin et de la fertilité. Dans le contexte biblique, le figuier est mentionné à plusieurs reprises, notamment dans l'histoire d'Adam et Ève. Sa signification en tant qu'élément spirituel a renforcé son importance culturelle, le reliant aux croyances fondamentales et à la vie spirituelle des peuples anciens.

L'Artisanat et l'Industrie

Les figuiers ont également contribué à l'artisanat et à l'industrie des sociétés anciennes. Les fibres de figuier ont été utilisées pour fabriquer des textiles et des cordages, tandis que les feuilles servaient à créer des objets utilitaires et décoratifs. Ces utilisations variées des différentes parties de l'arbre ont renforcé la relation entre les figuiers et la vie quotidienne des anciens.

Un Pilier Culturel et Social

Le figuier a été plus qu'un simple élément de subsistance dans les sociétés anciennes. Il a été témoin de rassemblements sociaux sous son ombrage, de rituels spirituels autour de ses branches et de transactions commerciales à l'ombre de ses feuilles. Les figuiers sont devenus des points de repère culturels, un lien entre les générations et les coutumes.

L'importance culturelle du figuier dans les sociétés anciennes transcende son rôle de fournisseur de fruits. Il a été tissé dans la trame de la vie humaine, portant les récits de fertilité, de croyances et de traditions. Ce fruit humble a acquis une signification qui va bien au-delà de sa douceur, montrant comment les éléments naturels peuvent devenir des icônes culturelles, reliant les êtres humains à leurs racines et à la terre qui les a nourris.

Chapitre 15 : **La Figue comme Source de Nutrition et de Santé : Un Trésor Naturel de Bienfaits**

Depuis des millénaires, la figue a été reconnue comme un joyau de la nature, offrant non seulement une saveur exquise, mais également une abondance de bienfaits pour la santé. En tant que fruit chargé de nutriments et de composés bénéfiques, la figue a pris sa place dans les régimes alimentaires et les pratiques de bien-être à travers le monde. Son profil nutritionnel riche en nutriments essentiels en fait bien plus qu'une simple gourmandise – c'est une source précieuse de vitalité et de santé.

Une Abondance de Nutriments Essentiels

La figue est une mine de nutriments essentiels qui contribuent à la santé globale du corps. Elle est une source de fibres alimentaires, de vitamines (notamment A, C et K), de minéraux (comme le potassium, le magnésium, le calcium et le fer), et d'antioxydants. Ces éléments agissent en synergie pour soutenir divers aspects de la santé, de la croissance cellulaire à la fonction immunitaire en passant par la régulation de la pression artérielle.

Fibres pour la Digestion et la Satiété

Les figues sont riches en fibres alimentaires, ce qui en fait une alliée de choix pour une digestion saine et régulière. Les fibres favorisent la santé intestinale en prévenant la constipation et en favorisant le transit intestinal. De plus, elles contribuent à la sensation de satiété, ce qui peut aider à contrôler l'appétit et à maintenir un poids corporel équilibré.

Antioxydants pour la Protection Cellulaire

Les antioxydants présents dans les figues, tels que les polyphénols, les flavonoïdes et les caroténoïdes, ont un rôle crucial dans la protection cellulaire contre les dommages oxydatifs. Ils aident à neutraliser les radicaux libres, des molécules instables associées au vieillissement prématuré et à diverses maladies chroniques, telles que les maladies cardiaques et certains types de cancers.

Le Potassium pour la Santé Cardiovasculaire

Le potassium, un minéral abondant dans les figues, est essentiel pour le maintien de l'équilibre électrolytique et la régulation de la pression artérielle. Une consommation adéquate de potassium est associée à une diminution du risque de maladies cardiovasculaires et de l'hypertension. Les figues, riches en potassium et pauvres en sodium, sont une option nutritive pour soutenir la santé cardiaque.

Les Avantages des Figues Sèches

Les figues séchées, avec leur concentration accrue de nutriments, sont également une option nutritionnelle attrayante. Elles conservent la majeure partie des bienfaits nutritionnels des figues fraîches et peuvent être consommées comme collations énergétiques, ingrédients de cuisson ou compléments alimentaires.

La figue incarne bien plus qu'une simple friandise ; elle est un trésor naturel de nutrition et de santé. Sa combinaison unique de nutriments, de fibres, d'antioxydants et de minéraux en fait une option alimentaire précieuse pour soutenir la vitalité, la digestion, la santé cardiovasculaire et la protection cellulaire. Les générations passées et présentes ont apprécié les nombreux bienfaits de ce fruit délicieux, témoignant de sa valeur en tant que ressource naturelle précieuse pour un mode de vie sain et équilibré.

Chapitre 16 : **La Figue dans la Gastronomie Internationale : Un Voyage Gustatif à Travers les Cultures**

La figue, fruit délicieusement sucré et charnu, a conquis le cœur des gourmets à travers le monde. De l'Asie à l'Amérique, en passant par l'Europe et l'Afrique, la figue a fait son entrée sur les tables gastronomiques internationales, offrant une expérience gustative riche et diversifiée. Son utilisation polyvalente et son goût caractéristique ont fait de la figue un ingrédient précieux dans les cuisines traditionnelles et contemporaines, ajoutant une touche spéciale à une variété de plats.

Méditerranée : Le Berceau de la Figue

La région méditerranéenne a une longue histoire d'amour avec la figue. Des figuiers majestueux bordent les paysages de la Grèce, de l'Italie, de la Turquie et d'autres pays de cette région. Les figues fraîches ou séchées sont souvent consommées simplement en dessert, mais elles peuvent également être transformées en confitures, en pâtisseries et en accompagnements pour les fromages, créant ainsi une symphonie de saveurs sucrées et salées.

Asie : Fusion de Saveurs

En Asie, la figue trouve sa place dans une variété de plats, apportant une touche sucrée et exotique. En Inde, les figues sont utilisées pour préparer des chutneys aigres-doux, tandis qu'au Moyen-Orient, elles sont souvent intégrées dans des plats de viande ou de riz, équilibrant les profils de saveurs. La figue séchée est également un ingrédient populaire dans les plats de la cuisine iranienne.

Europe : La Figuration de la Gourmandise

En Europe, la figue est un symbole de gourmandise et de raffinement. En Espagne, les figues fraîches ou séchées sont associées aux plateaux de fromages, créant un équilibre entre le sucré et le salé. En France, la figue est souvent mise à l'honneur dans les salades avec des fromages, des noix et des vinaigrettes.

Amérique : Intégration Créative

Même si la figue n'est pas originaire d'Amérique, elle a trouvé sa place dans les cuisines créatives du continent. Aux États-Unis, les figues fraîches ou séchées sont souvent ajoutées aux salades et aux plats de viande, ajoutant une note sucrée et texturée. Au Brésil, elles sont utilisées pour préparer des confitures et des desserts traditionnels.

Afrique : Un Goût de Luxe

En Afrique, la figue est souvent perçue comme un ingrédient luxueux et raffiné. Les figues séchées sont utilisées pour préparer des confiseries et des plats sucrés, ajoutant une richesse naturelle à la cuisine locale. En Égypte, par exemple, les figues sont parfois farcies de fruits secs et de noix pour créer des friandises appréciées lors des célébrations.

Une Touche Contemporaine

Dans la cuisine contemporaine, la figue continue d'inspirer les chefs et les amateurs de gastronomie. Elle peut être transformée en sauces élégantes, en réductions pour les viandes grillées, en garnitures pour les pizzas, ou même en ingrédient pour les cocktails et les desserts sophistiqués.

La figue, avec sa saveur sucrée et sa texture charnue, a transcendé les frontières géographiques pour devenir une vedette incontournable de la gastronomie internationale. Son utilisation polyvalente dans des plats sucrés et salés, ainsi que son adaptation créative à diverses cuisines, en font un ingrédient précieux et apprécié. Au-delà de ses bienfaits pour la santé, la figue a un pouvoir particulier : celui de rassembler des cultures différentes autour d'une passion commune pour la nourriture délicieuse et la créativité culinaire.

Chapitre 17 : **Savoureuses Traditions : Recettes Authentiques à Base de Figues**

Les recettes traditionnelles à base de figues sont des trésors culinaires qui ont été transmis de génération en génération, enrichissant les palais avec des saveurs authentiques et mémorables. De la simplicité méditerranéenne à l'élégance asiatique, ces créations culinaires démontrent la polyvalence de la figue et son rôle essentiel dans les cuisines du monde. Voici un voyage gustatif à travers quelques-unes des recettes traditionnelles qui célèbrent la figue dans toute sa splendeur.

1. Figs & Prosciutto (Italie)

L'une des combinaisons les plus emblématiques de la cuisine italienne, la figue et le prosciutto, mêlent douceur et salinité de manière exquise. Les figues fraîches, enveloppées dans des tranches de prosciutto, offrent une harmonie de saveurs qui titillent les papilles. Servi en antipasti ou en entrée, ce plat simple mais élégant est un hommage à la simplicité sophistiquée de la cuisine italienne.

2. Figgy Pudding (Royaume-Uni)

Le Figgy Pudding, un dessert traditionnel britannique, est un gâteau dense et moelleux à base de figues séchées. Agrémenté d'épices chaudes et servi avec une sauce sucrée, ce pudding est souvent associé à Noël et aux célébrations hivernales. Il incarne le réconfort chaleureux de la saison tout en rendant hommage à l'importance historique de la figue dans la cuisine britannique.

3. Fig Jam (Grèce)

La confiture de figues est une spécialité grecque appréciée pour sa simplicité et sa délicatesse. Les figues sont combinées avec du sucre et parfois du citron pour créer une confiture douce et parfumée. Elle est souvent dégustée avec du yaourt grec ou du fromage, ajoutant une touche sucrée et acidulée à ces mets crémeux.

4. Mrouzia (Maroc)

La Mrouzia est un plat marocain à base d'agneau, de figues séchées, d'amandes et d'épices. Ce plat sucré-salé est mijoté lentement, permettant aux saveurs de se mélanger harmonieusement. La figue confère une douceur naturelle qui contraste avec les épices, créant ainsi une symphonie de saveurs complexes qui sont typiques de la cuisine marocaine.

5. Figs in Syrup (Grèce)

En Grèce, les figues sont souvent préparées dans un sirop délicat. Les figues fraîches sont pochées dans un sirop sucré parfumé aux épices comme la cannelle et la vanille. Ce dessert est servi avec du yaourt grec ou de la crème glacée, créant un mélange de textures et de saveurs qui évoquent la richesse de la Méditerranée.

6. Fig Rice Pudding (Turquie)

Le riz au lait à la figue, une douceur turque, marie la crémeuse familiarité du riz au lait avec la saveur distinctive de la figue. Les figues séchées sont réhydratées dans le lait pendant la cuisson, infusant chaque bouchée de cette douceur classique d'une note fruitée et douce.

Les recettes traditionnelles à base de figues sont un témoignage de la richesse et de la diversité de la cuisine mondiale. Chaque plat raconte une histoire, reliant les gens aux terres où les figuiers ont prospéré depuis des siècles. Des entrées aux desserts, des plats sucrés aux plats salés, la figue offre une palette de possibilités culinaires qui font honneur à sa douceur et à son caractère unique. Ces recettes traditionnelles, pleines de saveurs et de souvenirs, sont un rappel que la figue est plus qu'un simple fruit – elle est une source inestimable d'inspiration et de délices dans la cuisine internationale.

Chapitre 18 : **L'Art de la Culture en Pot pour les Figuiers : Une Petite Toile pour une Grande Beauté**

L'art de la culture en pot pour les figuiers est une manière fascinante de capturer la majesté et la saveur des figuiers dans un espace restreint. Transformant un pot en une scène d'épanouissement, cette pratique permet aux amateurs de jardinage urbain et de petits espaces de créer un spectacle impressionnant de feuilles luxuriantes et de figues sucrées. C'est une célébration de l'ingéniosité horticole et de la beauté concentrée, où un petit pot devient un cadre pour un arbre miniaturisé.

La Sélection du Figuier en Pot

Le choix du figuier approprié pour la culture en pot est crucial. Les variétés naines ou semi-naines sont généralement les meilleures options car elles s'adaptent bien aux conteneurs et sont plus faciles à gérer en termes de taille. Il est essentiel de choisir un figuier qui convient au climat de votre région et aux conditions de croissance en pot.

Le Contenant Parfait

Le choix du pot est tout aussi important que celui du figuier lui-même. Les pots en terre cuite sont souvent recommandés car ils permettent une meilleure circulation de l'air et un drainage efficace. Assurez-vous que le pot est suffisamment grand pour accommoder la croissance des racines et pour maintenir l'équilibre entre la taille de l'arbre et celle du pot.

Le Substrat Idéal

Un substrat de qualité est essentiel pour la culture en pot réussie. Un mélange bien drainant qui retient l'humidité sans créer de problèmes de stagnation d'eau est recommandé. Les mélanges de terreau à base de compost, de perlite et de vermiculite sont souvent utilisés pour fournir les conditions de croissance optimales.

L'Emplacement et les Soins Appropriés

Le positionnement du figuier en pot est crucial. Placez-le dans un endroit ensoleillé, car les figuiers aiment la lumière directe du soleil pour une croissance vigoureuse et une fructification optimale. Les figuiers en pot ont tendance à avoir des besoins en eau plus fréquents, alors surveillez le sol et arrosez régulièrement pour éviter le dessèchement.

La Taille et la Prévention

La taille est une partie essentielle de la culture en pot pour les figuiers. Étant donné que l'espace est limité, il est important de tailler les branches mortes ou non productives pour maintenir la forme et la vigueur de l'arbre. En outre, la taille régulière peut aider à contrôler la taille de l'arbre et à prévenir les problèmes liés à la croissance excessive.

La Récompense de la Récolte

L'un des moments les plus gratifiants de la culture en pot pour les figuiers est la récolte des figues fraîches. Les figues sont généralement prêtes à être récoltées lorsqu'elles sont douces au toucher et légèrement plissées. Les figues fraîches récoltées de votre pot offrent une expérience gustative incomparable, réunissant le soin, l'attention et la patience investis dans la culture en pot.

L'art de la culture en pot pour les figuiers est une manifestation de la créativité et de l'amour pour la nature dans un espace restreint. C'est un hommage à l'adaptabilité de la nature et à la possibilité de créer des scènes magnifiques dans des environnements urbains et limités. La culture en pot pour les figuiers n'est pas seulement un moyen pratique d'obtenir des figues fraîches, c'est aussi une manière de fusionner la beauté, la science et la passion pour créer un coin verdoyant de contemplation et de gourmandise dans votre propre espace.

Chapitre 19 : **La Taille et la Formation des Figuiers : Sculpter la Croissance pour Maximiser la Récolte**

La taille et la formation des figuiers sont des pratiques essentielles pour garantir une croissance saine, une fructification abondante et une esthétique bien équilibrée. Les figuiers, bien qu'ils aient tendance à croître naturellement de manière broussailleuse, répondent favorablement à une taille judicieuse qui encourage la production de figues succulentes et facilite leur entretien. C'est un art horticole qui allie connaissance, observation et maîtrise pour obtenir des résultats satisfaisants.

Les Bases de la Taille des Figuiers

La taille des figuiers commence généralement par la suppression des branches mortes, endommagées ou malades. Cette étape favorise la santé globale de l'arbre en éliminant les zones de décomposition ou de risque de maladies. Ensuite, la taille vise à créer une structure ouverte et aérée qui permet à la lumière et à l'air de pénétrer dans l'arbre, favorisant ainsi la fructification.

La Taille de Formation des Jeunes Arbres

La taille de formation est particulièrement importante pour les jeunes figuiers. L'objectif est de guider la croissance de l'arbre en créant une structure solide avec des branches principales bien espacées. Cela permet de répartir uniformément la charge de fructification, d'encourager la production de figues sur tout l'arbre et de faciliter la cueillette. En général, les figuiers en forme de vase, avec un tronc central et des branches étalées, sont recommandés.

La Taille des Figuiers Établis

Pour les figuiers plus matures, la taille vise souvent à gérer la croissance excessive et à contrôler la taille de l'arbre. Les branches qui se croisent ou se frottent peuvent être taillées pour éviter les frottements et favoriser la circulation de l'air. Les branches qui poussent vers l'intérieur de l'arbre peuvent être élaguées pour ouvrir l'arbre à la lumière du soleil.

La Taille d'Entretien Annuel

Une taille d'entretien annuel est généralement recommandée pour les figuiers. Cela implique de tailler les pousses non fructueuses et de retirer les branches mortes ou endommagées. La taille annuelle favorise une production de figues plus robuste, car elle concentre l'énergie de l'arbre sur les branches porteuses de fruits.

L'Équilibre Entre la Taille et la Récolte

Un aspect crucial de la taille des figuiers est de trouver l'équilibre entre la taille et la récolte. Une taille excessive peut réduire la récolte, car elle limite les branches porteuses de fruits. D'un autre côté, un manque de taille peut entraîner une croissance désordonnée, une faible pénétration de la lumière et une récolte moins abondante.

La taille et la formation des figuiers sont un art de maîtrise qui offre des récompenses en termes de rendement et de santé de l'arbre. En comprenant les besoins spécifiques des figuiers, les jardiniers peuvent façonner leur croissance pour maximiser la production de figues savoureuses et saines. La taille et la formation, bien qu'exigeantes, sont des investissements qui se traduisent par des figuiers qui non seulement embellissent le paysage, mais aussi offrent une abondance de douceur délectable.

Chapitre 20 : **Les Défis de la Culture de Figuiers en Climat Froid : L'Art Délicat de Cultiver la Douceur dans l'Adversité**

Cultiver des figuiers dans un climat froid est un défi qui met à l'épreuve la persévérance et l'ingéniosité des jardiniers. Alors que les figuiers sont souvent associés aux régions chaudes et méditerranéennes, les passionnés de jardinage dans des climats plus froids s'efforcent de surmonter les obstacles pour créer des oasis de douceur dans des environnements moins indulgents. C'est une entreprise qui nécessite une compréhension profonde des besoins des figuiers et une créativité pour trouver des solutions adaptées aux conditions climatiques adverses.

Choix de Variétés Résistantes

L'un des premiers défis pour les jardiniers en climat froid est de choisir des variétés de figuiers résistantes au froid. Certaines variétés sont mieux adaptées aux températures froides que d'autres. Les figuiers rustiques sont généralement préférables, car ils ont la capacité de supporter des températures plus basses. La recherche de variétés adaptées au climat est donc une étape essentielle pour réussir la culture des figuiers dans un environnement froid.

Protection Hivernale

La protection hivernale est une considération cruciale pour les figuiers en climat froid. Les figuiers sont vulnérables aux gelées et aux vents froids, ce qui peut endommager les parties fragiles de l'arbre, notamment les jeunes pousses et les bourgeons. Les jardiniers peuvent utiliser des méthodes telles que l'enveloppement des arbres avec des matériaux isolants, la paillage du sol pour protéger les racines et la création de structures temporaires pour fournir un abri contre les éléments hivernaux.

Cultiver en Conteneur et la Culture en Serre

Dans les climats froids, la culture en conteneur et la culture en serre offrent des solutions viables pour cultiver des figuiers. Les figuiers en conteneur peuvent être déplacés à l'intérieur pendant les mois froids, offrant ainsi une protection contre le gel. Les serres, en créant un microclimat plus chaud, permettent aux figuiers de prospérer même dans des conditions climatiques difficiles.

Gestion de la Croissance et de la Fructification

Les climats froids peuvent ralentir la croissance et la fructification des figuiers. La gestion attentive de la taille, de la fertilisation et de l'irrigation peut aider à stimuler la croissance des arbres et à encourager la production de figues. Une taille régulière pour éliminer les branches mortes ou non productives, ainsi qu'une fertilisation équilibrée, peuvent contribuer à maintenir la santé de l'arbre et à optimiser la production de fruits.

Adaptation et Créativité

Cultiver des figuiers dans un climat froid exige une certaine dose d'adaptation et de créativité. Les jardiniers doivent être prêts à expérimenter différentes approches pour trouver ce qui fonctionne le mieux dans leur environnement spécifique. Les défis peuvent sembler décourageants, mais ils offrent également une occasion de repousser les limites de la culture et d'explorer de nouvelles méthodes pour réussir.

La culture de figuiers en climat froid est une aventure exigeante, mais elle offre des récompenses uniques pour les jardiniers persévérants. En dépit des obstacles climatiques, chaque figue récoltée devient un symbole de réussite et d'ingéniosité. Les défis de la culture en climat froid obligent les jardiniers à repousser les limites de la tradition et à explorer de nouvelles façons de cultiver la douceur dans des environnements moins hospitaliers. C'est une démonstration de la résilience de la nature et de la détermination humaine à créer de la beauté là où elle est moins attendue.

Chapitre 21 : **L'Interaction entre le Figuier et les Abeilles : Une Symbiose Naturelle d'Épanouissement Mutuel**

L'interaction entre le figuier et les abeilles est une parfaite illustration de la symbiose entre les plantes et les pollinisateurs. Ces deux acteurs de la nature ont évolué au fil des millénaires pour dépendre l'un de l'autre, créant ainsi une danse harmonieuse qui profite aux deux parties et à l'écosystème dans son ensemble. Cette relation complexe est une véritable célébration de l'interconnexion de la vie sur Terre.

La Relation Pollinisatrice

Le figuier et les abeilles ont développé une relation étroite où chacun profite des actions de l'autre. Les figuiers sont des plantes pollinisées par des insectes spécifiques, appelés agaonidés ou « figuier des guêpes ». Les fleurs du figuier sont en réalité des inflorescences inversées dans lesquelles les minuscules fleurs femelles sont cachées. Les agaonidés pénètrent dans les inflorescences pour pondre leurs œufs et, en faisant cela, ils transportent le pollen d'une fleur à l'autre, permettant la pollinisation croisée et la formation des figues.

La Mutualité de la Pollinisation et de la Reproduction

Pour les abeilles agaonidés, la relation est tout aussi vitale. Les figuiers offrent un environnement idéal pour la ponte et la reproduction. Les femelles agaonidés entrent dans les inflorescences pour pondre leurs œufs, et dans le processus, elles transfèrent le pollen qui permet la formation des figues. Les larves des agaonidés se développent à l'intérieur des figues, consommant une partie des graines, ce qui les prépare à porter le pollen lorsqu'elles émergent.

La Biodiversité Enrichie

L'interaction entre le figuier et les abeilles ne se limite pas seulement aux figuiers et aux agaonidés. Une variété d'autres insectes, dont les abeilles domestiques et sauvages, ainsi que d'autres insectes pollinisateurs, sont également attirés par les fleurs du figuier pour butiner le nectar et le pollen. Cette biodiversité enrichit l'environnement et contribue à la santé globale de l'écosystème.

L'Équilibre Environnemental

L'interaction entre les figuiers et les abeilles a un impact significatif sur l'équilibre environnemental. La pollinisation des figuiers par les abeilles favorise la production de fruits, ce qui est vital pour la faune qui dépend des figues pour se nourrir. De plus, les figuiers servent de lieux de reproduction pour les agaonidés, qui sont eux-mêmes une partie intégrante de la chaîne alimentaire pour d'autres créatures.

La Préservation de l'Interaction

La préservation de l'interaction entre le figuier et les abeilles est essentielle pour maintenir l'équilibre de l'écosystème. La dégradation de l'habitat naturel des abeilles et les perturbations anthropiques peuvent perturber cette relation délicate. La protection des habitats naturels, la réduction de l'utilisation de pesticides nocifs et la sensibilisation à l'importance des pollinisateurs sont des actions essentielles pour garantir la continuité de cette interaction bénéfique.

L'interaction entre le figuier et les abeilles est un exemple poignant de la manière dont la nature a tissé des liens étroits entre les plantes et les animaux pour favoriser la survie mutuelle et l'équilibre écologique. Les figuiers et les abeilles dansent au rythme d'une symbiose parfaite, où chacun contribue à la pérennité de l'autre. Cette relation démontre la beauté complexe de l'interaction entre les différentes formes de vie et rappelle la nécessité de préserver la biodiversité pour le bien-être de notre planète et de ses habitants.

Chapitre 22 : **La Figue dans la Médecine Traditionnelle : Un Trésor Naturel pour la Santé et le Bien-être**

Depuis des millénaires, la figue a été vénérée non seulement pour sa saveur délicieuse, mais aussi pour ses propriétés bénéfiques pour la santé dans diverses traditions médicales à travers le monde. La figue, riche en nutriments et en composés naturels, a été utilisée pour traiter une variété de maux et de troubles, reflétant ainsi la sagesse des anciens en matière de médecine naturelle et holistique.

L'Équilibre et la Digestion

Dans de nombreuses cultures, la figue a été traditionnellement associée à la digestion et à la régulation du système digestif. Les fibres alimentaires abondantes présentes dans les figues aident à stimuler les mouvements intestinaux et à prévenir la constipation. Les figues sèches, riches en fibres solubles et insolubles, ont souvent été utilisées pour apaiser les problèmes gastro-intestinaux et maintenir un système digestif sain.

Le Cœur et la Circulation

Les figues offrent des avantages pour la santé cardiovasculaire. Elles contiennent des quantités considérables de potassium, un minéral essentiel qui joue un rôle dans la régulation de la pression artérielle. Les antioxydants présents dans les figues, tels que les polyphénols, peuvent aider à protéger les vaisseaux sanguins et à réduire le risque de maladies cardiovasculaires.

La Gestion du Diabète

Dans certaines cultures, les figues ont été utilisées pour aider à maintenir les niveaux de sucre dans le sang. Les fibres présentes dans les figues peuvent ralentir l'absorption des sucres, ce qui peut être bénéfique pour les personnes atteintes de diabète de type 2. Cependant, il est important de consulter un professionnel de la santé avant d'apporter des changements alimentaires significatifs pour gérer le diabète.

Le Renforcement Immunitaire

Les figues sont une source de vitamines et de minéraux, notamment de la vitamine C, qui joue un rôle clé dans le renforcement du système immunitaire. Les antioxydants présents dans les figues peuvent aider à protéger les cellules contre les dommages causés par les radicaux libres, contribuant ainsi à renforcer la résistance du corps aux infections et aux maladies.

Le Bien-être Général

Dans de nombreuses traditions, les figues ont été utilisées comme toniques généraux pour améliorer le bien-être. Leur profil nutritionnel diversifié en fait un aliment idéal pour maintenir l'énergie, la vitalité et la santé globale. Les figues sont également riches en minéraux tels que le calcium, le magnésium et le fer, qui soutiennent la santé des os, des muscles et du sang.

Les Avertissements et la Prudence

Bien que les figues offrent de nombreux avantages pour la santé, il est important de se rappeler que leur consommation doit être intégrée dans le cadre d'une alimentation équilibrée et variée. Les figues sont naturellement riches en sucre, donc une consommation excessive peut avoir un impact sur les niveaux de sucre dans le sang. En outre, certaines personnes peuvent être allergiques aux figues, il est donc conseillé de les introduire progressivement dans l'alimentation.

La figue, un trésor naturel riche en nutriments et en composés bioactifs, a une place bien méritée dans la médecine traditionnelle. Les cultures du monde entier ont reconnu et exploité les propriétés bénéfiques de la figue pour soutenir la santé et le bien-être. Cependant, il est important de considérer ces utilisations traditionnelles comme complémentaires aux pratiques médicales modernes et de rechercher des conseils professionnels en cas de préoccupations médicales. La figue, en tant que délicieux fruit aux vertus thérapeutiques, reste un rappel de la sagesse de la nature et de l'harmonie entre l'homme et la plante.

Chapitre 23 : **La Figue dans les Rituels de Guérison : Le Pouvoir Ancien du Fruit Sacré**

Depuis l'aube de l'humanité, les figues ont été bien plus qu'une simple source de nutrition. Elles ont occupé une place spéciale dans les croyances et les pratiques de guérison de nombreuses cultures à travers le monde. Leur statut sacré et leurs propriétés nutritionnelles uniques ont fait des figues un élément essentiel dans les rituels de guérison, illustrant ainsi le rôle profondément enraciné qu'elles ont joué dans la quête de la santé et du bien-être.

Le Symbolisme de la Figue

La figue a souvent été perçue comme un symbole de fertilité, de renouveau et de guérison. Sa forme caractéristique, sa texture charnue et son goût doux en font un fruit riche en symbolisme, évoquant la vie, la croissance et la vitalité. Dans de nombreuses cultures, la figue est associée à la déesse de la fertilité et de la guérison, soulignant son rôle dans la promotion de la santé et de la régénération.

Rituels de Purification et de Guérison

Dans certaines traditions, les figues étaient utilisées dans des rituels de purification et de guérison. Les figues fraîches ou séchées étaient souvent consommées ou utilisées pour préparer des infusions pour éliminer les toxines du corps, favoriser la digestion et renforcer l'immunité. Les figues étaient considérées comme une source de vitalité et de force, aidant à rétablir l'équilibre naturel du corps.

Amulettes et Talismans

Les figues séchées ont également été utilisées comme amulettes ou talismans de protection et de guérison. Portées autour du cou ou placées sous l'oreiller, on croyait qu'elles avaient le pouvoir de repousser les maladies et de favoriser un sommeil réparateur. Les propriétés nutritionnelles des figues étaient associées à des qualités curatives et protectrices qui transcendaient le monde physique.

Rituels Spirituels et Émotionnels

Les figues ont été impliquées dans des rituels non seulement pour guérir le corps, mais aussi pour apaiser l'esprit et les émotions. La méditation et la consommation rituelle de figues étaient censées favoriser la paix intérieure, la clarté mentale et l'équilibre émotionnel. Les figues étaient vues comme un moyen de renforcer la connexion entre le corps et l'esprit, encourageant ainsi la guérison holistique.

L'Approche Moderne

Bien que les rituels de guérison à base de figues aient souvent été enveloppés dans le mystère et la spiritualité, les connaissances modernes de la nutrition ont confirmé les bienfaits pour la santé que les anciens avaient intuitivement reconnus. Les figues sont riches en antioxydants, en fibres, en minéraux et en vitamines, ce qui les rend favorables à la santé digestive, cardiovasculaire et immunitaire.

La figue dans les rituels de guérison incarne l'ancienne sagesse de l'humanité, reliant la nature à la santé physique et spirituelle. Les croyances qui entourent les figues dans les pratiques de guérison mettent en évidence la manière dont les cultures ont reconnu et honoré les pouvoirs curatifs et régénératifs de ce fruit. La figue demeure un rappel de la profonde interconnexion entre l'homme et la nature, ainsi qu'un témoignage de la foi en la capacité intrinsèque de la Terre à guider vers la guérison et le bien-être.

Chapitre 24 : **Les Figuiers Remarquables à Travers le Monde : Les Géants Botaniques de la Terre**

Les figuiers, avec leur silhouette majestueuse et leurs feuilles luxuriantes, ont captivé l'imaginaire humain depuis des millénaires. À travers le monde, ces arbres remarquables ont prospéré dans des environnements variés, laissant une empreinte durable dans l'histoire naturelle et culturelle de leurs régions respectives. Qu'ils soient vénérés pour leur âge, leur taille imposante ou leur rôle central dans les écosystèmes locaux, les figuiers remarquables sont des témoins vivants de la puissance de la nature et de la symbiose entre les plantes et leur environnement.

Le Figuier de Banyan à Kalpavriksha, Inde

Le figuier de Banyan (Ficus benghalensis) est vénéré en Inde sous le nom de Kalpavriksha, souvent traduit par "arbre de vœux". L'un des exemples les plus célèbres de ce type est le figuier de Banyan de Howrah, à Kolkata. Avec une couronne impressionnante qui s'étend sur environ 1,5 hectare, cet arbre majestueux est vénéré comme un symbole de fertilité, de force et de guérison. Les fidèles locaux et les visiteurs viennent s'abriter sous son ombrage apaisant, créant une atmosphère de respect et d'adoration.

Le Figuier de Moreton Bay, Australie

Le figuier de Moreton Bay (Ficus macrophylla) est une espèce emblématique en Australie. L'un des spécimens les plus célèbres est le figuier de Curtain, situé à Byron Bay. Ce géant botanique, également connu sous le nom de "Strangler Fig" (figuier étrangleur), s'enroule autour de l'arbre hôte en croissance, étouffant doucement l'arbre sous-jacent au fil du temps. Malgré son nom sinistre, le figuier de Moreton Bay est un élément vital de l'écosystème australien, fournissant abri et nourriture à de nombreuses espèces animales.

Le Figuier des Pagodes, Cambodge

Le figuier des pagodes (Ficus religiosa), également appelé "Bodhi Tree", occupe une place centrale dans la spiritualité bouddhiste. L'arbre est censé être l'endroit où Bouddha a atteint l'illumination. Le figuier des pagodes est un symbole de connaissance, de sagesse et d'illumination spirituelle. L'arbre remarquable situé au Wat Mahathat à Ayutthaya, en Thaïlande, est célèbre pour sa racine qui a grandi autour d'une tête de Bouddha, créant une image iconique qui incarne la connexion profonde entre la nature et la spiritualité.

Le Figuier Maudit, Madagascar

Le figuier maudit (Ficus trichopoda) de Madagascar est un exemple saisissant de la manière dont la nature peut se transformer en une œuvre d'art sculpturale. Les racines aériennes massives de cet arbre s'entrelacent et s'étendent de manière dramatique, créant une structure presque sculptée par le temps. Ce figuier unique est un exemple frappant de l'ingéniosité de la nature pour s'adapter et prospérer dans des environnements difficiles.

Les figuiers remarquables à travers le monde racontent des histoires de persévérance, de symbiose et de respect pour la nature. Ces géants botaniques incarnent la majesté et la complexité de la vie végétale, tout en laissant une marque indélébile sur les cultures et les écosystèmes qui les entourent. Leur présence rappelle la puissance de la nature de façonner des paysages étonnants et de créer des liens profonds entre l'homme et le monde naturel qui l'entoure.

Chapitre 25 : **Les Mythes et Légendes Enchantés du Figuier : L'Arbre Sacré de l'Imagination Humaine**

Le figuier, avec sa stature majestueuse et ses feuilles abondantes, a toujours été un personnage central dans les mythes et les légendes de cultures du monde entier. De la fertilité à la spiritualité, en passant par la guérison et la création, le figuier incarne un riche tissu de symboles et de significations qui ont capturé l'imagination humaine depuis des millénaires.

Le Figuier et la Création

Dans certaines cultures, le figuier est considéré comme l'arbre de la création, la source de la vie elle-même. Dans les mythologies grecque et romaine, le figuier est associé à la déesse Dionysos (Bacchus), dieu du vin et de la fertilité. Le figuier est également vénéré dans la tradition hindoue comme l'arbre sacré de la déesse Sarasvati, associée à la connaissance, à la musique et à l'art.

Le Figuier et la Spiritualité

Le figuier est souvent associé à des notions spirituelles et religieuses. Dans la tradition bouddhiste, le figuier des pagodes (Ficus religiosa) est considéré comme sacré car c'est sous cet arbre que Bouddha a atteint l'illumination. Ce figuier, également connu sous le nom de "Bodhi Tree", symbolise la quête de la sagesse et de la vérité spirituelle.

Le Figuier et la Fertilité

En raison de sa propension à produire une grande quantité de fruits, le figuier est souvent associé à la fertilité et à l'abondance. Dans les mythes grecs anciens, le figuier était lié à la déesse de la fertilité, Déméter, et à sa fille Perséphone. Les figues étaient également offertes en offrande à des divinités de la fertilité dans de nombreuses cultures.

Le Figuier et les Transformations

Dans les mythologies, le figuier est parfois lié à des transformations magiques et mystérieuses. Les figuiers étrangleurs, qui enroulent leurs racines autour des arbres hôtes, sont souvent entourés de légendes de transformation et d'ensorcellement. Ils incarnent le concept de vie naissant de la mort, symbolisant la régénération et le cycle éternel.

Le Figuier et les Lieux Sacrés

De nombreux figuiers anciens sont considérés comme des arbres sacrés, souvent associés à des lieux de culte et à des sites religieux. Ces arbres majestueux, avec leur présence imposante et leur caractère éternel, ajoutent une dimension spirituelle aux sites où ils poussent. Ils deviennent des centres de rassemblement et d'adoration, offrant un lien tangible entre le divin et le terrestre.

Les mythes et les légendes liés au figuier sont une preuve de l'impact profond que cet arbre a eu sur l'imagination humaine. Chaque culture a tissé son propre récit autour de cet arbre majestueux, reflétant les valeurs, les croyances et les espoirs de la société. Le figuier transcende les frontières géographiques et temporelles, unissant les êtres humains par une fascination commune pour les mystères de la nature et les significations plus profondes qui émergent de son ombre abondante.

Chapitre 26 : **Les Secrets de la Conservation des Figues Fraîches : Préserver la Douceur de la Nature**

Les figues fraîches, avec leur chair sucrée et leur texture délectable, sont une délicatesse saisonnière appréciée par de nombreux amateurs de fruits. Cependant, leur courte durée de vie peut rendre leur conservation un défi. Découvrir les secrets pour préserver la saveur et la qualité des figues fraîches peut permettre de prolonger le plaisir de leur dégustation au-delà de la saison.

Choisir les Bonnes Figues

La première étape pour conserver des figues fraîches est de choisir des fruits mûrs mais fermes. Évitez les figues trop molles ou tachées, car elles peuvent se détériorer rapidement. Recherchez des figues qui sont légèrement souples au toucher, mais pas trop molles, avec une couleur uniforme et vibrante.

Réfrigérer Immédiatement

Dès que vous ramenez des figues à la maison, placez-les au réfrigérateur. Les figues fraîches sont sensibles à la chaleur et à l'humidité, ce qui peut accélérer leur maturation et les faire se détériorer rapidement. Placez-les dans un sac en plastique perforé ou une boîte en plastique avec une serviette en papier au fond pour absorber l'humidité.

Éviter le Lavage Prématuré

Il est préférable de ne pas laver les figues avant de les réfrigérer. L'humidité excessive peut favoriser la moisissure et la détérioration. Lavez les figues juste avant de les manger pour conserver leur fraîcheur.

Consommer Rapidement

Les figues fraîches ont tendance à se détériorer assez rapidement, même lorsqu'elles sont réfrigérées. Il est donc conseillé de les consommer dans les deux à trois jours suivant leur achat. Plus vous les mangez rapidement, plus vous pourrez profiter de leur saveur sucrée et de leur texture délicieuse.

Congélation des Figues

Si vous avez un surplus de figues fraîches et que vous souhaitez les conserver plus longtemps, vous pouvez les congeler. Lavez-les, retirez les tiges et coupez-les en morceaux si vous le souhaitez. Placez les morceaux sur une plaque de cuisson et congeler jusqu'à ce qu'ils soient fermes. Transférez ensuite les figues dans des sacs de congélation ou des contenants hermétiques et remettez-les au congélateur. Elles peuvent être utilisées dans des smoothies, des pâtisseries et d'autres préparations une fois décongelées.

Utilisation Créative

Si vous avez des figues fraîches qui commencent à mûrir, mais que vous ne pouvez pas les consommer rapidement, envisagez de les utiliser dans des recettes. Les figues peuvent être transformées en confitures, en compotes ou en sauces pour prolonger leur durée de vie tout en ajoutant une touche sucrée à vos plats.

Les figues fraîches sont un trésor de la nature à déguster en saison. En comprenant les secrets de leur conservation, vous pouvez maximiser leur fraîcheur et prolonger leur délicatesse pour en profiter au-delà de leur brève période de disponibilité. En respectant les conseils de réfrigération, de consommation rapide et de congélation, vous pourrez conserver la douceur naturelle des figues fraîches et savourer chaque bouchée avec satisfaction.

Chapitre 27 : **Les Trésors Dérivés du Figuier : Huiles, Lotions et Plus encore**

Le figuier, en plus d'offrir des fruits succulents, présente une richesse cachée dans ses dérivés. De l'huile aux lotions, en passant par les produits de beauté et de bien-être, les produits issus du figuier ont captivé l'attention des connaisseurs en quête de soins naturels. Ces trésors dérivés du figuier ont le pouvoir d'apporter les bienfaits de cette plante exceptionnelle sous de nouvelles formes et de nouvelles expériences.

Huiles Essentielles de Figue

Les huiles essentielles de figue sont de plus en plus prisées pour leurs propriétés bénéfiques pour la peau et la santé. Riches en antioxydants et en acides gras, ces huiles peuvent hydrater et nourrir la peau, la laissant douce et souple. Elles peuvent également être utilisées pour créer des parfums uniques et apaisants. Les huiles essentielles de figue se prêtent à l'aromathérapie, offrant des senteurs rafraîchissantes qui peuvent favoriser la relaxation et le bien-être.

Lotions et Crèmes à Base de Figue

Les lotions et les crèmes à base de figue sont devenues populaires dans l'industrie des soins de la peau. Grâce à leurs propriétés hydratantes et apaisantes, ces produits peuvent contribuer à maintenir l'élasticité et la santé de la peau. Les vitamines, les minéraux et les antioxydants présents dans les figues aident à nourrir la peau en profondeur et à protéger contre les dommages environnementaux.

Produits de Beauté Naturels

Les figues sont de plus en plus intégrées dans les produits de beauté naturels, tels que les masques faciaux, les gommages et les sérums. En raison de leur teneur en nutriments essentiels, les figues peuvent revitaliser la peau, favoriser un teint éclatant et réduire les signes de l'âge. De plus, leur douceur naturelle les rend appropriées pour les peaux sensibles.

Produits Alimentaires Dérivés

En plus des soins de la peau et de la beauté, les figues sont également utilisées dans une gamme de produits alimentaires dérivés. Les produits tels que les confitures, les vinaigres de figue, les thés et les infusions ajoutent une note sucrée et délicieuse à diverses préparations culinaires. Les figues sont également une source de fibres et de nutriments, ce qui en fait un excellent choix pour les produits alimentaires sains et savoureux.

L'Attrait du Naturel

La popularité croissante des produits dérivés du figuier reflète la tendance croissante vers les soins naturels et les ingrédients authentiques. Les consommateurs recherchent des alternatives naturelles aux produits chimiques et synthétiques, et les produits dérivés du figuier offrent une solution qui allie la puissance de la nature à l'innovation moderne.

Les produits dérivés du figuier incarnent la diversité des bienfaits que cette plante extraordinaire offre à l'humanité. Qu'ils soient utilisés pour la beauté, la santé ou la gastronomie, ces trésors dérivés captivent l'attention en proposant des expériences sensorielles et des avantages holistiques. Ils témoignent de la puissance de la nature pour fournir des ressources polyvalentes et efficaces qui répondent aux besoins de notre corps, de notre esprit et de notre bien-être.

Chaitre 28 : **La Figue : Un Symbole Religieux et Spirituel Ancestral**

La figue, avec ses riches nuances de symbolisme religieux et spirituel, a marqué les croyances et les pratiques spirituelles de diverses cultures à travers les époques. En tant qu'arbre ancien et fruit nourrissant, la figue est devenue un symbole puissant qui évoque des notions de connaissance, de spiritualité, de régénération et de connexion profonde entre l'homme et le divin.

La Figue dans les Écritures

Les figues jouent un rôle significatif dans de nombreuses traditions religieuses. Dans les textes bibliques, la figue est mentionnée à plusieurs reprises. Dans l'Ancien Testament, la figue est considérée comme un signe de prospérité et de bénédiction. La parabole du figuier stérile, racontée dans les évangiles, est un exemple de l'utilisation de la figue comme métaphore spirituelle, soulignant l'importance de la productivité spirituelle dans la vie d'un individu.

Le Symbolisme de la Figue

La figue est souvent associée à des notions de connaissance et de sagesse. Dans la tradition judéo-chrétienne, la feuille de figuier est un symbole du péché originel et de la prise de conscience de l'homme de sa propre vulnérabilité et de sa nature imparfaite. Dans la tradition hindoue, le figuier des pagodes est le lieu où Bouddha a atteint l'illumination, symbolisant la quête de la vérité spirituelle.

La Figue comme Métaphore Spirituelle

La croissance de la figue, du fruit vert au fruit mûr, est souvent utilisée comme une métaphore de la maturation spirituelle et de la croissance personnelle. De même, la figue évoque la dualité de l'expérience humaine, représentant à la fois la douceur et l'amertume, la joie et la souffrance, la lumière et l'obscurité. Ce symbolisme reflète la nature complexe de la vie spirituelle et encourage la compréhension de l'équilibre entre les aspects opposés.

La Figue et la Connexion à la Nature

Dans de nombreuses traditions spirituelles, la figue incarne la connexion profonde entre l'homme et la nature. En honorant la figue, les individus reconnaissent la sagesse de la nature et le rôle que chaque élément joue dans l'équilibre de l'univers. La figue devient ainsi un rappel de l'harmonie entre l'homme, la terre et le sacré.

La figue, en tant que symbole religieux et spirituel, transcende les frontières culturelles et temporelles. Elle résonne avec l'aspiration humaine à la connaissance, à la sagesse, à la croissance spirituelle et à la connexion à quelque chose de plus grand que soi. Le symbolisme de la figue rappelle que, tout comme le fruit mûrit à travers les saisons, l'âme humaine évolue et grandit dans sa quête de sens et de compréhension. La figue reste un lien tangible entre l'expérience humaine et le divin, invitant chacun à méditer sur les profonds mystères de la vie et de la spiritualité.

Chapitre 29 : **Les Figuiers Éminents : La Splendeur des Figuiers dans les Jardins Botaniques Renommés**

Les jardins botaniques renommés du monde entier sont des havres de biodiversité et de beauté naturelle, abritant une variété stupéfiante de plantes provenant de tous les coins de la planète. Parmi les trésors verdoyants qui peuplent ces jardins, les figuiers se distinguent par leur majesté, leur histoire et leur symbolisme. D'une époque à l'autre, les figuiers ont prospéré dans les jardins botaniques, offrant aux visiteurs un aperçu captivant de la complexité et de la diversité du monde végétal.

Le Jardin Botanique de Rio de Janeiro, Brésil

Le Jardin Botanique de Rio de Janeiro, au Brésil, abrite un figuier de Banyan (Ficus benghalensis) qui s'étend sur une vaste zone. Cet arbre majestueux crée un réseau complexe de racines aériennes qui s'enroulent autour de l'arbre hôte, créant une structure visuellement époustouflante. Les visiteurs peuvent se promener sous l'ombre bienfaisante de ses branches enchevêtrées, découvrant la magie de la nature qui se déploie devant leurs yeux.

Le Jardin Botanique de Singapour

Le Jardin Botanique de Singapour abrite une espèce fascinante de figuier : le figuier des pagodes (Ficus religiosa). Cette variété est également connue sous le nom de "Bodhi Tree" et est vénérée pour avoir été l'arbre sous lequel Bouddha a atteint l'illumination. L'arbre au Jardin Botanique de Singapour est un descendant de l'arbre historique, établissant ainsi une connexion spirituelle avec l'ancienne sagesse.

Le Jardin Botanique de Brooklyn, États-Unis

Le Jardin Botanique de Brooklyn, à New York, possède un figuier de Moreton Bay (Ficus macrophylla) qui a une présence imposante. Avec ses racines aériennes drapées dans l'air, cet arbre semble tout droit sorti d'un conte de fées. Les visiteurs sont envoûtés par la façon dont l'arbre a évolué pour coexister avec son environnement, créant une vision extraordinaire de l'adaptation et de la beauté naturelle.

Le Jardin Majorelle, Maroc

Le Jardin Majorelle à Marrakech, Maroc, est célèbre pour ses jardins exotiques, ses couleurs vives et son atmosphère enchanteresse. Parmi les plantes luxuriantes, les figuiers ajoutent une touche de mystère et d'authenticité. Le jardin abrite également un figuier de Barbarie (Opuntia ficus-indica), un cactus avec des figues charnues, symbolisant la résilience et l'adaptation aux environnements arides.

L'Importance des Figuiers dans les Jardins Botaniques

Les figuiers ne sont pas simplement des arbres imposants dans les jardins botaniques, ils incarnent l'histoire, la diversité et la relation profonde entre l'homme et la nature. Leur présence évoque des récits anciens, des connexions culturelles et des significations symboliques. Les figuiers dans les jardins botaniques renommés sont plus que de simples attractions visuelles ; ils sont des ambassadeurs vivants de la complexité et de la beauté de la vie végétale, captivant les visiteurs et inspirant un respect renouvelé pour le monde naturel.

Chapitre 30 : L'Avènement du Figuier : Cultiver l'Avenir Face au Changement Climatique

Le changement climatique, une réalité incontestable, a des répercussions profondes sur l'agriculture et la production alimentaire à travers le monde.

Dans ce contexte, la culture du figuier, qui a une longue histoire de relation avec l'humanité, se trouve confrontée à de nouveaux défis et opportunités. En explorant des approches durables et innovantes, la culture du figuier pourrait jouer un rôle crucial dans l'adaptation aux changements climatiques et dans la préservation des ressources naturelles.

Résilience au Climat

Le figuier est reconnu pour sa capacité d'adaptation à des conditions climatiques variées. Cependant, les changements climatiques peuvent altérer les schémas de température, de précipitations et de saisonnalité, ce qui pourrait impacter la croissance et la fructification des figuiers. Des études sur les variétés de figuiers résistantes à la chaleur et à la sécheresse pourraient être essentielles pour garantir la pérennité de cette culture.

Optimisation de la Ressource en Eau

Dans un contexte de pénurie d'eau croissante dans de nombreuses régions, la gestion de l'eau devient cruciale pour la culture du figuier. Des méthodes d'irrigation efficaces, comme l'irrigation au goutte-à-goutte, pourraient minimiser le gaspillage d'eau tout en fournissant aux figuiers les ressources nécessaires pour prospérer. La recherche de pratiques agricoles durables qui réduisent la demande en eau tout en maximisant les rendements sera cruciale pour l'avenir du figuier.

La Diversité Génétique comme Alliée

La diversité génétique des variétés de figuiers est une ressource inestimable pour faire face aux défis climatiques. En identifiant et en préservant les variétés résistantes aux conditions climatiques changeantes, les agriculteurs peuvent assurer la durabilité à long terme de la culture du figuier. Les programmes de sélection visant à développer des variétés adaptées au climat peuvent renforcer la résilience de cette culture.

La Transition Vers des Pratiques Durables

Le passage à des pratiques agricoles durables est incontournable pour l'avenir de la culture du figuier. L'adoption de l'agroécologie, la réduction de l'utilisation de pesticides et d'engrais chimiques, ainsi que la promotion de la biodiversité dans les vergers, peuvent contribuer à maintenir l'équilibre écologique et à minimiser les impacts négatifs sur l'environnement.

L'Éducation et la Sensibilisation

L'éducation des agriculteurs et des communautés locales sur les enjeux liés au changement climatique et sur les meilleures pratiques agricoles est cruciale pour garantir la durabilité de la culture du figuier. La sensibilisation à l'importance de la préservation de l'écosystème, de la réduction des émissions de carbone et de la gestion des ressources naturelles peut inspirer des actions positives.

L'avenir de la culture du figuier est étroitement lié à sa capacité à s'adapter aux défis du changement climatique. En combinant l'innovation scientifique, les pratiques agricoles durables et la sensibilisation communautaire, il est possible de cultiver ce symbole ancien dans un nouveau contexte climatique. La culture du figuier a l'opportunité de devenir un modèle d'adaptation et de résilience face aux réalités climatiques changeantes, tout en continuant à nourrir les générations futures avec ses fruits succulents et sa riche symbolique.

Chapitre 31 : L'Élégance de la Figue : Préservation de la Biodiversité à Travers l'Arbre Ancien

La figue, ce fruit doux et succulent, ne se contente pas seulement de ravir les papilles ; elle joue également un rôle crucial dans la préservation de la biodiversité. En tant que plante clé, la figue influence les écosystèmes en fournissant un habitat vital pour une variété d'espèces, en encourageant la pollinisation et en contribuant à l'équilibre fragile de la nature. Au-delà de sa délicieuse saveur, la figue s'inscrit dans un réseau complexe d'interactions biologiques qui nourrissent la diversité et la durabilité.

Habitat Écologique pour la Faune

Les figuiers, avec leur structure touffue et leurs branches abondantes, créent des habitats diversifiés pour de nombreuses créatures, allant des petits oiseaux aux insectes et aux chauves-souris. Les oiseaux, en particulier, trouvent refuge dans les branches et se nourrissent des figues, contribuant ainsi à la dispersion des graines et à la croissance de nouveaux arbres. Les figuiers deviennent des sanctuaires où la biodiversité s'épanouit.

Relations Mutuellement Bénéfiques avec les Pollinisateurs

Les figuiers, souvent pollinisés par des guêpes spécifiques, établissent des relations symbiotiques uniques. Les figuiers mâles produisent des fleurs qui abritent les guêpes pollinisatrices, tandis que les figuiers femelles produisent les fruits. Cette danse subtile entre les arbres et les pollinisateurs est un exemple de la façon dont la biodiversité s'entrelace pour assurer la reproduction et la pérennité des espèces.

Promotion de la Biodiversité Végétale

Les figuiers jouent également un rôle dans la promotion de la biodiversité végétale. Leurs branches épaisses offrent un support pour les plantes épiphytes, qui poussent au-dessus du sol sans parasiter l'arbre hôte. Ces plantes ajoutent une couche supplémentaire de diversité dans l'écosystème, créant un environnement riche en espèces et en habitats.

Importance pour les Communautés Autochtones

Dans de nombreuses régions, les figuiers sont vénérés par les populations autochtones pour leurs rôles écologiques et culturels. Les figuiers sacrés sont souvent considérés comme des points focaux de la biodiversité et sont protégés en conséquence. Ils symbolisent la relation harmonieuse entre l'homme et la nature, en rappelant l'importance de préserver la richesse biologique pour les générations futures.

La Responsabilité de la Conservation

La figue, en tant qu'élément clé de la biodiversité, souligne la responsabilité humaine de préserver les écosystèmes et de protéger les espèces. La déforestation, les changements climatiques et d'autres facteurs menacent ces interconnexions délicates. En prenant des mesures pour protéger les figuiers et les écosystèmes auxquels ils contribuent, nous honorons la complexité de la vie et contribuons à maintenir la stabilité de la planète.

La figue, avec son rôle fondamental dans la biodiversité, est un rappel de la manière dont chaque élément naturel est tissé dans la toile complexe de la vie. Du plus petit insecte aux majestueux arbres, chaque acteur joue un rôle essentiel dans la préservation de la biodiversité. En appréciant la figue pour plus que sa délicatesse gustative, nous honorons sa contribution à la diversité du vivant et renforçons notre engagement à protéger et à préserver la richesse biologique qui nourrit notre planète.

Chapitre 32 : **La Palette Étonnante des Figues : Une Danse de Couleurs et de Formes**

Les figues, fruits emblématiques aux saveurs envoûtantes, ne se contentent pas de charmer nos papilles, elles émerveillent aussi nos yeux avec leur gamme fascinante de couleurs et de formes. Des teintes chatoyantes aux silhouettes variées, les figues offrent un spectacle visuel captivant qui reflète la diversité de la nature et éveille notre appréciation pour la beauté dans toute sa richesse.

Une Palette de Couleurs

Les figues se présentent dans une variété étonnante de couleurs qui s'étendent du vert vif au pourpre profond en passant par le jaune doré. Les figues vertes sont souvent les premières à apparaître sur les arbres, annonçant le début de la saison. Au fur et à mesure que les figues mûrissent, elles peuvent prendre des teintes plus sombres et riches, allant du violet foncé presque noir au rouge bordeaux. Certaines variétés arborent même des nuances de brun et d'orange.

Formes Élégantes et Intrigantes

Les figues ne sont pas seulement séduisantes par leurs couleurs, elles possèdent également une diversité de formes qui ajoutent à leur charme. Certaines figues sont rondes et charnues, tandis que d'autres sont plus allongées et effilées. Les figues "goutte d'eau" ont une forme de larme, tandis que les figues "turques" ont une silhouette plus arrondie et aplatie. Cette variété de formes témoigne des multiples facettes de la nature et ajoute à l'expérience visuelle de dégustation.

Des Œuvres d'Art Naturelles

Les figues, avec leurs variations de couleurs et de formes, sont comme des œuvres d'art naturelles qui évoluent au fil de leur maturation. Chaque nuance et chaque contour racontent une histoire de croissance, de transformation et de cycles de la vie. En les observant, nous sommes rappelés de la magie de la nature et de la complexité de la création.

Le Reflet de la Diversité Naturelle

La diversité des couleurs et des formes des figues est le reflet de la diversité naturelle qui caractérise notre monde. Chaque variété de figue porte en elle l'histoire de son terroir, de son environnement et des forces qui ont contribué à sa croissance unique. Cette diversité rappelle l'importance de préserver les variétés anciennes et locales pour maintenir la richesse génétique des plantes.

Les figues sont plus qu'un simple régal pour les sens, elles sont une célébration visuelle de la créativité de la nature. Leur palette de couleurs et leurs formes variées sont autant de témoignages de la beauté qui se déploie dans le monde naturel. En savourant les figues, nous sommes invités à contempler la symphonie visuelle de la nature et à renouveler notre respect pour la diversité qui embellit notre planète.

Chapitre 33 : **Fascination Fruitée : Les Figues dans la Culture Populaire Contemporaine**

Les figues, ces délices sucrés et charnus, sont non seulement une friandise pour les papilles, mais elles ont également trouvé leur place dans la culture populaire contemporaine. Que ce soit à travers la gastronomie, la mode, l'art ou même les médias sociaux, les figues continuent de captiver l'imagination des gens et de susciter un intérêt durable.

Le Festin de la Gastronomie

Les figues ont gagné en popularité dans la cuisine contemporaine, en se retrouvant non seulement dans les desserts traditionnels, mais aussi dans une variété de plats salés et sucrés. Des salades aux fromages fins, des tartines aux viandes grillées, les figues ajoutent une touche sophistiquée à une multitude de recettes. Leur combinaison de douceur et d'amertume offre une palette de saveurs complexe et délicieuse, élargissant les horizons culinaires des amateurs de gastronomie.

La Mode Élégante

Les figues ont également conquis le monde de la mode. Leur palette de couleurs riches, allant du violet foncé au rouge profond, a inspiré des designers à créer des vêtements et des accessoires qui reflètent cette teinte séduisante. Des robes de soirée aux bijoux, les figues se sont transformées en une source d'inspiration visuelle pour les créateurs contemporains.

L'Art de la Créativité

Les figues ne sont pas seulement consommées, elles inspirent également les artistes à créer des œuvres visuelles captivantes. Des peintures aux photographies, des sculptures aux illustrations, les figues sont devenues des sujets artistiques populaires. Leurs formes et leurs couleurs uniques offrent une toile d'expression créative pour les artistes contemporains qui cherchent à capturer la beauté de la nature dans leur travail.

Les Médias Sociaux : Vitrine Virtuelle

Les figues ont également établi leur présence sur les médias sociaux, où les amateurs de nourriture, de photographie et de style de vie partagent leurs créations culinaires et esthétiques. Les hashtags dédiés aux figues inondent les plateformes, montrant comment ce fruit a conquis les cœurs et les estomacs du monde entier. Les blogs culinaires, les comptes Instagram et les vidéos de recettes ont tous contribué à élever les figues au statut d'icône de la culture populaire contemporaine.

Les figues, fruit ancien doté d'une riche symbolique, ont réussi à s'intégrer harmonieusement dans la culture populaire contemporaine. Elles incarnent une convergence entre tradition et modernité, entre les plaisirs gustatifs et les expressions artistiques. Des mets raffinés aux créations artistiques, les figues continuent d'inspirer, de ravir et d'embellir nos vies, tout en célébrant leur place dans un monde en constante évolution.

Chapitre 34 : **L'Éclat Naturel : La Figue dans la Cosmétique Moderne**

La cosmétique moderne a ouvert ses portes à une variété d'ingrédients naturels aux propriétés bienfaisantes, et parmi eux, la figue se distingue par son potentiel à apporter des bienfaits remarquables à la peau et aux cheveux. Des formulations innovantes aux produits de beauté, la figue est devenue une étoile montante dans le monde de la beauté, offrant une touche d'élégance naturelle et de raffinement aux rituels de soin.

Nutrition et Hydratation

Les figues sont riches en nutriments essentiels, notamment en vitamines, en minéraux et en antioxydants. Dans la cosmétique, ces propriétés se traduisent par une nutrition intense et une hydratation profonde pour la peau et les cheveux. Les produits à base de figues aident à prévenir la déshydratation, à apaiser les peaux sèches et à revitaliser les cheveux abîmés, offrant ainsi un éclat naturel.

Antioxydants et Anti-Âge

Les antioxydants présents dans les figues jouent un rôle crucial dans la lutte contre les effets du vieillissement. Ils aident à protéger la peau contre les radicaux libres et à prévenir les signes prématurés de vieillissement, tels que les rides et les ridules. Les produits de beauté à base de figues apportent un soutien naturel à la peau, en favorisant la régénération cellulaire et en maintenant une apparence jeune et radieuse.

Exfoliation Douce et Naturelle

La figue contient des enzymes naturelles qui contribuent à exfolier doucement la peau en éliminant les cellules mortes et en révélant un teint plus lumineux et uniforme. Les produits exfoliants à base de figues offrent une alternative douce et non abrasive aux traitements chimiques, tout en nourrissant la peau et en favorisant le renouvellement cellulaire.

Protection Capillaire

Pour les cheveux, les figues apportent une protection naturelle contre les dommages environnementaux, tout en renforçant la structure des cheveux et en améliorant leur élasticité. Les produits capillaires à base de figues aident à prévenir les pointes fourchues, à apporter de la brillance et à maintenir la santé globale des cheveux.

Engagement envers la Durabilité

La popularité croissante des produits cosmétiques à base de figues s'inscrit également dans le mouvement vers une beauté plus durable. Les ingrédients naturels et renouvelables comme la figue sont perçus comme respectueux de l'environnement et soucieux de la santé de la peau. Les consommateurs recherchent des produits qui sont à la fois efficaces et respectueux de la planète, et la figue coche ces deux cases avec élégance.

La figue, avec ses vertus nutritives et ses propriétés régénérantes, a gagné une place de choix dans l'univers de la cosmétique moderne. Des lotions aux masques en passant par les sérums, elle apporte une touche de naturel luxueux aux rituels de beauté. Tout en embrassant la tradition et la science, la figue célèbre son rôle en tant que complice de la peau et des cheveux, offrant à la fois une expérience sensorielle agréable et des bienfaits durables pour une beauté qui rayonne de l'intérieur vers l'extérieur.

Chapitre 35 : **Vigilance et Remèdes : Gérer les Maladies Courantes du Figuier**

Le figuier, symbole de fertilité et de richesse, n'est pas exempt de défis en matière de santé végétale. Comme toutes les plantes, les figuiers sont sujets à certaines maladies qui peuvent compromettre leur croissance et leur productivité. Cependant, avec une compréhension approfondie et des mesures de prévention adéquates, il est possible de protéger ces arbres précieux contre les maux courants et de les maintenir en bonne santé.

L'oïdium

L'oïdium est une maladie fongique qui se manifeste par un revêtement poudreux blanc sur les feuilles, les tiges et les fruits du figuier. Pour prévenir et traiter l'oïdium, il est important de maintenir une bonne circulation d'air autour de l'arbre en taillant les branches densément feuillues. L'application d'un fongicide à base de soufre peut également aider à contrôler cette maladie.

La Pourriture des Fruits

La pourriture des fruits, souvent causée par des champignons ou des bactéries, peut affecter les figues, surtout par temps humide. Pour éviter la pourriture des fruits, il est conseillé de récolter les figues mûres dès qu'elles sont prêtes, de les manipuler avec soin pour éviter les blessures, et de les stocker dans un endroit sec et bien aéré. L'utilisation de fongicides appropriés peut également aider à prévenir cette maladie.

La Rouille

La rouille est une maladie fongique qui se manifeste par des taches brunes ou rouges sur les feuilles du figuier. La prévention de la rouille implique de maintenir les feuilles sèches en évitant d'arroser le feuillage. En cas d'infection, la taille des parties touchées peut aider à limiter la propagation de la maladie. Les fongicides à base de cuivre peuvent également être utilisés pour traiter la rouille.

La Nécrose Bactérienne

La nécrose bactérienne est une maladie qui provoque des lésions brun foncé ou noires sur les tiges et les branches du figuier. La prévention de la nécrose bactérienne implique de pratiquer une taille soignée en enlevant les parties infectées, en désinfectant les outils entre chaque coupe pour éviter la propagation des bactéries. En cas d'infection grave, il peut être nécessaire de retirer l'arbre infecté pour empêcher la maladie de se propager à d'autres figuiers.

La gestion des maladies courantes du figuier demande une vigilance continue et une approche proactive. La clé réside dans la prévention, en favorisant un environnement sain et en appliquant des pratiques de culture appropriées. L'identification précoce des symptômes et l'utilisation ciblée de méthodes de traitement, telles que les fongicides et les pratiques de taille, peuvent jouer un rôle essentiel dans la préservation de la santé des figuiers. En combinant la connaissance des maladies avec des mesures de précaution appropriées, les amateurs de figues peuvent maintenir la vitalité de leurs arbres et continuer à profiter de ces délices naturels.

Chapitre 36 : **La Balance Naturelle : Les Ennemis Naturels du Figuier**

Dans l'écosystème complexe du figuier, une harmonie délicate est maintenue grâce à la présence d'ennemis naturels. Alors que le figuier se développe et prospère, il est confronté à une variété d'organismes qui, bien que considérés comme "ennemis", jouent un rôle essentiel dans le maintien de l'équilibre biologique et la santé de l'arbre. Ces ennemis naturels ne sont pas seulement des prédateurs, mais aussi des régulateurs qui contribuent à la diversité et à la stabilité de l'écosystème.

Les Prédateurs Insectivores

Les figuiers abritent une multitude d'insectes qui, bien qu'ils puissent sembler nuisibles, agissent comme prédateurs naturels pour d'autres organismes qui pourraient causer des dommages. Les araignées, les coccinelles et les guêpes parasitoïdes sont quelques-uns de ces prédateurs insectivores qui se nourrissent d'insectes ravageurs tels que les pucerons et les acariens. En régulant les populations d'insectes nuisibles, ces prédateurs contribuent à maintenir la santé globale du figuier.

Les Oiseaux et les Chauves-Souris

Les figuiers produisent des fruits abondants qui, en plus de nourrir les humains, sont une source de nourriture pour de nombreux animaux. Les oiseaux et les chauves-souris se régalent des figues mûres, contribuant ainsi à disperser les graines et à encourager la croissance de nouveaux arbres. En échange, ces animaux aident également à contrôler les populations d'insectes nuisibles en se nourrissant d'espèces qui pourraient endommager le figuier.

La Biodiversité Végétale

La présence d'une diversité de plantes autour du figuier peut également contribuer à la protection naturelle de l'arbre. Certaines plantes produisent des composés chimiques qui repoussent les insectes nuisibles ou attirant des prédateurs naturels. En favorisant la biodiversité végétale, les propriétaires de figuiers peuvent créer un environnement favorable à la régulation biologique et à la prévention des infestations.

L'Équilibre Précieux

La coexistence des figuiers avec leurs ennemis naturels reflète l'équilibre complexe et subtil qui caractérise les écosystèmes naturels. Ces ennemis naturels, souvent considérés comme nuisibles à première vue, sont en réalité les gardiens de l'équilibre, assurant que la croissance du figuier ne devienne pas incontrôlée et qu'aucun organisme ne devienne trop dominant. L'absence de ces ennemis naturels pourrait perturber la chaîne alimentaire et entraîner des déséquilibres indésirables.

La présence d'ennemis naturels dans l'écosystème du figuier est un rappel poignant de la complexité de la vie et de l'interdépendance des espèces. Les interactions entre les figuiers, les prédateurs et les plantes environnantes forment une toile d'interconnexions qui favorisent la diversité, la santé et la durabilité de l'écosystème. En respectant cette équilibre naturel, nous célébrons la richesse de la nature et favorisons la coexistence harmonieuse de toutes les créatures qui partagent le monde des figuiers.

Chapitre 37 :**Naturellement Délicieuses : Les Figues dans la Cuisine Végétalienne**

La cuisine végétalienne, caractérisée par son respect pour les êtres vivants et l'environnement, s'épanouit grâce à une gamme variée d'ingrédients végétaux. Parmi eux, les figues brillent comme une source de délice naturel, apportant une touche sucrée et nutritive aux plats végétaliens. Des entrées aux desserts, les figues offrent une polyvalence gastronomique qui s'intègre parfaitement à l'éthique et aux saveurs de la cuisine végétalienne.

Gourmandise dans les Plats Salés

Les figues fraîches ou séchées apportent une note sucrée subtile et contrastante aux plats salés, créant un équilibre de saveurs qui ravit les papilles. Elles peuvent être utilisées dans les salades pour ajouter une touche de douceur, dans les plats de grains entiers pour créer une expérience gustative riche, ou même dans les sauces pour créer une base sucrée et acidulée.

Les Figues en Desserts Végétaliens

Dans le domaine des desserts, les figues sont des stars incontestées. Elles peuvent être transformées en compotes, en confitures ou en garnitures pour les gâteaux végétaliens. Les figues sèches, lorsqu'elles sont réhydratées, deviennent une gourmandise naturellement sucrée à ajouter dans les muffins, les biscuits et autres douceurs.

Fromages Végétaux et Figues

Une combinaison classique dans la cuisine végétalienne est celle des fromages végétaux et des figues. Les figues se marient parfaitement avec les fromages végétaux à pâte dure ou molle, ajoutant une touche sucrée et texturée qui imite l'expérience des fromages traditionnels. Ces accords créent une explosion de saveurs qui ravissent les palais végétaliens.

Énergie et Nutrition Naturelle

Les figues, riches en fibres, en vitamines et en minéraux, offrent un coup de pouce nutritionnel à la cuisine végétalienne. Leurs propriétés nutritives en font un choix idéal pour les recettes végétaliennes qui visent à fournir une source d'énergie durable tout en répondant aux besoins en nutriments essentiels.

Éthique et Créativité Culinaire

L'utilisation des figues dans la cuisine végétalienne reflète l'engagement envers une alimentation éthique et respectueuse de l'environnement. Les figues, étant des produits naturels et non animaux, s'intègrent parfaitement aux principes de la cuisine végétalienne. De plus, elles inspirent la créativité culinaire, offrant aux chefs végétaliens une toile de saveurs sur laquelle ils peuvent peindre des chefs-d'œuvre culinaires.

Les figues, symboles de fertilité et de douceur, s'intègrent harmonieusement dans la cuisine végétalienne en apportant une touche naturelle de délicatesse et de saveur sucrée. Leur polyvalence en fait des ingrédients précieux pour les plats salés et sucrés, les entrées et les desserts. Les figues ne sont pas seulement des alliées pour les papilles, mais aussi pour les valeurs éthiques et environnementales de la cuisine végétalienne. En les incorporant avec créativité et passion, les adeptes de la cuisine végétalienne peuvent offrir à leur palais une expérience culinaire qui célèbre la nature, la santé et le respect pour toute forme de vie.

Chapitre 38 : L'Art de la Greffe sur les Figuiers : Fusionner la Nature avec la Technique

La greffe, technique ancestrale de propagation des plantes, s'est développée en un art raffiné au fil des siècles. Lorsqu'elle est appliquée aux figuiers, cette technique prend une nouvelle dimension, permettant aux passionnés de créer des variétés uniques, de restaurer des arbres anciens et de partager leur amour pour ces arbres majestueux. L'art de la greffe sur les figuiers est une démonstration de la collaboration harmonieuse entre la main de l'homme et la puissance de la nature.

La Fusion de Deux Individus

La greffe implique la fusion d'un porte-greffe, qui fournit les racines et le soutien, avec un greffon, qui apporte les caractéristiques souhaitées de la variété. Dans le cas des figuiers, cette fusion crée une nouvelle harmonie entre la vigueur du porte-greffe et les traits distinctifs du greffon. Les greffes permettent de multiplier rapidement des variétés exceptionnelles et de préserver des spécimens rares ou anciens.

Les Techniques de Greffe

Plusieurs techniques de greffe sont utilisées sur les figuiers, chacune adaptée à des objectifs spécifiques. La greffe en fente, la greffe en écusson et la greffe en incrustation sont parmi les méthodes couramment employées. Chacune de ces techniques exige une précision minutieuse et une compréhension profonde de la physiologie des figuiers.

La Création de Nouvelles Variétés

L'art de la greffe sur les figuiers permet aux horticulteurs et aux amateurs de créer de nouvelles variétés en combinant les caractéristiques souhaitées de différents figuiers. Par exemple, on peut greffer un figuier qui produit des fruits exceptionnellement sucrés sur un porte-greffe résistant aux maladies. Cette approche créative ouvre la porte à l'exploration de saveurs et d'aspects visuels uniques.

La Préservation du Patrimoine Végétal

Les figuiers anciens et rares peuvent être menacés par des facteurs tels que les maladies, les changements environnementaux ou la négligence. La greffe devient alors un outil essentiel pour préserver ces spécimens précieux. En greffant un morceau d'un figuier ancien sur un porte-greffe sain, on assure la survie de traits uniques et d'histoires anciennes.

La Patience Récompensée

La greffe sur les figuiers exige une dose généreuse de patience. Les résultats ne sont pas instantanés, mais le temps investi se traduit par des récompenses durables. Les greffes bien réalisées peuvent produire des figuiers vigoureux et productifs, créant un héritage vivant pour les générations futures.

L'art de la greffe sur les figuiers incarne la fusion de la science, de la technique et de la créativité. Il rappelle que les mains de l'homme peuvent travailler en harmonie avec les forces de la nature pour créer quelque chose de nouveau tout en respectant les racines du passé. En maîtrisant cette technique, les passionnés de figuiers enrichissent l'histoire de ces arbres exceptionnels et contribuent à la préservation et à la diversité de ces joyaux végétaux. La greffe sur les figuiers est bien plus qu'une technique, c'est une célébration de la vie, de la croissance et de l'art qui relie l'homme à la terre.

Chapitre 39 : **Symboles Sucrés : Festivités Traditionnelles Célébrant les Figues**

Les figues, ces fruits succulents chargés de symbolisme et d'histoire, sont célébrées à travers le monde lors de festivités traditionnelles. Ces événements joyeux réunissent les amateurs de figues pour honorer ce fruit précieux, non seulement pour son goût exquis, mais aussi pour la signification culturelle qu'il porte. Des rituels anciens aux festins modernes, les festivités célébrant les figues sont un hommage vivant à la richesse et à la diversité de la culture humaine.

Les Récoltes Bénies

Dans de nombreuses cultures, les figues sont récoltées à des moments spécifiques de l'année, et ces périodes de récolte sont souvent marquées par des festivités religieuses ou agricoles. Les figues sont récoltées avec soin, et dans certains endroits, la première récolte est honorée avec des prières et des cérémonies spéciales. Ces festivités témoignent de la relation profonde entre l'homme et la nature, et de l'importance que revêtent les figues dans la subsistance et la culture.

Les Fêtes des Figues dans le Monde

En Turquie, le Festival de la Figue d'Or est une célébration qui met en avant les traditions agricoles et gastronomiques liées aux figues. Au Maroc, le Festival de la Figue à Bouznika est une occasion pour les agriculteurs et les amateurs de figues de se rassembler et d'échanger leurs expériences. En Italie, le village de Solopaca célèbre la Fête de la Figue, où des produits à base de figues et des spécialités locales sont mis à l'honneur. Ces festivités reflètent la manière dont les figues sont intégrées dans la culture de différentes régions.

Gastronomie et Créativité

Les festivités célébrant les figues mettent en avant la richesse gastronomique de ce fruit. Les chefs locaux et les amateurs culinaires rivalisent d'ingéniosité pour créer une variété de plats et de desserts mettant en valeur les figues. Des confitures aux pâtisseries, des plats salés aux boissons, les figues sont à l'honneur sous toutes leurs formes, capturant l'imagination des papilles et inspirant des créations culinaires uniques.

L'Art, la Musique et la Danse

Certaines festivités traditionnelles célébrant les figues vont au-delà de la gastronomie pour englober des expressions artistiques. Des expositions d'art mettant en vedette des œuvres inspirées par les figues aux performances musicales et danses folkloriques, ces festivités offrent une toile de fond culturelle riche et vibrante. Les figues deviennent ainsi une source d'inspiration pour les artistes et les créateurs.

La Transmission Culturelle

Ces festivités traditionnelles ne se limitent pas seulement à célébrer les figues, mais elles jouent également un rôle dans la transmission culturelle et la préservation du patrimoine. Elles permettent aux générations futures de se connecter avec les pratiques et les valeurs anciennes, renforçant ainsi le lien entre passé et présent.

Les festivités traditionnelles célébrant les figues sont une ode à la culture, à la nature et au riche héritage que ces fruits portent en eux. Elles incarnent la connexion profonde entre l'homme et la terre, entre le terroir et la table. En célébrant les figues à travers ces événements, les communautés honorent un symbole sucré qui transcende le goût pour devenir une partie intégrante de leur identité culturelle.

Chapitre 40 :**La Muse Sucrée : La Figue comme Source d'Inspiration Artistique**

Depuis les temps anciens, la figue a captivé l'imagination de nombreux artistes, poètes, peintres et écrivains. Ce fruit charnu et délicat a transcendé sa nature sucrée pour devenir une muse dans le monde de l'art. Sa forme élégante, ses couleurs chatoyantes et son symbolisme riche ont inspiré des créations artistiques qui célèbrent la beauté, le mystère et la sensualité.

Les Tableaux Évocateurs

La figue a souvent figuré dans des peintures à travers les âges, de l'art antique aux œuvres modernes. Les natures mortes, en particulier, ont permis aux artistes d'explorer la forme complexe et les textures des figues. Les détails vibrants de leur peau, la douceur charnue de leur intérieur, ont été reproduits avec une minutie qui témoigne de l'admiration pour ce fruit.

La Symbolique en Toile

La figue, avec ses connotations de fertilité, de sensualité et de plaisir, est devenue un symbole puissant dans l'art. Elle a été utilisée pour représenter des thèmes tels que l'abondance, la tentation et la nature éphémère de la vie. Dans des œuvres religieuses et mythologiques, les figues ont parfois été utilisées pour insuffler une signification plus profonde aux récits.

L'Inspiration Littéraire

La figue a également trouvé sa place dans la littérature, où elle a été chantée par des poètes et des écrivains pour sa beauté et son symbolisme. Elle a été utilisée comme métaphore pour exprimer la douceur de la vie, la séduction ou encore la transformation. La figue, avec sa texture luxueuse et sa saveur enivrante, a nourri non seulement le corps, mais aussi l'imaginaire des auteurs.

La Créativité Culinocentrique

Les figues n'ont pas seulement inspiré des œuvres visuelles et littéraires, elles ont aussi été la source d'inspiration pour les créateurs culinaires. Les chefs artistes ont conçu des plats visuellement magnifiques qui mettent en valeur la palette de couleurs et la forme des figues. La cuisine artistique a transformé les figues en chefs-d'œuvre comestibles, combinant le goût avec l'esthétique.

La Figue dans l'Art Contemporain

Aujourd'hui, la figue continue d'inspirer les artistes contemporains. Des sculptures aux photographies en passant par les installations artistiques, les figues sont explorées sous des angles nouveaux et inventifs. L'art moderne exprime souvent une relation complexe avec la nature et la nourriture, et la figue offre un point de départ riche pour ces explorations.

La figue transcende son statut de fruit délicieux pour devenir une source d'inspiration artistique riche et intemporelle. Sa forme sensuelle, ses couleurs évocatrices et son symbolisme profond ont inspiré des œuvres d'art visuelles, littéraires et culinaires à travers les âges. En tant que muse sucrée, la figue continue d'inviter les artistes à explorer les multiples dimensions de la beauté, de la symbolique et de la créativité dans le monde de l'art.

Chapitre 41 : **Un Écosystème Équilibré : Les Figuiers dans le Monde de la Permaculture**

La permaculture, une approche holistique de la conception écologique, vise à créer des systèmes durables et équilibrés en s'inspirant des modèles naturels. Les figuiers, avec leur capacité à prospérer dans diverses conditions, jouent un rôle essentiel dans les designs permaculturels. En intégrant les figuiers dans ces systèmes, les adeptes de la permaculture bénéficient de leur contribution à la biodiversité, à la régénération du sol et à la résilience de l'écosystème.

Figuiers comme Plantes Pivot

Dans les systèmes de permaculture, les figuiers peuvent être utilisés comme des plantes pivot. Leurs larges feuilles offrent de l'ombre et créent un microclimat favorable pour d'autres plantes qui poussent à leur pied. En fonction des besoins du design, les figuiers peuvent être judicieusement positionnés pour fournir de l'ombre aux cultures sensibles à la chaleur ou pour créer des zones de régulation thermique.

La Réduction de l'Érosion du Sol

Les racines profondes et robustes des figuiers agissent comme des ancrages, contribuant à la stabilisation des sols et à la réduction de l'érosion. Les figuiers peuvent être intégrés dans les designs permaculturels pour protéger les sols vulnérables contre le lessivage causé par les précipitations. En renforçant l'intégrité du sol, les figuiers favorisent la santé globale de l'écosystème.

Bénéfices pour la Biodiversité

La permaculture favorise la biodiversité en créant des écosystèmes équilibrés. Les figuiers, en attirant une variété d'insectes, d'oiseaux et de petits mammifères, contribuent à la diversité biologique. Les figues servent également de source de nourriture pour ces créatures, renforçant ainsi les liens entre les différents éléments de l'écosystème.

Fertilisation Naturelle

Les figuiers sont connus pour leur capacité à pousser dans des sols relativement pauvres. En déployant leurs racines profondes pour atteindre les nutriments, ils extraient des éléments minéraux qui sont ensuite redistribués lorsque les feuilles tombent et se décomposent. Cette fertilisation naturelle améliore la fertilité du sol et profite aux plantes voisines.

La Durabilité dans les Designs

Lors de la création de designs permaculturels, les figuiers peuvent être utilisés pour maximiser les bénéfices mutuels entre les éléments du système. Par exemple, ils peuvent être placés stratégiquement pour fournir de l'ombre aux zones de collecte d'eau, aidant ainsi à réduire l'évaporation et à soutenir la rétention d'eau dans le sol.

Les figuiers incarnent les principes fondamentaux de la permaculture en tant qu'éléments qui renforcent la diversité, la régénération du sol et la durabilité de l'écosystème. Leur capacité à fournir de l'ombre, à stabiliser le sol et à favoriser la biodiversité les rend précieux dans la conception de systèmes permaculturels. Intégrer les figuiers dans ces designs, c'est embrasser la philosophie de la permaculture en créant des systèmes équilibrés qui imitent et interagissent harmonieusement avec la nature.

Chapitre 42 :Légendes Enchevêtrées : Les Mystérieuses Légendes Urbaines autour du Figuier

Les figuiers, ces arbres majestueux chargés de symbolisme et de saveurs sucrées, ont nourri l'imagination humaine pendant des siècles. Dans le tissu des villes et des espaces urbains, les figuiers ont également tissé des légendes envoûtantes. Entre rumeurs nocturnes et histoires transmises de génération en génération, ces légendes urbaines transportent le mystère du figuier dans des récits qui se mêlent au tissu de la vie urbaine.

Le Figuier Hanté

Certaines légendes urbaines entourent le figuier de mystères effrayants. On raconte que certains figuiers, particulièrement anciens et isolés, sont hantés par des esprits ou des fantômes. Les branches tortueuses et les ombres projetées par la lueur de la lune peuvent alimenter les récits de rencontres surnaturelles sous les figuiers. Ces histoires, partagées à la lueur des bougies lors de veillées nocturnes, capturent l'ambiance mystérieuse de la nuit urbaine.

Les Vœux et les Secrets

Les figuiers, par leur nature solennelle et imposante, ont inspiré des légendes sur leur capacité à entendre et à conserver les secrets. On raconte que si l'on chuchote un vœu ou un souhait à un figuier, il se réalisera. Ces légendes ajoutent une touche de magie aux figuiers urbains, invitant les passants à confier leurs espoirs et leurs désirs les plus profonds à ces arbres bienveillants.

Les Épaves du Passé

Certains figuiers urbains se dressent depuis des décennies, voire des siècles. Leurs racines profondes ont vécu des temps révolus, et des légendes ont émergé autour de ces "témoins silencieux" de l'histoire urbaine. On raconte que les figuiers cachent des secrets enfouis depuis longtemps, des trésors perdus aux histoires oubliées, faisant d'eux des gardiens du passé urbain.

La Créature Mystérieuse

Les ombres projetées par les branches des figuiers la nuit ont inspiré des histoires de créatures mystérieuses se cachant parmi les feuilles. Des légendes urbaines décrivent des êtres étranges, mi-humains mi-folks, qui émergent des figuiers pour errer dans les ruelles sombres. Ces histoires, bien qu'improbables, contribuent à la sensation d'émerveillement et d'étrangeté dans l'environnement urbain.

La Beauté Envoûtante

Les figuiers, avec leurs feuilles denses et leurs formes impressionnantes, sont souvent décrits comme ayant une beauté envoûtante. Des légendes urbaines suggèrent que ceux qui contemplent la majesté d'un figuier sous la pleine lune peuvent être ensorcelés par sa puissance. Ces contes reflètent la manière dont les figuiers, avec leur présence imposante, peuvent capturer l'imagination et attirer le regard des passants.

Les légendes urbaines autour des figuiers révèlent la puissance de l'imagination humaine et la capacité de ces arbres à se fondre dans le tissu urbain, tout en conservant une aura de mystère. Ces récits, transmis à travers les générations, enrichissent la relation entre les citadins et les figuiers, en faisant des arbres des créateurs de récits aussi bien que des éléments de paysage. Dans le labyrinthe des légendes urbaines, les figuiers demeurent des gardiens de secrets et des catalyseurs d'émerveillement.

Chapitre 43 : **Figues Méditerranéennes : Savoureuses Reliques de l'Héritage Culturel**

Les figues, avec leur douceur enchanteresse et leur texture luxueuse, sont intimement liées à la culture méditerranéenne depuis des millénaires. Dans cette région baignée de soleil, les figuiers ont prospéré et ont façonné le paysage culturel de manière profonde. Des symboles sacrés aux festins somptueux, les figues dans la culture méditerranéenne incarnent une histoire riche, une tradition et une abondance qui transcendent les frontières.

Ancêtres Fertiles

Les figues sont souvent associées à la fertilité, et dans la culture méditerranéenne, elles incarnent l'abondance de la terre généreuse. Dans de nombreuses civilisations antiques, les figues étaient considérées comme un cadeau de la nature, un signe de bénédiction de la Terre-Mère. Cette connexion entre les figues et la fertilité a perduré, façonnant les festivités et les célébrations.

Les Figues et la Spiritualité

Dans de nombreuses cultures méditerranéennes, les figuiers sont liés à des pratiques spirituelles et religieuses. Les figuiers sont mentionnés dans les textes religieux et sont souvent associés à la sagesse, à la patience et à la persévérance. Ils ont été considérés comme des symboles de transformation spirituelle et de connexion avec les forces divines.

Les Festins et les Traditions Culinaires

Les figues occupent une place d'honneur dans la cuisine méditerranéenne. Fraîches ou séchées, elles sont utilisées dans une variété de plats, des entrées aux desserts. Les figues farcies au fromage, les tartes aux figues et les confitures de figues sont des délices culinaires prisés dans la région. Les festins méditerranéens sont souvent ornés de plats mettant en valeur la richesse et la saveur des figues, ajoutant une touche de sophistication rustique.

Artisanat et Coutumes

Les figuiers méditerranéens ont également trouvé leur place dans l'artisanat et les coutumes locales. Les feuilles de figuier, par exemple, ont été utilisées pour envelopper et cuire des plats traditionnels, comme les dolmas. L'omniprésence des figuiers dans le paysage a également influencé l'art et l'architecture locaux, ajoutant une dimension culturelle à la relation entre les gens et les arbres.

Les Figues et les Événements Sociaux

Les figues ont joué un rôle important dans les événements sociaux et les rassemblements communautaires méditerranéens. Les figues fraîches ou séchées sont souvent offertes aux invités en signe d'hospitalité chaleureuse. Les mariages, les fêtes religieuses et les célébrations familiales sont agrémentés de plats à base de figues, créant ainsi des liens sociaux à travers la dégustation partagée.

Les figues dans la culture méditerranéenne sont bien plus qu'une simple nourriture. Elles incarnent l'histoire, les croyances, les traditions et l'abondance d'une région riche en diversité culturelle. Les figuiers, avec leurs ombres bienfaisantes et leurs fruits sucrés, sont des témoins silencieux d'une relation harmonieuse entre l'homme et la nature. En révélant la richesse de la culture méditerranéenne, les figues continuent de servir de passerelle entre le passé et le présent, entre la terre et la table, tout en évoquant le goût sucré de l'héritage culturel.

Chapitre 44 : Délices Littéraires : La Figue dans la Littérature Contemporaine

Dans la littérature contemporaine, la figue s'est transformée en une métaphore savoureuse et multidimensionnelle, symbolisant à la fois le plaisir sensoriel et les profondeurs émotionnelles. Les auteurs contemporains explorent la figue sous de multiples angles, en l'associant à des thèmes tels que la sensualité, la nostalgie, la quête de soi et les liens entre l'homme et la nature. Les figues dans la littérature contemporaine sont bien plus qu'un simple fruit : elles incarnent des couches d'émotions et de significations qui ajoutent une dimension riche et complexe aux récits modernes.

L'Érotisme et la Sensualité

La figue a longtemps été liée à des associations sensuelles, et dans la littérature contemporaine, elle continue de jouer ce rôle. Les auteurs explorent les textures veloutées et charnues des figues pour évoquer des sensations érotiques et des expériences sensorielles intenses. Les descriptions des figues mûres et juteuses deviennent des métaphores subtiles pour les moments de passion et de désir.

Mémoire et Nostalgie

Les figues, avec leur saveur riche et leur douceur enivrante, sont souvent utilisées pour évoquer des souvenirs et des moments du passé. Les auteurs contemporains se servent des figues pour créer des vignettes nostalgiques, transportant les lecteurs dans des scènes de l'enfance, de la jeunesse ou d'époques révolues. Les figues deviennent des portails vers des souvenirs chargés d'émotions et de réflexions sur le temps qui passe.

La Quête de Soi et de l'Identité

Dans certains récits contemporains, la figue est utilisée comme une métaphore de la quête de soi et de la découverte de l'identité. La figue, avec son intérieur caché et sa peau protectrice, reflète la complexité humaine et les couches profondes de l'âme. Les personnages littéraires se trouvent souvent à travers une exploration de soi similaire à celle de la figue, dévoilant des facettes cachées au fil du temps.

Relation avec la Nature

La figue dans la littérature contemporaine est parfois utilisée pour explorer la relation entre l'homme et la nature. Les auteurs contemporains examinent la manière dont les figues, enracinées dans le terroir et façonnées par les éléments naturels, représentent un lien profond avec le monde naturel. Cette exploration symbolique révèle comment la nature peut influencer notre compréhension de nous-mêmes et de nos émotions.

Les figues dans la littérature contemporaine transcendent leur statut de simple fruit pour devenir des symboles complexes qui nourrissent l'imaginaire des lecteurs. En associant les figues à des thèmes aussi variés que l'érotisme, la nostalgie, la quête de soi et la relation avec la nature, les auteurs contemporains insufflent une profondeur et une richesse émotionnelle aux récits modernes. Les figues deviennent des porteurs de sens, des outils pour explorer la complexité humaine et pour tisser des liens entre les expériences individuelles et universelles.

Chapitre 45 : **Délices Régionaux : La Figue dans les Pratiques Culinaires Régionales**

Les figues, riches de douceur et de saveur, ont depuis longtemps trouvé leur place au cœur des pratiques culinaires régionales à travers le monde. Dans différentes régions, les figues ont été intégrées de manière ingénieuse dans des plats traditionnels, des confiseries exquises aux plats salés élaborés. Chaque culture a ajouté sa touche unique à la manière dont elle apprécie et célèbre ce fruit délicieux. Les figues dans les pratiques culinaires régionales incarnent la fusion subtile de la nature et de la culture, créant des délices qui racontent des histoires de terroirs et de traditions.

Méditerranée : Un Festin de Couleurs et de Saveurs

La région méditerranéenne a une relation profonde avec les figues, qui se reflète dans sa cuisine. Des figues fraîches aux figues séchées, on les trouve dans une variété de plats. En Grèce, les figues sont souvent utilisées dans les desserts, comme les baklavas ou les figues séchées au miel. En Italie, les figues fraîches sont parfois servies avec du fromage, créant un mélange exquis de sucré et de salé. Les figues sont également utilisées pour rehausser les plats de viande ou de poisson, ajoutant une dimension sucrée-umami.

Moyen-Orient : Douceurs Orientales

Les figues jouent également un rôle central dans les traditions culinaires du Moyen-Orient. Les figues farcies aux noix et au miel, comme les ma'amoul, sont des confiseries appréciées lors des célébrations et des événements spéciaux. Les figues séchées sont également utilisées pour ajouter une touche sucrée aux plats de viande, créant une harmonie de saveurs. Les figues dans la cuisine moyen-orientale incarnent le raffinement et la complexité des saveurs de la région.

Asie : Équilibre Yin et Yang

En Asie, les figues sont souvent perçues comme ayant des propriétés bénéfiques pour la santé. Les figues sont utilisées dans la médecine traditionnelle chinoise et sont également incorporées dans la cuisine. En Corée, les figues sont parfois marinées pour accompagner les plats principaux ou sont utilisées dans des boissons rafraîchissantes. Les figues en Asie incarnent l'équilibre entre la nutrition et la délectation.

Amérique Latine : Fusion de Saveurs

Dans certaines régions d'Amérique latine, les figues sont utilisées pour ajouter une touche exotique à la cuisine traditionnelle. Les figues peuvent être utilisées pour garnir les salades, ajouter une douceur aux plats épicés ou être transformées en confitures et conserves. La fusion de saveurs résultant de l'association des figues avec les ingrédients locaux crée des expériences gustatives uniques.

Les figues, riches en histoire et en saveurs, jouent un rôle essentiel dans les pratiques culinaires régionales à travers le monde. Chaque culture a apporté sa créativité à l'utilisation des figues, créant une mosaïque de délices sucrés et salés. Les figues incarnent la fusion entre la nature et la créativité humaine, offrant une diversité de goûts qui reflètent la richesse des terroirs et des traditions. De la Méditerranée à l'Asie, des confiseries aux plats principaux, les figues dans les pratiques culinaires régionales sont une invitation à explorer le monde à travers le prisme des saveurs.

Chapitre 46 : L'Éveil Spirituel sous les Figuiers : La Spiritualité Orientale et les Figuiers

Les figuiers, avec leurs ombres paisibles et leurs fruits nourrissants, ont tissé des liens profonds avec la spiritualité orientale depuis des temps immémoriaux. Dans les traditions spirituelles de l'Est, les figuiers sont devenus des symboles de méditation, de sagesse et d'éveil. Sous leur ombrage apaisant, des enseignements profonds ont été transmis, des méditations ont été pratiquées, et des âmes ont trouvé une connexion avec le divin. Les figuiers, vénérés comme des témoins de l'illumination, incarnent la quête de vérité et la recherche intérieure.

L'Arbre de l'Éveil : Le Bouddhisme

L'un des exemples les plus emblématiques de la relation entre les figuiers et la spiritualité orientale se trouve dans le Bouddhisme. C'est sous un figuier, le fameux arbre Bodhi, que Siddhartha Gautama atteignit l'illumination pour devenir le Bouddha. Sous les branches de ce figuier sacré, Siddhartha médita profondément, transcendant les souffrances humaines pour trouver la paix et la vérité. Aujourd'hui, les figuiers Bodhi sont vénérés dans le Bouddhisme comme des lieux de contemplation et d'éveil spirituel.

La Sagesse sous l'Ombre : L'Hindouisme

Dans l'Hindouisme, les figuiers sont également associés à la spiritualité et à la sagesse. Les figuiers sont souvent mentionnés dans les textes anciens comme les Vedas et les Upanishads, symbolisant la connexion entre le ciel et la terre. Certains mythes hindous racontent que les divinités ont choisi les figuiers comme résidences, offrant ainsi aux arbres une aura de sanctuaire et de connaissance.

La Protection des Enseignements : Le Japon et le Zen

Au Japon, la spiritualité zen a également une relation profonde avec les figuiers. Le temple Ginkaku-ji, ou Pavillon d'Argent, est entouré de figuiers qui incarnent la simplicité et la profondeur du zen. Les figuiers, avec leurs feuilles délicates et leurs troncs tordus, sont considérés comme des gardiens des enseignements zen, rappelant aux pratiquants la beauté de l'instant présent.

La Figue comme Portail Spirituel

Dans de nombreuses traditions orientales, les figuiers agissent comme des portails vers le divin et l'éveil spirituel. Leur nature abondante, leur ombre généreuse et leurs fruits nourrissants les transforment en lieux propices à la méditation et à la contemplation. Les figuiers sont vénérés non seulement pour leur beauté naturelle, mais aussi pour leur capacité à offrir un espace de connexion avec le divin.

Les figuiers et la spiritualité orientale sont entrelacés dans une relation profonde et significative. Sous leurs branches, les croyants ont trouvé l'illumination, la paix intérieure et la connexion avec le divin. Les figuiers incarnent la quête de vérité et de sagesse, invitant les âmes à méditer, à réfléchir et à trouver l'éveil. Enracinés dans les traditions séculaires, les figuiers sont bien plus que des arbres : ce sont des symboles vivants de l'aspiration humaine à transcender les limites matérielles et à embrasser la spiritualité profonde de l'âme.

Chapitre 47 :**Trésors Cachés : Les Variétés de Figues les Plus Rares**

Parmi les innombrables variétés de figues qui peuplent le monde, certaines se distinguent par leur rareté et leur unicité. Ces variétés de figues rares sont des trésors botaniques, des joyaux de la diversité naturelle. Chacune avec ses propres caractéristiques et saveurs, ces figues rares nous rappellent la richesse et la variété de la nature. Dans cet chapitre, nous explorerons quelques-unes des variétés de figues les plus rares, qui suscitent l'émerveillement des amateurs de fruits et des connaisseurs gastronomiques.

1. Figuier de Grèce

Le figuier de Grèce, également connu sous le nom de "Vasilika", est l'une des variétés les plus rares et précieuses de figues. Originaire de la région méditerranéenne, cette figue est caractérisée par sa couleur verte brillante et sa forme oblongue. Sa saveur sucrée, associée à des notes légèrement citronnées, en fait un délice rare et recherché.

2. Figuier de Djebba

Le figuier de Djebba est une variété rare originaire de Tunisie. Ses figues se distinguent par leur teinte violette profonde et leur chair dense et douce. La figue de Djebba est appréciée pour sa saveur délicate et sucrée, qui évoque le terroir tunisien.

3. San Pedro

La variété de figue "San Pedro" est une rareté originaire de Californie. Ces figues se distinguent par leur forme conique et leur couleur violette foncée. Elles sont réputées pour leur douceur et leur texture juteuse, créant une expérience gustative qui évoque les doux étés californiens.

4. Bethlehem

La figue "Bethlehem" est une variété rare originaire de Palestine. Ces figues sont petites, avec une peau violette foncée et une chair rosée. La variété "Bethlehem" est prisée pour sa saveur sucrée et son arôme exquis, qui évoque les collines paisibles de la Terre Sainte.

5. Panachée

La figue panachée, également appelée "Tiger", est une variété rare et visuellement impressionnante. Sa peau est rayée de teintes vertes et jaunes, créant un motif unique semblable à celui d'un tigre. Cette variété est appréciée pour sa douceur et sa texture veloutée.

6. Dottato

Originaire d'Italie, la variété "Dottato" est rare et exceptionnelle. Ses figues sont de taille moyenne et ont une peau verte claire tachetée de points blancs. Le "Dottato" est apprécié pour sa chair délicieusement sucrée et son arôme floral.

Les variétés de figues les plus rares sont des trésors botaniques qui enchantent les sens et rappellent la diversité infinie de la nature. Leurs saveurs uniques et leurs caractéristiques visuelles distinctives font d'elles des créations uniques de la nature. Chaque variété de figue rare évoque l'histoire de son terroir et incarne la passion des cultivateurs pour cultiver des fruits extraordinaires. Ces figues rares, tout en étant des délices pour les papilles, sont aussi des témoins de la richesse de la biodiversité et de la beauté qui nous entourent.

Chapitre 48 : Gourmandises sucrées : La Figue et l'Industrie de la Confiserie

Dans l'univers enchanté de la confiserie, la figue a trouvé sa place parmi les délices sucrés qui font briller les yeux des gourmands. Son mariage de saveur luxuriante et de texture délectable en fait une composante précieuse de nombreuses confiseries à travers le monde. De la douceur des figues séchées à la richesse des figues fourrées, la figue a conquis l'industrie de la confiserie en tant qu'ingrédient phare. La figue a su charmer les papilles et apporter sa touche unique à l'univers sucré de la confiserie.

Un Enrobage de Douceur

Les figues séchées, naturellement riches en saveur sucrée, sont des incontournables dans l'industrie de la confiserie. Elles sont souvent enrobées de chocolat, de caramel ou de sucre pour créer des bouchées irrésistibles. Les figues enrobées de chocolat, par exemple, offrent un équilibre parfait entre la douceur du fruit et l'amertume du chocolat, créant une explosion de saveurs dans chaque bouchée.

L'Art de la Fourrure

Les figues fourrées sont une délicieuse expression de la créativité de l'industrie de la confiserie. En combinant les figues avec diverses garnitures, comme les noix, les fruits secs, les épices ou les liqueurs, les confiseurs créent des créations somptueuses. Les figues fourrées sont souvent présentées comme des petits trésors, enveloppant une surprise savoureuse à l'intérieur.

Tradition et Innovation

Dans certaines régions, la figue est au cœur de traditions sucrées anciennes. Les figues farcies, qui peuvent contenir des noix, des agrumes ou des épices, sont des douceurs traditionnelles dans de nombreuses cultures. Cependant, l'industrie de la confiserie innove constamment en introduisant des twists modernes et créatifs. Des figues enrobées de matcha aux figues fourrées au caramel au sel de mer, les confiseurs repoussent les limites de la créativité tout en célébrant la riche histoire de ce fruit.

Un Voyage Gastronomique Mondial

La figue, avec sa polyvalence et sa saveur distinctive, traverse les frontières gastronomiques et trouve sa place dans les cuisines du monde entier. Des délices sucrés du Moyen-Orient, comme les baklavas aux figues, aux confiseries françaises raffinées où les figues sont intégrées dans des pâtisseries complexes, la figue offre une variété infinie de possibilités créatives pour les artisans de la confiserie.

La figue et l'industrie de la confiserie se marient harmonieusement pour créer des gourmandises qui évoquent une expérience sensorielle unique. Les figues séchées enrobées, les figues fourrées et les créations innovantes transportent les papilles dans un voyage sucré à travers le monde de la confiserie. Dans cette union délectable, la figue révèle sa capacité à émerveiller et à inspirer, ajoutant une touche de douceur raffinée à l'univers sucré de la gourmandise.

Chapitre 49 : **Feuilles de Figuier : Les Guérisseurs Naturels du Passé**

Depuis des générations, les feuilles de figuier ont été utilisées comme ingrédient précieux dans les remèdes traditionnels à travers le monde. Chargées de composés bénéfiques, ces feuilles sont devenues des alliées dans la quête de la guérison naturelle. Leur utilisation dans diverses cultures révèle un héritage de sagesse médicinale qui perdure jusqu'à nos jours. Les feuilles de figuier ont trouvé leur place dans les remèdes traditionnels, offrant un éventail de bienfaits pour la santé et une connexion profonde avec la nature.

Anciennes Pratiques de Guérison

L'utilisation des feuilles de figuier à des fins médicinales remonte à l'Antiquité. Des civilisations anciennes, telles que les Égyptiens, les Grecs et les Romains, connaissaient les propriétés curatives de ces feuilles et les utilisaient pour traiter divers maux. Les feuilles de figuier étaient souvent transformées en onguents, en infusions ou en cataplasmes pour soulager les douleurs et les affections.

Pouvoirs Antioxydants

Les feuilles de figuier sont riches en antioxydants, qui jouent un rôle crucial dans la protection des cellules contre les dommages oxydatifs. Ces antioxydants aident à renforcer le système immunitaire, à prévenir le vieillissement prématuré et à réduire le risque de maladies chroniques.

Gestion du Diabète

Les feuilles de figuier ont également été associées à la gestion du diabète. Des études ont montré que les composés présents dans les feuilles de figuier peuvent contribuer à réguler les niveaux de sucre dans le sang en améliorant la sensibilité à l'insuline. Les extraits de feuilles de figuier sont parfois utilisés comme complément naturel dans la gestion de cette condition.

Propriétés Anti-Inflammatoires

Les propriétés anti-inflammatoires des feuilles de figuier en font un choix populaire pour soulager diverses affections inflammatoires, telles que les douleurs articulaires et les inflammations cutanées. Les cataplasmes à base de feuilles de figuier peuvent aider à apaiser les irritations et à favoriser la guérison.

Digestion et Santé Intestinale

Dans certaines traditions, les feuilles de figuier ont été utilisées pour soutenir la digestion et promouvoir la santé intestinale. Les propriétés anti-inflammatoires et apaisantes des feuilles peuvent contribuer à apaiser les maux d'estomac et à favoriser une digestion saine.

Révélation Naturelle

L'utilisation des feuilles de figuier dans les remèdes traditionnels illustre la puissance et la sagesse de la nature en matière de guérison. Les connaissances transmises de génération en génération ont permis de découvrir les trésors de bienfaits cachés dans ces feuilles. De la gestion des affections chroniques à la promotion du bien-être général, les feuilles de figuier offrent un exemple saisissant de la symbiose entre l'homme et la nature.

Les feuilles de figuier, avec leur potentiel médicinal exceptionnel, sont un rappel de la richesse des remèdes traditionnels et de la sagesse ancienne. Leur utilisation dans des remèdes variés révèle une compréhension profonde des propriétés bénéfiques des plantes qui nous entourent. Les feuilles de figuier ont continué à évoluer dans le paysage médicinal contemporain, témoignant du fait que la nature, avec ses dons précieux, reste une source inestimable de guérison et de bien-être pour l'humanité.

Chapitre 50 : **Fusion des Saveurs : La Figue dans la Cuisine Fusion Moderne**

La cuisine fusion moderne est une symphonie culinaire qui mélange des traditions, des ingrédients et des techniques culinaires variés pour créer des expériences gustatives nouvelles et audacieuses. Au cœur de cette créativité culinaire se trouve la figue, un fruit qui a su traverser les frontières gastronomiques pour se fondre harmonieusement dans les plats fusion. En associant les saveurs riches et les textures luxuriantes de la figue à des influences culinaires diverses, la cuisine fusion moderne s'enrichit de nouvelles dimensions gustatives. La figue devient l'étoile brillante dans le monde culinaire de la fusion.

Une Palette de Possibilités

La figue offre une palette infinie de possibilités pour les chefs fusion. Sa douceur naturelle se marie parfaitement avec des ingrédients sucrés comme le caramel et le miel, tout en contrastant magnifiquement avec des saveurs plus robustes comme les fromages affinés et les viandes épicées. C'est ce jeu subtil de contraste qui permet à la figue de se fondre dans des plats fusion, créant des harmonies surprenantes pour les papilles.

L'Équilibre de Saveurs

La cuisine fusion moderne repose souvent sur l'équilibre délicat des saveurs. La figue, avec sa saveur sucrée et son caractère légèrement terreux, apporte un élément unique à cette équation. Elle peut être utilisée pour adoucir les plats épicés ou pour ajouter une touche de raffinement aux plats salés. Les figues dans la cuisine fusion modernes servent d'agent équilibrant, ajoutant une nuance douce et complexe aux compositions culinaires.

Créations Culinaires Innovantes

Les chefs fusion modernes repoussent constamment les limites de la créativité, et la figue est souvent au cœur de leurs créations audacieuses. Des tartares de fruits de mer aux figues aux sushis aux figues, en passant par les figues caramélisées sur des pizzas exotiques, la figue devient une toile vierge pour les chefs désireux d'expérimenter de nouvelles combinaisons.

Connexion Culturelle et Gastronomique

La cuisine fusion moderne transcende les frontières, célébrant la diversité culturelle et culinaire du monde. L'utilisation de la figue dans la cuisine fusion témoigne de sa capacité à se connecter à une variété de traditions et de goûts. Elle ajoute une touche méditerranéenne à un plat asiatique ou une note exotique à une création européenne, renforçant les liens entre les cultures culinaires et créant une expérience multisensorielle.

La figue, avec sa saveur exceptionnelle et sa polyvalence, est devenue une pièce maîtresse dans le puzzle créatif de la cuisine fusion moderne. En ajoutant une dimension sucrée et complexe aux plats fusion, la figue joue le rôle d'un véritable acrobate culinaire, capable d'apporter une touche exquise à une variété de créations. Dans le paysage culinaire en constante évolution, la figue reste une source d'inspiration infinie pour les chefs audacieux et les gourmets aventureux.

Chapitre 51 : **Les Fêtes Religieuses et le Symbolisme Profond du Figuier**

Le figuier, avec ses branches luxuriantes et ses fruits délicieux, occupe une place spéciale dans le paysage symbolique des fêtes religieuses à travers différentes cultures et croyances. Sa présence dans ces célébrations dépasse le simple aspect botanique pour revêtir un sens spirituel profond, évoquant des thèmes tels que la croissance spirituelle, la connexion avec le divin et la transformation intérieure. Le figuier est devenu un symbole puissant dans les fêtes religieuses et il incarne des valeurs spirituelles essentielles.

Symbole de Croissance Spirituelle

Le figuier, avec sa croissance lente mais constante, est devenu un symbole de la croissance spirituelle dans de nombreuses traditions religieuses. Il est souvent associé à la patience et à la persévérance nécessaires pour développer une relation profonde avec le divin. L'histoire biblique de Jésus maudissant le figuier stérile, par exemple, souligne l'importance de la productivité spirituelle et de la foi en constante évolution.

La Métaphore de la Transformation

Dans certaines croyances, le figuier est considéré comme une métaphore de la transformation intérieure. Les étapes de la croissance du figuier, de la floraison à la maturation des fruits, sont interprétées comme un miroir des phases de la vie spirituelle. Comme le figuier évolue de la graine à la récolte, les croyants sont encouragés à évoluer de l'ignorance à la connaissance spirituelle.

La Réconciliation et la Fertilité Spirituelle

Le figuier est également lié à des thèmes de réconciliation et de fertilité spirituelle. Dans certaines traditions, il est considéré comme un symbole de la réconciliation entre l'homme et Dieu, évoquant l'idée de renouveau et de pardon. Les figues, avec leur douceur et leur abondance, sont parfois interprétées comme des symboles de fécondité spirituelle, représentant la production fructueuse de vertus et de bonnes actions.

La Connection avec la Divinité

Le figuier a souvent été associé à la connexion avec la divinité. Dans l'Hindouisme, par exemple, le figuier "Peepal" est vénéré comme un arbre sacré, étroitement lié au dieu Vishnu. Les figuiers sont parfois plantés près de lieux de culte pour symboliser la présence divine et la communication entre le ciel et la terre.

Le figuier, avec sa beauté naturelle et sa symbolique profonde, a trouvé sa place au cœur des fêtes religieuses à travers le monde. Son rôle transcende le botanique pour devenir une métaphore vivante de la croissance spirituelle, de la transformation intérieure et de la connexion avec le divin. En évoquant la patience, la réconciliation et la fertilité spirituelle, le figuier ajoute une dimension profonde et significative aux célébrations religieuses, rappelant aux croyants les valeurs essentielles de leur foi et les encourageant à poursuivre leur cheminement spirituel.

Chapitre 52 : **Écriture Naturelle : Les Figuiers dans l'Art de la Calligraphie**

L'art de la calligraphie, une expression artistique profonde et élégante, transcende les frontières linguistiques pour capturer la beauté des mots à travers la forme et le mouvement. Dans cet univers de lignes et de courbes artistiques, les figuiers trouvent leur place, apportant une connexion profonde avec la nature et une symbolique riche. Le figuier, avec ses formes organiques et sa signification spirituelle, a inspiré les calligraphes à incorporer son essence dans leurs œuvres. Les figuiers enrichissent l'art de la calligraphie en ajoutant une touche naturelle et spirituelle à cet art millénaire.

L'Équilibre entre Forme et Signification

La calligraphie est l'art de transformer des mots en œuvres visuellement captivantes. Les figuiers, avec leur silhouette distinctive, ajoutent une dimension organique à cet art. Les courbes gracieuses des feuilles et la complexité de la structure des figuiers sont autant de traits esthétiques que les calligraphes intègrent dans leurs compositions. Cette symbiose entre les formes naturelles et les mots écrits crée un équilibre harmonieux entre la signification et l'esthétique.

La Symbolique du Figuier

Les figuiers ont une signification spirituelle profonde dans de nombreuses cultures, ce qui les rend d'autant plus précieux dans la calligraphie. Le figuier est souvent associé à la croissance spirituelle, à la patience et à la transformation intérieure. Les calligraphes intègrent ces significations dans leurs œuvres, créant ainsi des compositions qui transcendent la simple écriture pour évoquer des thèmes universels.

L'Incorporation de la Nature

La nature, avec sa beauté et sa diversité, a toujours été une source d'inspiration pour les artistes. Les figuiers, avec leur connexion à la terre et au ciel, ajoutent une touche de la nature à l'art de la calligraphie. Les détails des feuilles, les contours des branches et la symbolique des figuiers apportent une dimension organique qui fait écho à la fois à la créativité humaine et à la création naturelle.

Un Pont entre le Spirituel et le Visuel

Les figuiers dans la calligraphie agissent comme un pont entre le spirituel et le visuel. Ils incarnent des valeurs intangibles et les expriment à travers des formes tangibles. Les calligraphes utilisent les figuiers pour canaliser la signification spirituelle des mots dans des compositions visuellement puissantes, créant ainsi des œuvres qui touchent l'âme et les sens.

Les figuiers dans l'art de la calligraphie sont un exemple éloquent de la manière dont la nature et la spiritualité fusionnent pour créer une esthétique riche et profonde. En ajoutant des éléments organiques et symboliques à l'art de la calligraphie, les figuiers enrichissent cette forme d'expression artistique millénaire. Ils rappellent aux observateurs la beauté de la nature, la croissance intérieure et la signification spirituelle, faisant ainsi de chaque composition calligraphique une œuvre d'art qui transcende les mots pour raconter une histoire visuelle et spirituelle.

Chapitre 53 :Des Contes Doux et Sucrés : La Figue dans les Contes et Légendes pour Enfants

Les contes et légendes pour enfants, porteurs d'aventures, d'apprentissages et de magie, se nourrissent souvent de la richesse du monde naturel pour tisser leurs récits. Parmi les trésors botaniques qui embellissent ces histoires, la figue occupe une place spéciale. Avec son caractère évocateur de douceur et de mystère, la figue se transforme en un personnage à part entière dans les mondes imaginaires des contes pour enfants. La figue devient un symbole vivant de douceur, d'aventure et d'enseignements dans les contes et légendes destinés aux jeunes esprits curieux.

Les Fruits de l'Enchantement

Dans les contes pour enfants, la figue est souvent décrite comme un fruit aux pouvoirs magiques. Manger une figue peut déclencher des événements extraordinaires ou révéler des secrets cachés. Cette capacité à transformer la réalité ajoute une dimension ensorcelante aux aventures des personnages, transportant les jeunes lecteurs dans un monde de merveilles et de mystères.

La Figue Mystérieuse

La figue, avec sa peau veloutée et ses saveurs variées, devient souvent un élément mystérieux des contes pour enfants. Les personnages peuvent être chargés de trouver une figue rare pour résoudre un problème ou accomplir une quête. Cette quête pour dénicher le fruit précieux ajoute une touche de suspense et d'excitation à l'histoire, captivant l'imagination des lecteurs.

Les Enseignements Cachés

La figue, par sa nature sucrée et parfois énigmatique, est utilisée dans les contes pour enseigner des leçons importantes. Elle peut symboliser la récompense de la patience ou la découverte de la vérité cachée. Les personnages qui apprennent à cultiver un figuier et à en récolter les fruits développent des vertus telles que la persévérance et l'observation attentive.

L'Aventure en Terre Fruitière

Dans certains contes, les figuiers deviennent des portails vers des mondes magiques ou des terres lointaines. Les enfants qui pénètrent dans un figuier peuvent découvrir des royaumes enchantés, rencontrer des créatures fantastiques ou vivre des aventures extraordinaires. Ce thème de voyage à travers un figuier ajoute une dimension d'émerveillement et de découverte à l'histoire.

La figue, avec son caractère doux et mystérieux, est une source d'inspiration riche dans les contes et légendes pour enfants. En tant que fruit magique, enseignant ou élément de voyage, la figue ajoute une touche de charme et d'enchantement à ces récits. Elle enseigne aux jeunes lecteurs des leçons de patience, de courage et d'aventure, tout en stimulant leur imagination et leur curiosité. Dans les mondes fictifs des contes pour enfants, la figue devient un allié précieux, apportant une touche de nature et de magie à chaque page tournée.

Chapitre 54 : **La Figue : Trésor Naturel d'Antioxydants et de Nutriments**

La figue, fruit délicieux et séduisant, est bien plus qu'une simple friandise sucrée. C'est un véritable trésor de bienfaits pour la santé, riche en antioxydants et en nutriments essentiels. Au-delà de sa saveur sucrée, la figue offre une panoplie de composés naturels qui nourrissent le corps et protègent contre les effets nocifs des radicaux libres. la figue se révèle comme une source précieuse d'antioxydants et de nutriments, contribuant ainsi à notre bien-être et à notre vitalité.

Antioxydants : Les Gardiens de la Santé

Les antioxydants sont des composés qui aident à protéger le corps contre les dommages oxydatifs causés par les radicaux libres. Ces radicaux libres sont des molécules instables générées par diverses sources, y compris la pollution, le stress et les rayonnements. Les antioxydants neutralisent ces radicaux libres, contribuant ainsi à réduire le risque de maladies chroniques, de vieillissement prématuré et de dysfonctionnement cellulaire.

Un Éventail d'Antioxydants Naturels

La figue est un réservoir d'antioxydants naturels, notamment les flavonoïdes, les anthocyanes et les caroténoïdes. Ces composés végétaux protecteurs offrent une défense solide contre les dommages oxydatifs. Les anthocyanes, par exemple, sont responsables de la couleur vive de certaines figues et sont connus pour leurs propriétés anti-inflammatoires et antioxydantes.

Nutriments Essentiels

En plus de ses propriétés antioxydantes, la figue est riche en nutriments essentiels. Elle est une excellente source de fibres alimentaires, qui contribuent à la régularité intestinale, à la satiété et à la santé digestive globale. Les figues contiennent également des minéraux tels que le potassium, le magnésium et le calcium, qui sont cruciaux pour la fonction cardiaque, musculaire et osseuse.

Vitamines pour la Vitalité

Les figues sont également une source de vitamines bénéfiques pour la santé. Elles contiennent des vitamines B, notamment la vitamine B6, qui joue un rôle important dans le métabolisme des protéines et dans la régulation des neurotransmetteurs. La vitamine K présente dans les figues est essentielle à la coagulation sanguine et à la santé osseuse.

Des Avantages Globaux pour la Santé

La consommation régulière de figues et de leurs nutriments riches est liée à une variété d'avantages pour la santé. Elle peut aider à maintenir la santé cardiaque en régulant la pression artérielle et en réduisant le risque de maladies cardiovasculaires. Les fibres dans les figues favorisent le contrôle du poids en favorisant la satiété et en stabilisant la glycémie. Les antioxydants présents dans les figues sont également associés à une réduction du risque de certaines maladies chroniques, notamment le cancer et les troubles neurodégénératifs.

La figue, bien plus qu'un simple fruit sucré, est une source généreuse d'antioxydants et de nutriments qui soutiennent la santé et le bien-être. Sa combinaison de saveur délicieuse et de bienfaits pour la santé en fait un choix judicieux pour une alimentation équilibrée. Que ce soit sous forme de figues fraîches, séchées ou en ingrédient culinaire, la figue apporte une contribution précieuse à notre quête d'une vie saine et énergique.

Chapitre 55 : Racines de Figue : La Médecine Traditionnelle aux Racines Profondes

Depuis des siècles, les plantes ont été les alliées précieuses de la médecine traditionnelle, offrant des remèdes naturels pour guérir et soulager une variété de maux. Parmi ces plantes bienfaisantes, les racines de figuier ont joué un rôle significatif dans diverses cultures à travers le monde. Nous explorerons l'utilisation des racines de figuier dans la médecine traditionnelle, révélant ainsi un chapitre captivant de la relation entre l'homme et la nature dans la recherche de guérison.

Les Racines de Figue : Ancrage dans la Tradition

Les racines de figuier, riches en composés phytochimiques et en nutriments, ont été utilisées dans différentes traditions médicales pour leurs propriétés curatives. En tant qu'éléments fondamentaux de la plante, les racines reflètent l'énergie de la terre et sont souvent associées à des qualités d'ancrage et de stabilité.

La Médecine Ayurvédique : Équilibre et Harmonie

Dans l'Ayurveda, système médical ancien de l'Inde, les racines de figuier sont utilisées pour équilibrer les doshas (forces vitales) et traiter une gamme de problèmes de santé. Les propriétés anti-inflammatoires et astringentes des racines sont mises à profit pour soulager les troubles gastro-intestinaux, l'inflammation et même les infections cutanées.

Médecine Traditionnelle Chinoise : Harmonisation de l'Énergie Vitale

En Chine, les racines de figuier sont appréciées pour leur capacité à apaiser la chaleur interne et à renforcer le système digestif. Dans la médecine traditionnelle chinoise, elles sont souvent utilisées pour équilibrer l'énergie du foie et de la rate, favorisant ainsi une meilleure digestion et une harmonie interne.

Traditions Méditerranéennes : Remèdes Naturels

Les régions méditerranéennes ont également utilisé les racines de figuier à des fins médicinales. Ces racines sont réputées pour leurs propriétés diurétiques et leurs effets bénéfiques sur la digestion. Elles ont été employées pour soulager les troubles gastro-intestinaux, les maux d'estomac et les désagréments liés aux voies urinaires.

Propriétés Phytochimiques : Clés de la Guérison

Les racines de figuier renferment divers composés bioactifs, notamment des tanins, des flavonoïdes et des polysaccharides. Ces composés confèrent aux racines leurs propriétés anti-inflammatoires, antioxydantes et antimicrobiennes. Les tanins, par exemple, peuvent aider à réduire l'inflammation et à protéger les tissus des dommages oxydatifs.

Sagesse Ancienne et Ressources Naturelles

L'utilisation des racines de figuier dans la médecine traditionnelle témoigne de la sagesse ancienne des cultures qui ont appris à tirer parti des ressources naturelles pour leur bien-être. Bien que les pratiques médicales modernes aient évolué, la valeur des remèdes à base de plantes continue d'être reconnue et étudiée.

Les racines de figuier, ancrées dans les traditions médicales à travers le monde, offrent un aperçu fascinant de la manière dont les plantes ont été utilisées pour guérir et apaiser pendant des générations. Les qualités curatives de ces racines ont été exploitées dans des systèmes médicaux variés, reflétant une compréhension profonde de la connexion entre la nature et la santé humaine. Bien que la médecine traditionnelle ait été modifiée par le temps, les racines de figuier demeurent un témoignage vibrant du pouvoir des ressources naturelles pour soutenir la guérison et l'équilibre.

Chapitre 56 : Élégance Royale : Les Figuiers dans les Jardins Royaux et Impériaux

Les jardins royaux et impériaux ont toujours été des reflets de la grandeur, de l'esthétique et du raffinement des sociétés qui les ont créés. Parmi les nombreux éléments qui ornent ces jardins somptueux, les figuiers occupent une place particulière. Leur présence majestueuse, leurs feuilles luxuriantes et leurs fruits délectables ajoutent une touche d'élégance naturelle à ces havres de beauté et de sérénité. Voyons le monde enchanteur des figuiers au sein des jardins royaux et impériaux, où la nature se mêle harmonieusement à la grandeur humaine.

Figuiers : Joyaux Végétaux des Cours Royales

Les figuiers ont longtemps été appréciés pour leur beauté ornementale et leur générosité en fruits succulents. Dans les jardins royaux et impériaux, ces arbres majestueux ont été soigneusement cultivés pour ajouter une touche de luxuriance à l'environnement royal. Leurs feuilles d'un vert profond et leurs formes gracieuses créent une toile de fond naturelle pour les palais et les demeures grandioses.

Le Symbolisme de la Fertilité et de l'Abondance

Les figuiers, avec leur capacité à produire abondamment des fruits, ont souvent été associés aux symboles de fertilité, de prospérité et d'abondance. Dans les jardins des rois et des empereurs, les figuiers expriment la richesse et la générosité de la nature, tout en renforçant l'image de la royauté comme protectrice et nourricière de son peuple.

L'Intimité des Jardins Secrets

Les figuiers, avec leurs feuilles denses et leur large envergure, ont également été utilisés pour créer des espaces intimes et ombragés dans les jardins royaux. Les allées bordées de figuiers offrent des retraites paisibles où les monarques pouvaient échapper aux regards du monde extérieur et méditer dans un cadre serein.

Les Variétés Rares et Exotiques

Dans les jardins royaux, la recherche de l'exclusivité et de l'exotisme était un trait distinctif. Ainsi, des variétés rares et spéciales de figuiers provenant de diverses régions du monde étaient souvent cultivées pour leur charme unique. Ces figuiers exotiques ajoutaient une dimension internationale aux jardins, reflétant les influences culturelles et les connexions internationales des cours royales et impériales.

L'Héritage qui Perdure

De nombreux jardins royaux et impériaux subsistent encore aujourd'hui, témoins silencieux de l'histoire et de la grandeur passées. Les figuiers, dont certains ont survécu à travers les siècles, continuent d'incarner l'essence même de ces jardins prestigieux. Ils rappellent aux visiteurs modernes l'élégance intemporelle et la relation entre la nature et la noblesse.

Les figuiers dans les jardins royaux et impériaux transcendent le temps, ajoutant une touche de naturelle majesté aux somptueuses cours d'antan. Leurs silhouettes gracieuses, leurs feuilles luxuriantes et leurs fruits succulents évoquent l'alliance harmonieuse entre la royauté et la nature. En créant des espaces de beauté et de tranquillité, les figuiers ont sculpté un héritage végétal qui continue de captiver et d'enchanter, témoignant de l'union entre le règne humain et la splendeur naturelle.

Chapitre 57 : **La Douceur de la Nature : La Figue dans les Cosmétiques Naturels Faits Maison**

Dans notre quête d'une beauté naturelle et authentique, nous avons toujours trouvé refuge dans les trésors que la nature nous offre. Parmi ces trésors, la figue se distingue par sa douceur envoûtante et ses bienfaits pour la peau. De plus en plus de personnes se tournent vers les cosmétiques naturels faits maison pour prendre soin de leur peau, et la figue joue un rôle central dans cette démarche. La figue, ce fruit sucré et précieux, peut être transformée en des soins de beauté naturels qui nourrissent, revitalisent et subliment la peau.

Le Charme de la Figue dans les Cosmétiques Naturels

La figue, riche en antioxydants, vitamines et nutriments, possède des qualités qui la rendent précieuse pour la peau. En incorporant la figue dans des produits cosmétiques faits maison, nous tirons parti de ses propriétés hydratantes, adoucissantes et régénérantes. Ces qualités en font un ingrédient idéal pour les masques, les lotions et les gommages.

L'Hydratation Naturelle

La pulpe de figue, gorgée d'eau, est un puissant hydratant naturel pour la peau. En l'intégrant dans des masques et des crèmes hydratantes faits maison, vous offrez à votre peau une dose d'humidité essentielle, aidant à maintenir son élasticité et son éclat naturel.

Exfoliation Douce et Efficace

Les petites graines présentes dans la figue sont parfaites pour exfolier en douceur la peau, éliminer les cellules mortes et révéler un teint plus lumineux. En les utilisant dans des gommages maison, vous obtenez une exfoliation douce et non agressive, laissant la peau douce et renouvelée.

Régénération Cutanée

Les antioxydants présents dans la figue aident à protéger la peau contre les dommages oxydatifs causés par les radicaux libres. En créant des masques ou des sérums à base de figue, vous encouragez la régénération cellulaire et contribuez à retarder les signes du vieillissement.

Recettes de Beauté à Base de Figue

1. **Masque Hydratant à la Figue** : Mélangez de la pulpe de figue avec du yaourt nature et du miel. Appliquez ce masque sur le visage et laissez agir pendant 15 minutes avant de rincer.

2. **Gommage Exfoliant à la Figue** : Mixez des figues avec de l'avoine et du miel pour créer un gommage doux. Massez délicatement sur le visage en mouvements circulaires, puis rincez.

3. **Lotion Tonique Revitalisante à la Figue** : Infusez des feuilles de figuier dans de l'eau chaude, laissez refroidir et utilisez comme tonique revitalisant pour la peau.

4. **Sérum Régénérant à la Figue** : Mélangez de l'huile d'argan avec de l'huile de figue de Barbarie pour créer un sérum nourrissant à appliquer le soir.

La figue, douce et délicieuse, s'intègre harmonieusement dans le monde des cosmétiques naturels faits maison. En utilisant ses bienfaits hydratants, régénérants et exfoliants, vous pouvez créer des soins de beauté qui nourrissent et subliment votre peau. En optant pour des cosmétiques naturels à base de figue, vous faites l'expérience de la puissance de la nature tout en prenant soin de votre beauté naturelle.

Chapitre 58 :

La Figue dans la Cuisine Asiatique : Un Voyage Gustatif Exquis

La cuisine asiatique est renommée pour sa richesse, sa diversité et sa complexité aromatique. Au cœur de cette gastronomie exceptionnelle, la figue a réussi à se tailler une place unique. En Asie, ce fruit sucré et parfumé est utilisé de manière créative dans une variété de plats, des desserts aux plats principaux, ajoutant une touche exotique et délectable à la cuisine régionale. Dans cet essai, nous explorerons comment la figue s'intègre harmonieusement dans la culture culinaire asiatique, apportant ses saveurs uniques et sa douceur naturelle à une palette gastronomique déjà captivante.

Un Mariage Sublime de Saveurs

La figue, avec sa combinaison de douceur et de richesse en nutriments, se fond harmonieusement dans la palette de saveurs asiatiques. Dans de nombreuses cuisines asiatiques, la notion d'équilibre des saveurs est primordiale, et la figue, avec son profil sucré, ajoute une note de douceur subtile qui complémente les autres saveurs complexes de la cuisine.

Dans les Plats Principaux

En Asie, la figue est utilisée dans des plats principaux pour apporter une touche sucrée et aigre-douce. Des sauces à base de figue sont souvent associées à des viandes grillées, créant un contraste de saveurs qui stimule les papilles gustatives.

Dans les Salades et Plats Légers

La figue fraîche, avec sa texture juteuse et croquante, est un excellent ajout aux salades et aux plats légers. Elle apporte une fraîcheur bienvenue et une dimension sucrée aux légumes et aux herbes aromatiques.

Dans les Desserts Exquis

Les desserts asiatiques sont souvent des chefs-d'œuvre de saveurs et de textures. La figue trouve sa place dans ces créations sucrées, qu'il s'agisse de figues confites dans des pâtisseries, de figues fraîches dans des salades de fruits exotiques ou de figues séchées dans des douceurs traditionnelles.

Rôle Culturel et Symbolique

En Asie, la figue est parfois liée à des croyances et à la symbolique culturelle. Dans certaines cultures, la figue est considérée comme un symbole de prospérité, d'abondance et de longévité, ce qui en fait un ingrédient de choix lors de célébrations et de fêtes spéciales.

Innovation Culinaire et Fusion

La cuisine asiatique contemporaine a également vu naître des expérimentations audacieuses avec la figue. Des chefs novateurs intègrent ce fruit dans des plats fusion, mariant les traditions culinaires asiatiques avec des influences internationales pour créer des expériences gustatives inédites.

La figue, avec sa saveur sucrée et sa polyvalence, trouve sa place au cœur de la cuisine asiatique. Des plats principaux aux desserts, des saveurs sucrées aux notes aigre-douces, la figue s'intègre harmonieusement dans la palette culinaire asiatique, ajoutant une touche d'exotisme et d'élégance à des plats déjà riches en saveurs. En célébrant la figue dans leur cuisine, les cuisiniers asiatiques rendent hommage à la diversité et à la richesse des ingrédients que la nature offre, tout en offrant aux gourmets une expérience gustative inoubliable.

Chapitre 59 : Les Figuiers dans les Récits de Voyage Historiques : Entre Découverte et Émerveillement

Les récits de voyage historiques constituent des fenêtres ouvertes sur des mondes anciens et exotiques, où l'inconnu et l'émerveillement abondent. Parmi les merveilles qui ont captivé l'imagination des explorateurs, les figuiers occupent une place de choix. Ces arbres majestueux, symboles de l'exotisme et de la richesse des terres lointaines, ont été immortalisés dans les écrits de voyageurs audacieux. Ici, nous embarquerons dans un voyage à travers les récits historiques pour découvrir comment les figuiers ont nourri la curiosité, l'admiration et l'inspiration des voyageurs explorateurs.

L'Exotisme des Terres Lointaines

Pour les explorateurs historiques, les figuiers étaient souvent synonymes d'exotisme et de découvertes extraordinaires. Dans leurs récits, ces arbres majestueux étaient souvent décrits avec une fascination mêlée de mystère, évoquant des terres lointaines qui semblaient appartenir à un autre monde.

Les Figuiers dans les Récits Bibliques et Mythologiques

Les figuiers occupent également une place de choix dans les récits bibliques et mythologiques, ajoutant une dimension sacrée à leur réputation. De l'arbre de la connaissance dans le jardin d'Éden au figuier sous lequel Bouddha atteignit l'illumination, les figuiers étaient souvent liés à des moments de révélation et de transcendance.

Les Figuiers comme Points de Repère

Dans leurs récits, les voyageurs utilisaient souvent les figuiers comme points de repère pour naviguer dans des terres inconnues. Les grands figuiers servaient de balises naturelles, offrant aux explorateurs une orientation et une référence visuelle pour se repérer dans des environnements étrangers.

Émerveillement face à la Générosité de la Nature

Les figuiers, avec leur capacité à produire des fruits abondants, étaient source d'émerveillement pour les voyageurs. Ils étaient fascinés par la générosité de ces arbres, qui offraient une multitude de fruits sucrés et nourrissants. Cette générosité était souvent perçue comme un cadeau de la nature dans des contrées nouvelles.

Les Figuiers dans les Écrits d'Explorateurs Célèbres

Des explorateurs tels que Marco Polo et Ibn Battuta ont mentionné les figuiers dans leurs récits de voyage, témoignant ainsi de l'impact de ces arbres sur les voyageurs de différentes époques et cultures. Les figuiers étaient souvent décrits comme des éléments essentiels de l'environnement et du mode de vie des populations locales.

Les Figuiers comme Catalyseurs d'Échanges Culturels

Les figuiers, présents dans diverses régions du monde, ont souvent agi comme des ponts culturels entre les explorateurs et les populations autochtones. Ils ont servi de symboles de partage et de convivialité, permettant aux voyageurs de nouer des liens avec les habitants et d'en apprendre davantage sur leurs coutumes et traditions.

Les figuiers ont laissé leur empreinte dans les récits de voyage historiques, ajoutant une note d'exotisme, d'admiration et de découverte à ces récits fascinants. Leurs feuilles luxuriantes, leurs fruits abondants et leur présence majestueuse ont marqué l'imagination des explorateurs, inspirant des descriptions enflammées et captivantes. À travers les pages des récits de voyage, les figuiers nous rappellent que la curiosité humaine et l'exploration ont toujours été guidées par la magie de la nature et l'émerveillement devant ses trésors.

Chapitre 60 : L'Art du Vin de Figue : Quand l'Hédonisme S'Unit à la Nature

Le monde du vin est un univers riche en traditions, en savoir-faire et en passion. Au-delà des raisins, certains vignobles audacieux ont exploré de nouveaux horizons en utilisant un fruit bien différent pour créer des nectars uniques : la figue. L'art du vin de figue est un mariage entre l'artisanat viticole et la douceur naturelle de ce fruit. Dans cet essai, nous explorerons l'univers fascinant du vin de figue, où la créativité des viticulteurs s'unit à la générosité de la nature pour produire des breuvages exquis qui suscitent émerveillement et plaisir gustatif.

Quand la Figue Rencontre le Vin

La figue, avec sa saveur sucrée et sa texture charnue, offre une toile de fond idéale pour la création de vins aromatiques et complexes. Les vignobles qui se lancent dans la fabrication de vin de figue ont appris à jouer avec les subtilités des variétés de figues, en combinant différents types de fruits pour obtenir des profils de saveurs uniques.

Le Processus de Vinification de la Figue

La vinification de la figue nécessite un processus spécifique qui tire parti de ses qualités uniques. Les figues sont souvent récoltées à leur apogée de maturité, puis pressées pour extraire leur jus sucré. Ce jus est ensuite fermenté, parfois avec l'ajout de levures spéciales pour obtenir des saveurs et des arômes plus complexes.

Les Profils de Saveurs Étonnants

Le vin de figue offre une gamme de profils de saveurs allant du doux au sec, du fruité au complexe. Les figues ajoutent une touche de douceur naturelle et des notes de fruits à la palette gustative du vin, créant des équilibres subtils et des contrastes harmonieux.

Une Expérience Gourmande

Le vin de figue ne se limite pas seulement à la dégustation. Il peut être apprécié à différentes étapes d'un repas, en apéritif ou en accompagnement de plats. Sa douceur naturelle en fait un choix idéal pour les accords avec des fromages, des plats épicés et même des desserts.

Le Vin de Figue comme Héritage Culturel

Dans certaines régions, la fabrication de vin de figue est ancrée dans l'histoire et la culture. Ces vins peuvent être perçus comme des témoignages vivants du lien profond entre les communautés et leur environnement naturel. Ils reflètent l'ingéniosité des générations précédentes qui ont su transformer les ressources locales en trésors gastronomiques.

Innovation et Expérimentation

L'art du vin de figue ne cesse de se renouveler à mesure que les viticulteurs explorent de nouvelles méthodes, de nouveaux assemblages de fruits et de nouveaux arômes. Les sommeliers et les amateurs de vin se laissent séduire par l'originalité de ces breuvages qui défient les conventions et éveillent les papilles.

Le vin de figue est un hommage à l'union de la créativité humaine et de la générosité de la nature. Les vignobles qui s'engagent dans cet art subtil révèlent une profonde compréhension des saveurs et des processus de transformation. Les résultats sont des vins exquis qui incarnent l'esprit de l'expérimentation et de l'exploration gustative. L'art du vin de figue nous rappelle que le monde du vin est une toile vierge où chaque fruit, y compris la figue, peut ajouter sa touche unique pour créer des expériences sensorielles inoubliables.

Chapitre 61 : Les Figuiers dans les Traditions de Mariage et de Naissance : Symboles de Fécondité et de Nouveaux Départs

Les traditions de mariage et de naissance sont imprégnées de symboles et de rituels qui marquent des moments cruciaux de la vie. Parmi ces symboles, les figuiers se distinguent par leur association avec la fécondité, la croissance et la renaissance. Les figuiers ont trouvé leur place dans les coutumes entourant les mariages et les naissances, ajoutant une dimension de prospérité et de renouveau à ces moments de célébration.

Le Figuier : Symbole de Fécondité

Depuis l'antiquité, les figuiers ont été perçus comme des symboles de fertilité et de procréation. Leur capacité à produire une abondance de fruits sucrés a souvent été associée à la promesse de descendance et de croissance. Dans les traditions de mariage et de naissance, les figuiers incarnent l'espoir de nouvelles vies et de nouvelles générations.

Les Figuiers dans les Cérémonies de Mariage

Dans certaines cultures, les figuiers sont présents lors des cérémonies de mariage, que ce soit sous forme d'éléments décoratifs ou de cadeaux symboliques. Les figues, avec leur forme arrondie et charnue, évoquent la promesse d'une union fructueuse et de l'expansion de la famille. Dans certaines traditions, les mariés consomment des figues ou boivent du vin de figue pour sceller leur engagement et leur souhait de fertilité.

Rituels de Naissance et de Croissance

Lors des naissances, les figuiers symbolisent la croissance et le début d'une nouvelle vie. Les jeunes arbres de figues peuvent être plantés pour célébrer la naissance d'un enfant, incarnant l'idée que l'enfant grandira tout comme l'arbre. Cette tradition est une manière de souhaiter une vie longue, prospère et épanouissante à l'enfant.

Figuiers et Superstitions Positives

Dans certaines cultures, les figuiers sont entourés de superstitions positives en ce qui concerne les mariages et les naissances. Les figues sont considérées comme des porte-bonheur, censées apporter chance, abondance et bonnes vibrations aux nouveaux mariés et aux nouveau-nés.

La Figuier : Un Témoin de la Vie en Évolution

La longévité et la croissance des figuiers en font des témoins silencieux de l'évolution de la vie et des générations. Les figuiers plantés lors des mariages et des naissances grandissent avec le temps, rappelant aux familles les moments de joie et d'espérance qui ont marqué leurs histoires.

Renouveau et Espoir

Les figuiers incarnent le cycle éternel de la vie, de la croissance et du renouveau. Ils rappellent aux personnes célébrant des mariages et des naissances que la vie est en constante évolution, offrant de nouvelles opportunités et de nouvelles promesses.

Les figuiers jouent un rôle significatif dans les traditions de mariage et de naissance, apportant une dimension de fécondité, de croissance et de renouveau à ces moments spéciaux. Leur présence rappelle aux participants que la vie est un voyage plein de promesses, de célébrations et d'espoir pour l'avenir. Les figuiers symbolisent la beauté éternelle de la nature et la manière dont elle s'intègre harmonieusement dans les moments significatifs de la vie humaine.

Chapitre 62 : L'Influence Élégante du Figuier sur l'Architecture et le Design : Une Fusion Naturelle et Créative

L'architecture et le design sont des moyens d'exprimer la créativité humaine et de façonner l'environnement bâti qui nous entoure. Dans cette quête de beauté et d'harmonie, la nature joue un rôle fondamental. Parmi les éléments naturels qui ont influencé l'architecture et le design, le figuier se distingue par sa présence majestueuse et sa connexion intime avec l'environnement. Le figuier, avec sa silhouette élégante et sa capacité à transformer l'espace, a inspiré et modelé l'architecture et le design à travers les époques.

L'Architecture Organique et Intégrée

Le figuier, avec son feuillage luxuriant et son ombre apaisante, a souvent servi de modèle pour l'intégration organique de la nature dans l'architecture. Les bâtiments conçus avec des espaces intérieurs ouverts et des cours intérieures rappellent l'ombrage naturel des figuiers, créant des environnements accueillants et rafraîchissants.

L'Élégance de la Silhouette

Les lignes sinueuses des figuiers, avec leurs branches entrelacées et leurs feuilles délicates, ont inspiré des éléments architecturaux tels que les voûtes, les arcades et les motifs décoratifs. Ces formes organiques ajoutent une touche d'élégance et de fluidité aux espaces bâtis, créant une sensation de mouvement et de douceur.

Ombre et Lumière

Les figuiers, avec leur feuillage dense, ont un impact sur l'éclairage naturel des espaces. Les architectes et les designers ont appris à jouer avec les effets d'ombre et de lumière produits par les figuiers pour créer des ambiances uniques et évocatrices.

Incorporation de la Nature

Les espaces extérieurs conçus autour des figuiers offrent des retraites paisibles où les individus peuvent se connecter avec la nature. Les jardins, les cours intérieures et les espaces verts entourant les figuiers offrent une oasis de calme au milieu de l'agitation urbaine.

L'Art du Mobilier et des Éléments de Design

Le figuier inspire également le design de mobilier. Les courbes gracieuses des branches ont été réinterprétées dans des pièces de mobilier, des sculptures et des éléments décoratifs, créant ainsi une symbiose entre la forme naturelle et la fonction utilitaire.

Un Pont entre le Passé et le Présent

L'utilisation du figuier dans l'architecture et le design crée un lien entre la tradition et la modernité. Les éléments inspirés par les figuiers rappellent la sagesse et l'élégance de la nature, tout en incorporant des matériaux et des technologies contemporains pour une approche résolument moderne.

L'influence du figuier sur l'architecture et le design illustre la manière dont la nature peut servir d'inspiration infinie à la créativité humaine. La présence majestueuse et la beauté organique des figuiers ont façonné des espaces qui invitent à la détente, à la contemplation et à la connexion avec la nature. L'architecture et le design qui intègrent l'essence du figuier sont une célébration de l'harmonie entre l'humain et la nature, unissant la fonctionnalité et l'esthétique dans une danse élégante et intemporelle.

Chapitre 63 : Les Figues Séchées : Un Voyage à travers l'Histoire, la Préparation et l'Utilisation

Les figues séchées, ces délices sucrés et concentrés en saveurs, ont une histoire qui remonte à l'Antiquité. Issues du figuier, ces fruits séchés ont évolué au fil des siècles pour devenir une collation prisée et un ingrédient polyvalent dans la cuisine.

Plongeons dans l'histoire des figues séchées, explorons les méthodes de préparation et découvrons les multiples utilisations de ces joyaux fruités.

Un Héritage Historique

Les figues séchées ne sont pas seulement un en-cas savoureux, elles sont également chargées d'histoire. Depuis les civilisations anciennes jusqu'aux royaumes méditerranéens, les figues séchées ont été utilisées comme source de nutrition, de sucrerie et de conservation.

La Méthode de Séchage Traditionnelle

Le processus de séchage des figues est relativement simple, mais il demande du temps et de la patience. Les figues fraîches sont lavées, coupées et disposées au soleil ou dans un endroit sec pour sécher naturellement. Ce processus permet de conserver les nutriments et les saveurs tout en réduisant la teneur en eau.

Usages Culinaires et Gastronomiques

Les figues séchées sont des ingrédients polyvalents en cuisine. Elles peuvent être consommées telles quelles comme en-cas énergétique, mais elles se prêtent également à une multitude de recettes. De la cuisine sucrée à la cuisine salée, les figues séchées ajoutent une touche sucrée et aromatique.

Des Douceurs Sucrées

Dans les pâtisseries et les desserts, les figues séchées sont utilisées pour ajouter de la douceur naturelle et une profondeur de saveur. Elles peuvent être incorporées dans des gâteaux, des tartes, des confitures et même des chocolats, créant ainsi des sensations gustatives riches et nuancées.

Associations Salées Ingénieuses

Les figues séchées se marient également à merveille avec des plats salés. Elles peuvent être utilisées dans les salades pour ajouter une note sucrée et croustillante, dans les plats de viande pour apporter un contraste sucré-salé, ou encore dans les plateaux de fromages pour équilibrer les saveurs.

Bienfaits Nutritionnels et Santé

Outre leurs qualités gustatives, les figues séchées sont riches en fibres, en minéraux et en antioxydants. Elles sont également une source naturelle de sucre, ce qui en fait une alternative plus saine aux sucreries industrielles.

Héritage Culturel et Symbole de Générosité

Dans certaines cultures, les figues séchées sont associées à la générosité et au partage. Elles étaient traditionnellement offertes aux voyageurs et aux invités en signe d'accueil chaleureux et de hospitalité.

Les figues séchées sont bien plus qu'une simple friandise. Elles incarnent une histoire millénaire d'utilisation et de transformation des ressources naturelles pour répondre aux besoins gustatifs et nutritionnels de l'humanité. De leur séchage traditionnel à leur intégration dans la cuisine moderne, les figues séchées sont un exemple de la manière dont la nature peut être apprivoisée pour offrir des plaisirs gustatifs et des bienfaits nutritionnels durables.

Chapitre 64 : La Figue et la Spiritualité Autochtone : Une Connexion Ancienne avec la Terre Sacrée

La spiritualité autochtone est ancrée dans une relation profonde avec la nature, les éléments et les cycles de la vie. Dans cette vision du monde, chaque élément naturel est porteur de sens et de connexion spirituelle. Parmi ces éléments, la figue occupe une place particulière en tant que symbole de l'harmonie entre l'humain et la terre.

La Figue : Un Don de la Terre-Mère

Pour de nombreuses cultures autochtones, la figue est considérée comme un don sacré de la Terre-Mère, une expression de son abondance et de sa générosité. Elle est souvent perçue comme un symbole de fécondité et de renouveau, représentant les cycles de la vie, de la mort et de la renaissance.

Le Figuier comme Lieu de Rencontre Spirituelle

Les figuiers sont souvent choisis comme lieux de rencontre spirituelle et de célébration dans les cultures autochtones. Leurs feuilles luxuriantes offrent de l'ombre et un abri, créant un espace propice à la méditation, aux récits sacrés et aux rituels.

Le Cycle de la Vie et de la Mort

La figue est souvent interprétée comme un rappel du cycle éternel de la vie et de la mort. Les figuiers, qui portent des fruits et perdent des feuilles tout au long de l'année, symbolisent la dualité des forces de la nature et la notion de transformation constante.

L'Interconnexion de Toutes Choses

Dans les croyances autochtones, chaque élément de la nature est interconnecté, formant un réseau complexe d'énergie spirituelle. La figue est perçue comme faisant partie intégrante de cette toile, reliant les individus aux esprits de la terre, de l'eau, du ciel et de tous les êtres vivants.

Rituels et Cérémonies

Les figuiers jouent souvent un rôle central dans les rituels et les cérémonies autochtones. Ils peuvent être le lieu de prières, d'offrandes et de chants, créant un espace sacré où les communautés se rassemblent pour honorer les ancêtres, les esprits et la nature.

Transmission des Connaissances

La figue est également associée à la transmission des connaissances ancestrales. Les figuiers, enracinés dans le sol depuis des générations, sont considérés comme des gardiens de la sagesse et des traditions transmises de génération en génération.

Une Spiritualité en Harmonie avec la Nature

La spiritualité autochtone, imprégnée de respect envers la Terre et ses dons, trouve un écho profond dans la figue. Ce fruit symbolise la manière dont les peuples autochtones vivent en harmonie avec la nature, honorant ses cycles et ses ressources.

La figue incarne la spiritualité autochtone en célébrant la connexion profonde entre l'humain et la terre. En tant que symbole de l'abondance, du cycle de la vie et de la renaissance, la figue témoigne de la sagesse ancienne et de la spiritualité profonde des peuples autochtones. Elle nous rappelle que la nature est une source inestimable de réflexion spirituelle, de guérison et de connexion intime avec l'univers qui nous entoure.

Chapitre 65 : Les Feuilles de Figuier dans l'Alimentation : Un Trésor Caché de Saveurs et de Bienfaits

Lorsque l'on pense à la figue, c'est souvent le fruit sucré et charnu qui vient à l'esprit. Cependant, dans de nombreuses cultures à travers le monde, les feuilles du figuier sont également vénérées pour leurs usages culinaires et leurs bienfaits pour la santé. Ces feuilles délicates et polyvalentes ont longtemps été utilisées pour apporter une touche d'arôme unique aux plats et pour leurs propriétés bénéfiques.

Des Feuilles aux Saveurs Subtiles

Les feuilles de figuier ont une saveur subtile, légèrement herbacée, qui ajoute une dimension unique aux plats. Fraîches ou séchées, elles peuvent être utilisées pour infuser des arômes délicats dans diverses préparations culinaires.

Infusion et Parfum

Les feuilles de figuier sont souvent utilisées pour infuser des liquides tels que l'eau, le lait ou l'huile. Cette infusion peut être utilisée pour aromatiser les sauces, les ragoûts, les thés et les desserts, ajoutant une touche de nature fraîche et aromatique.

Emballage et Cuisson

Dans certaines cultures, les feuilles de figuier sont utilisées comme emballage naturel pour cuire des aliments. Les aliments sont enveloppés dans les feuilles avant d'être cuits, ce qui ajoute une saveur délicate et un arôme distinctif aux plats.

Une Tradition Méditerranéenne

La cuisine méditerranéenne, réputée pour sa fraîcheur et ses saveurs, fait également usage des feuilles de figuier. Elles sont souvent utilisées pour envelopper des fromages, des légumes farcis, du poisson et même des viandes grillées.

Bienfaits pour la Santé

Les feuilles de figuier sont riches en composés antioxydants, en vitamines et en minéraux. Elles sont également reconnues pour leurs propriétés anti-inflammatoires et leur capacité à aider à réguler le taux de sucre dans le sang.

Une Histoire Ancienne et Mondiale

L'utilisation des feuilles de figuier dans l'alimentation remonte à l'Antiquité et est présente dans de nombreuses cultures. Des plats traditionnels méditerranéens aux préparations asiatiques, les feuilles de figuier incarnent un héritage culinaire diversifié et riche en histoire.

Savoir-Faire et Transmission Culturelle

L'utilisation des feuilles de figuier dans l'alimentation est souvent transmise de génération en génération. Elle fait partie intégrante de la culture alimentaire de nombreuses communautés, reliant le passé au présent à travers les recettes familiales et traditionnelles.

Exploration Créative

Les chefs et les cuisiniers modernes explorent également l'utilisation créative des feuilles de figuier dans la cuisine contemporaine. Leur saveur unique peut être intégrée dans une variété de plats, de l'entrée au dessert.

Les feuilles de figuier sont un trésor méconnu de l'univers culinaire, offrant des saveurs délicates et des bienfaits pour la santé. Leur utilisation dans l'alimentation témoigne de l'ingéniosité humaine pour exploiter les ressources naturelles à des fins gustatives et nutritionnelles. En embrassant la richesse de la figue sous toutes ses formes, nous découvrons une palette de saveurs et de possibilités qui enrichissent notre expérience culinaire et renforcent notre lien avec la nature.

Chapitre 66 : Les Figuiers dans les Jardins Zen et les Espaces Méditatifs : Source de Sérénité et de Connexion Spirituelle

Les jardins zen et les espaces méditatifs sont des refuges de tranquillité et de contemplation, conçus pour apaiser l'esprit et nourrir l'âme. Au cœur de ces environnements harmonieux, les figuiers jouent un rôle essentiel en tant qu'éléments naturels qui inspirent la méditation, la réflexion et la connexion spirituelle.

La Symbiose Naturelle

Les figuiers, avec leur feuillage luxuriant et leurs formes organiques, s'intègrent harmonieusement dans les jardins zen et les espaces méditatifs. Leur présence douce et apaisante renforce la connexion entre l'homme et la nature, facilitant ainsi un état de calme et de sérénité.

L'Ombre Bienveillante

Les figuiers offrent une ombre rafraîchissante et protectrice, créant des espaces où les individus peuvent se retirer du tumulte extérieur pour trouver refuge dans leur monde intérieur. Sous l'ombre bienveillante des figuiers, les pratiquants de la méditation peuvent se concentrer plus facilement sur leur respiration et leur présence.

La Méditation Contemplative

Les figuiers sont souvent intégrés dans des espaces qui encouragent la méditation contemplative. Leurs formes organiques et leur beauté simple invitent à l'observation et à la réflexion, aidant les méditants à se connecter avec le moment présent et à trouver un équilibre intérieur.

Symbole de Régénération

Le figuier, avec son cycle de croissance, de fruitification et de perte de feuilles, symbolise la régénération et le renouveau. Dans les jardins zen, il rappelle la nature cyclique de la vie et incite à embrasser les changements comme une opportunité d'évolution spirituelle.

La Reconnexion à la Terre

Les figuiers ancrent les espaces méditatifs dans la réalité terrestre, invitant à la reconnexion avec la terre et ses éléments. En touchant les feuilles ou en observant le tronc, les méditants sont ramenés à l'instant présent et à leur propre existence au sein du cosmos.

Un Support pour la Créativité

Les figuiers inspirent également les artistes et les créateurs qui fréquentent les jardins zen. Leur forme, leur texture et leur énergie nourrissent l'imagination et encouragent l'expression artistique sous toutes ses formes.

L'Unification du Corps et de l'Esprit

Les figuiers dans les espaces méditatifs incarnent l'idée de l'unité entre le corps et l'esprit. En créant un environnement propice à l'exploration intérieure, ils encouragent l'harmonie entre les aspects physiques et spirituels de l'individu.

Les figuiers, avec leur présence douce et leurs significations profondes, sont des éléments fondamentaux des jardins zen et des espaces méditatifs. Ils apportent une touche de nature sacrée, favorisent la contemplation et nourrissent la connexion spirituelle. En créant un pont entre l'homme et la terre, les figuiers guident les chercheurs de paix intérieure vers une expérience profonde de sérénité, de réflexion et d'éveil.

Chapitre 67 : Les Figues dans les Pratiques de Médecine Alternative : Entre Tradition et Santé Holistique

Les figues, depuis des millénaires, sont appréciées pour leurs saveurs sucrées et leurs bienfaits nutritionnels. Cependant, leur valeur ne se limite pas à la cuisine. Dans le domaine de la médecine alternative, les figues ont également trouvé leur place en tant qu'ingrédients clés dans diverses pratiques visant à promouvoir la santé holistique. Les figues sont utilisées dans les pratiques de médecine alternative.

La Médecine Alternative et la Holistique

La médecine alternative se concentre sur l'équilibre entre le corps, l'esprit et l'âme pour atteindre une santé optimale. Plutôt que de simplement traiter les symptômes, elle cherche à traiter la personne dans sa globalité. Les figues, riches en nutriments et en propriétés bénéfiques, s'intègrent naturellement dans cette approche.

Digestion et Détoxification

Les figues sont connues pour leur teneur élevée en fibres, ce qui favorise une digestion saine en régulant le transit intestinal. Dans les pratiques de médecine alternative, les figues sont utilisées pour stimuler le système digestif et aider à éliminer les toxines du corps.

Le Pouvoir Antioxydant

Les figues, riches en antioxydants tels que les polyphénols, peuvent contribuer à réduire les dommages causés par les radicaux libres. Dans les approches holistiques, les figues sont intégrées pour soutenir la santé cellulaire et prévenir les maladies liées au stress oxydatif.

Équilibre Énergétique

Dans certaines pratiques, les figues sont associées à des propriétés énergétiques spécifiques. Leur saveur douce est considérée comme apaisante pour le système nerveux, aidant à équilibrer l'énergie et à promouvoir un sentiment de calme.

Gestion du Poids

Les figues, étant un en-cas naturellement sucré et riche en fibres, sont parfois utilisées dans les approches de gestion du poids. Elles peuvent aider à réduire les fringales et à maintenir une glycémie stable.

Ancrage dans la Nature

Les figues sont enracinées dans la terre et sont récoltées à partir d'un arbre, ce qui les relie à la nature. Dans les pratiques de médecine alternative, cet ancrage naturel est valorisé pour favoriser la connexion avec la Terre et rétablir l'équilibre énergétique.

Transmission Culturelle

L'utilisation des figues dans la médecine alternative reflète souvent des traditions culturelles transmises de génération en génération. Les remèdes à base de figues font partie intégrante de l'héritage médical de diverses communautés.

Intégration Créative

Les figues peuvent être consommées de différentes manières dans les pratiques de médecine alternative : fraîches, séchées, en décoction ou même en teinture. Leur polyvalence permet aux praticiens de personnaliser les approches en fonction des besoins individuels.

Les figues, avec leurs nutriments, leurs antioxydants et leur symbolisme naturel, se sont insérées naturellement dans les pratiques de médecine alternative. Elles incarnent la notion de santé holistique en nourrissant à la fois le corps et l'esprit. Que ce soit en régulant la digestion, en renforçant l'immunité ou en favorisant l'équilibre énergétique, les figues sont un exemple de la manière dont les ressources naturelles peuvent être utilisées pour soutenir la santé dans son ensemble.

Chapitre 68 : **L'Écho Poétique et Mélodique de la Figue : Entre Vers et Chansons Folkloriques**

La figue, ce fruit sucré et charnu, a depuis longtemps inspiré les poètes et les musiciens à travers les siècles. Son image évocatrice, ses saveurs riches et sa symbolique profonde en font un sujet prisé dans la poésie et les chansons folkloriques. Dans ce chapitre, nous plongerons dans l'univers poétique et mélodique de la figue, explorant comment elle a été célébrée et immortalisée à travers les vers et les mélodies de diverses cultures.

L'Éloge des Sens

La figue éveille les sens avec ses arômes et ses textures distinctifs. Dans la poésie, elle est souvent décrite avec une palette de métaphores qui explorent sa douceur, sa tendreté et sa sensualité. Les poètes ont unifié les sens du goût, de l'odorat et du toucher pour capturer la richesse de l'expérience figue.

La Figurative Symbolique

La figue va au-delà de sa nature littérale pour devenir un symbole puissant dans la poésie. Elle peut représenter la fertilité, la nostalgie, la transformation ou même l'âme humaine. Les poètes utilisent habilement la figue pour explorer des thèmes profonds de la vie et de la nature humaine.

L'Alliance de la Nature

La figue est souvent ancrée dans son environnement naturel, entourée d'autres éléments de la nature comme les arbres, les rivières et les saisons. Cette intégration harmonieuse dans le monde naturel ajoute une dimension de connexion à la poésie, renforçant le lien entre l'homme et la terre.

La Figue comme Métaphore de la Vie

La figue, qui traverse un cycle de croissance, de maturité et de déclin, est utilisée comme une métaphore pour la vie humaine. Sa transformation de la fleur au fruit est assimilée à l'évolution de l'être humain, faisant de la figue une source d'inspiration pour les poètes qui méditent sur la condition humaine.

Les Récits et Contes Cachés

Dans les chansons folkloriques, la figue est parfois le protagoniste d'histoires et de contes qui enseignent des leçons de vie, évoquent des rires ou offrent des commentaires sociaux. Ces récits font partie intégrante du tissu culturel et reflètent la manière dont la figue est tissée dans les récits oraux de diverses communautés.

La Musique des Saveurs

Les chansons folkloriques mettent souvent en avant les plaisirs de la table, et la figue y tient souvent une place d'honneur. Les paroles décrivent sa douceur et sa saveur unique, invitant l'auditeur à s'imaginer le goût en l'écoutant.

Transmission Intergénérationnelle

Les chansons et les poèmes sur la figue sont souvent transmis de génération en génération, formant un lien vivant entre le passé et le présent. Les familles se rassemblent pour chanter des chansons et réciter des poèmes qui évoquent le souvenir de ce fruit et les expériences liées à son dégustation.

La figue, avec sa riche symbolique et son héritage culturel, est devenue un thème fréquent dans la poésie et les chansons folkloriques. À travers les vers et les mélodies, la figue transcende sa nature simple pour devenir un objet de réflexion profonde et de célébration artistique. Sa place dans l'expression créative témoigne de son statut en tant qu'élément précieux de la culture humaine, immortalisé à travers les rythmes de la parole et les harmonies de la musique.

Chapitre 69 : Les Figuiers dans les Légendes des Peuples Autochtones : Racines Spirituelles et Récits Sacralisés

Les peuples autochtones à travers le monde ont tissé des liens profonds avec la nature, imprégnant leur culture de récits sacrés et de légendes qui célèbrent la connexion entre l'homme et l'environnement. Les figuiers, enracinés dans leurs territoires, ont souvent pris une place centrale dans ces légendes, symbolisant la symbiose entre l'humain et la terre nourricière.

Les Figuiers Gardiens du Savoir

Dans de nombreuses cultures autochtones, les figuiers sont considérés comme des gardiens du savoir ancestral. Les arbres, avec leurs racines profondément enfoncées dans la terre, sont vus comme des gardiens des enseignements et des traditions transmis de génération en génération.

La Naissance des Figuiers : Mythes de Création

Les figuiers occupent souvent une place de choix dans les mythes de création autochtones. Ils sont parfois perçus comme des cadeaux des dieux ou comme des créations divines qui ont enraciné la vie sur terre.

L'Arbre de Vie et de Régénération

Les figuiers sont souvent associés à l'idée d'arbre de vie, symbolisant la continuité de la vie, la régénération et la renaissance. Leur capacité à donner naissance à de nouveaux arbres à partir de leurs racines a renforcé leur statut de symbole de renouveau.

Guérison et Bien-Être

Dans les légendes, les figuiers sont souvent liés à la guérison et au bien-être. Leurs feuilles, fruits et racines sont vénérés pour leurs propriétés curatives. Les figuiers deviennent ainsi des alliés spirituels dans la quête de la santé physique et spirituelle.

Les Rencontres Sacrées

Les figuiers sont parfois désignés comme des lieux de rencontre entre les mondes spirituels et terrestres. Sous leurs branches, les peuples autochtones tiennent des cérémonies, des prières et des rituels, créant ainsi des espaces sacrés pour communiquer avec les esprits et les ancêtres.

Légendes de Transformation

Certaines légendes racontent comment des individus se sont transformés en figuiers, devenant ainsi des gardiens de la terre et des protecteurs des territoires. Ces récits soulignent le lien étroit entre l'homme et la nature.

Transmission Intergénérationnelle

Les légendes des figuiers sont transmises de génération en génération, incarnant la mémoire collective des peuples autochtones. Elles sont racontées autour du feu, lors des cérémonies et dans les moments où la sagesse ancienne est partagée avec les jeunes générations.

Révélateurs Culturels

Ces légendes révèlent des perspectives uniques sur la spiritualité, la cosmologie et la relation entre les êtres humains et la terre. Elles offrent un aperçu profond de la façon dont les peuples autochtones perçoivent leur place dans l'univers.

Les légendes des figuiers, au cœur des cultures autochtones, sont des trésors de sagesse qui racontent des histoires de création, de guérison, de régénération et de connexion spirituelle. Enracinées dans le respect de la terre et des ancêtres, ces récits sont le reflet de la profondeur spirituelle des peuples autochtones et témoignent de la richesse des liens entre l'homme et la nature.

Chapitre 70 : L'Art de la Fusion : La Figue dans la Cuisine Moléculaire Contemporaine

La cuisine moléculaire contemporaine, avec son exploration audacieuse des propriétés physiques et chimiques des ingrédients, a révolutionné la manière dont nous expérimentons les saveurs et les textures. Parmi les nombreux ingrédients qui ont été réinventés dans ce contexte, la figue se distingue par sa complexité aromatique et sa structure unique.

La Fusion des Saveurs

La figue, avec sa combinaison sucrée et légèrement acidulée, offre un terrain fertile pour l'expérimentation culinaire. Dans la cuisine moléculaire, les chefs utilisent des méthodes comme la sphérification, la gélification et la foamation pour capturer et intensifier ses arômes, créant ainsi des explosions gustatives uniques.

Texturisation Créative

L'une des caractéristiques les plus intéressantes de la figue est sa texture, à la fois tendre et croquante. Les techniques de la cuisine moléculaire permettent aux chefs d'explorer ces textures de manière innovante, en créant des contrastes inattendus et en transformant la figue en une expérience tactile et sensorielle.

Sphérification et Gélification

La figue peut être transformée en perles délicates grâce à la sphérification, créant des capsules d'arômes qui éclatent en bouche. La gélification permet de créer des textures gélatineuses et fondantes, offrant une nouvelle dimension à la dégustation.

Émulsification et Foamation

La figue peut être transformée en mousses légères et aérées grâce à la foamation, offrant une expérience gustative et visuelle fascinante. Ces mousses permettent de jouer avec la perception des saveurs et des textures.

La Figue comme Œuvre d'Art Comestible

Dans la cuisine moléculaire, la présentation joue un rôle essentiel. Les chefs transforment la figue en véritables œuvres d'art comestibles, en combinant des éléments visuels, aromatiques et gustatifs pour créer une expérience gastronomique immersive.

Nouvelles Perspectives sur la Figue

La cuisine moléculaire contemporaine offre de nouvelles perspectives sur la figue, permettant aux chefs de repenser la manière dont elle peut être utilisée dans les plats sucrés et salés. Des combinaisons audacieuses avec d'autres ingrédients inattendus élargissent le champ des possibilités culinaires.

L'Émergence de Nouveaux Plats

La figue, une fois soumise aux techniques de la cuisine moléculaire, se transforme en ingrédient pour des plats novateurs et étonnants. Des desserts sphériques aux plats salés où la figue est intégrée de manière surprenante, la créativité des chefs repousse les limites de l'imagination culinaire.

Un Héritage Gastronomique

La figue a une longue histoire dans la cuisine traditionnelle, et son incorporation dans la cuisine moléculaire en tant qu'ingrédient moderne renforce son statut d'ingrédient polyvalent et captivant.

La figue, avec son profil aromatique complexe et sa texture unique, a trouvé une nouvelle vie dans la cuisine moléculaire contemporaine. Les techniques innovantes de cette cuisine permettent de déconstruire, de transformer et de réinventer ce fruit emblématique. La figue devient ainsi une toile vierge pour les chefs qui souhaitent créer des expériences gastronomiques uniques, repoussant les frontières de la créativité culinaire.

Chapitre 71 : L'Artisanat Émergent : L'Utilisation des Racines de Figuier dans la Création

L'artisanat, en fusionnant créativité et savoir-faire traditionnel, trouve souvent son inspiration dans les éléments naturels. Les racines de figuier, longtemps négligées, ont récemment suscité l'intérêt des artisans à travers le monde. Leur forme tortueuse et leur solidité offrent un potentiel inexploré pour créer des objets uniques et durables.

Ressources Naturelles Récupérées

L'utilisation des racines de figuier dans l'artisanat s'inscrit dans la tendance de la récupération et de l'utilisation durable des ressources naturelles. Plutôt que de laisser ces racines non utilisées, les artisans les transforment en pièces d'artisanat originales, minimisant ainsi le gaspillage.

Exploration des Formes Naturelles

Les racines de figuier sont connues pour leurs formes complexes et organiques. Les artisans exploitent ces caractéristiques en les intégrant dans la conception de meubles, de sculptures et d'objets décoratifs. Chaque racine est unique, ce qui confère aux œuvres une touche d'authenticité et de caractère.

Objets Fonctionnels et Artistiques

Les racines de figuier sont utilisées pour créer une variété d'objets, allant des tables et des chaises aux lampes et aux cadres. Leur utilisation dans des objets fonctionnels ajoute une dimension artistique à la vie quotidienne, transformant des éléments utilitaires en pièces d'art.

Alliance du Naturel et du Culturel

L'utilisation des racines de figuier crée un pont entre la nature et la culture. Les artisans respectent la forme originelle de la racine tout en l'intégrant dans des contextes culturels et esthétiques, donnant naissance à des objets qui racontent une histoire à la fois de la nature et de la créativité humaine.

Durabilité et Authenticité

L'artisanat basé sur les racines de figuier s'inscrit dans la quête d'une consommation plus durable et authentique. Les objets créés à partir de matériaux naturels reflètent souvent les valeurs de l'artisan et du consommateur, mettant en avant l'originalité et la durabilité.

Un Processus Créatif Complex

Travailler avec des racines de figuier nécessite des compétences et des techniques spécifiques. Les artisans doivent comprendre la nature du matériau, sa résistance et ses possibilités, ce qui ajoute une couche de complexité à leur processus créatif.

L'Héritage Culturel

L'utilisation des racines de figuier dans l'artisanat peut également être liée à des traditions culturelles spécifiques. Dans certaines communautés, ces racines ont une signification symbolique et spirituelle, ce qui renforce leur présence dans l'artisanat local.

L'utilisation des racines de figuier dans l'artisanat témoigne de la manière dont la créativité humaine peut transformer des éléments naturels en œuvres d'art. L'artisanat basé sur les racines de figuier célèbre la beauté de la nature tout en incarnant le savoir-faire et la créativité des artisans. Ces objets uniques, à la croisée du naturel et de l'artistique, témoignent de l'harmonie possible entre l'homme et son environnement.

Chapitre 72 : **L'Empreinte Mystique : Les Figuiers dans la Culture du Moyen-Orient**

Le Moyen-Orient, riche en histoire et en traditions, a tissé des liens profonds avec le figuier, un arbre qui va au-delà de sa nature physique pour devenir un

symbole de spiritualité, de partage et de patrimoine culturel. Les figuiers ont
enraciné leurs racines dans la vie quotidienne, la spiritualité et les traditions de
cette région.

L'Arbre de Vie et de Spiritualité

Le figuier est souvent considéré comme un arbre de vie dans la culture du
Moyen-Orient, incarnant la connexion entre la terre et le divin. Les figuiers
anciens qui prospèrent dans cette région depuis des siècles sont vénérés
comme des gardiens de la spiritualité et de la sagesse.

Symbole de Partage et d'Hospitalité

Dans de nombreuses cultures du Moyen-Orient, les figues sont associées à la
générosité et à l'hospitalité. Les figues fraîches et séchées sont souvent offertes
aux invités en signe d'accueil chaleureux et de partage, créant ainsi des
moments de convivialité et de connexion.

Savoir-Faire Traditionnel

La transformation des figues fraîches en confitures, pâtes de fruits et autres
délices sucrés est ancrée dans le patrimoine culinaire du Moyen-Orient. Ces
préparations sont souvent transmises de génération en génération, préservant
ainsi le savoir-faire traditionnel et le lien avec le passé.

Symbole de Prospérité et de Durabilité

Les figuiers sont également perçus comme un symbole de prospérité et de
durabilité. Leur capacité à s'épanouir dans des environnements arides a
souvent été interprétée comme un message de résilience et d'abondance.

L'Arbre des Rencontres et des Récits

Sous les ombrages des figuiers, des rencontres importantes ont lieu, des
histoires sont racontées et des traditions sont partagées. Ces arbres deviennent
des points de rassemblement où les générations se réunissent pour échanger
des connaissances, célébrer et se connecter.

Sagesse et Patrimoine

Les figuiers anciens ont une présence dominante dans les paysages du Moyen-Orient. Leurs racines profondément ancrées symbolisent la connexion avec le passé, rappelant les générations précédentes et transmettant leur sagesse aux nouvelles générations.

Incorporation dans l'Art et la Littérature

Les figuiers ont souvent inspiré des poètes, des écrivains et des artistes du Moyen-Orient. Leur image se retrouve dans la poésie, les récits et les œuvres artistiques, où ils représentent souvent des métaphores de la vie, de la spiritualité et de la beauté.

Ritualité et Célébrations

Les figuiers sont souvent intégrés dans des rituels religieux et des célébrations. Leur rôle symbolique dans diverses traditions spirituelles renforce leur statut sacré et les lie à des moments significatifs de la vie.

Les figuiers ont profondément enraciné leur présence dans la culture du Moyen-Orient, devenant des symboles d'hospitalité, de spiritualité et de connexion entre les humains et la nature. Leur héritage culturel et spirituel, ainsi que leur rôle dans la vie quotidienne, témoignent de leur place profonde dans le tissu social et culturel de la région. Les figuiers du Moyen-Orient sont des gardiens de mémoire, de tradition et de réflexion spirituelle, reflétant la richesse et la diversité culturelle de cette terre ancienne.

Chapitre 73 : **La Figue et la Durabilité Alimentaire : Un Alliance Nourricière Responsable**

Dans un monde en évolution constante, la durabilité alimentaire est devenue une préoccupation majeure pour les individus, les communautés et la planète. Les figuiers, avec leur héritage historique et leur contribution à la sécurité alimentaire, jouent un rôle crucial dans cette quête de durabilité. La figue s'intègre dans les concepts de durabilité alimentaire, favorisant la préservation de l'environnement et le bien-être des communautés.

Un Fruit Ancien au Présent Prometteur

Les figuiers, anciens et résilients, ont résisté à l'épreuve du temps. Leur capacité à pousser dans des environnements arides et leur contribution à l'alimentation humaine depuis des millénaires en font des alliés précieux dans la promotion de la durabilité alimentaire.

Cultures Locales et Résilience

Dans de nombreuses régions, les figuiers font partie intégrante des systèmes alimentaires locaux. Leur culture et leur consommation locales renforcent la résilience des communautés en réduisant la dépendance à l'égard des aliments importés et en préservant les traditions culinaires.

Faible Impact Environnemental

Les figuiers nécessitent souvent moins d'eau et d'intrants chimiques que d'autres cultures. Leur adaptabilité aux conditions climatiques difficiles en fait un choix durable pour les zones soumises à la sécheresse et aux variations climatiques.

Biodiversité et Agroforesterie

Les figuiers peuvent être intégrés à des systèmes agroforestiers, favorisant la biodiversité et la régénération des sols. Leurs racines profondes aident à prévenir l'érosion, tandis que leur présence peut soutenir d'autres cultures et espèces végétales.

Conservation des Ressources

La transformation des figues en produits tels que les confitures, les pâtes de fruits et les figues séchées prolonge leur durée de conservation. Cela contribue à réduire le gaspillage alimentaire et à maximiser l'utilisation des récoltes.

Économie Locale et Durabilité Économique

La culture et la commercialisation des figues peuvent stimuler l'économie locale, créant des emplois et favorisant la durabilité économique des communautés agricoles.

Promotion de la Souveraineté Alimentaire

En mettant l'accent sur la culture et la consommation de figues locales, les communautés peuvent renforcer leur souveraineté alimentaire en ayant un contrôle accru sur leur approvisionnement alimentaire.

Éducation Alimentaire et Sensibilisation

La figue peut servir de pont pour sensibiliser les consommateurs à l'importance de choisir des aliments durables et locaux. En partageant des histoires sur les figuiers, nous pouvons inspirer un changement de comportement alimentaire positif.

Les figuiers illustrent la manière dont une ressource naturelle, avec son histoire et sa capacité à prospérer dans des conditions difficiles, peut être une composante essentielle de la durabilité alimentaire. En encourageant la culture et la consommation de figues locales, en explorant des méthodes de transformation et en intégrant les figuiers dans des systèmes agroforestiers, nous pouvons créer un avenir où la nourriture est abondante, diversifiée et respectueuse de l'environnement. La figue, en tant que symbole de durabilité alimentaire, nous rappelle que les choix que nous faisons aujourd'hui ont un impact sur les générations futures et la santé de la planète.

Chapitre 74 : L'Équilibre Naturel : Les Figuiers et les Pratiques de Guérison Chinoises

Depuis des millénaires, la médecine traditionnelle chinoise s'appuie sur une vision holistique de la santé, mettant l'accent sur l'harmonie entre le corps, l'esprit et la nature. Les figuiers, avec leurs propriétés nutritionnelles et médicinales, ont une place significative dans ces pratiques. Les figuiers sont intégrés dans les pratiques de guérison chinoises, contribuant à la recherche d'équilibre et de bien-être.

Les Fondements de la Médecine Traditionnelle Chinoise

La médecine traditionnelle chinoise repose sur le concept du Qi (énergie vitale) et de l'équilibre entre le Yin et le Yang. Les figuiers, avec leur nature équilibrée et leurs effets sur la santé, s'intègrent harmonieusement dans cette philosophie.

Les Figuiers dans la Diététique Chinoise

Dans la diététique chinoise, les aliments sont classés en fonction de leurs propriétés thermiques et de leurs effets sur le corps. Les figues, souvent considérées comme fraîches et légèrement refroidissantes, sont utilisées pour équilibrer la chaleur interne et traiter les déséquilibres.

Nourrir le Yin et le Sang

Les figues sont considérées comme bénéfiques pour le Yin (l'aspect nourrissant et féminin de l'énergie) et le Sang (qui englobe la vitalité et la régénération). Elles sont souvent recommandées pour traiter la sécheresse, la toux sèche, les troubles menstruels et d'autres symptômes associés à une déficience de Yin.

Renforcement de la Rate et de l'Estomac

Dans la médecine traditionnelle chinoise, la Rate et l'Estomac sont responsables de la digestion et de l'assimilation des nutriments. Les figues, avec leur saveur douce et leur nature nourrissante, sont souvent recommandées pour renforcer ces organes.

Propriétés Antioxydantes et Nutritives

Les figues sont riches en antioxydants, en fibres et en minéraux, ce qui les rend précieuses pour soutenir la santé digestive, réduire l'inflammation et renforcer le système immunitaire, des éléments importants dans la médecine traditionnelle chinoise.

Intégration dans les Formules à Base de Plantes

Les figues peuvent être utilisées seules ou combinées avec d'autres herbes pour créer des formules à base de plantes dans la médecine chinoise. Ces combinaisons visent à traiter des conditions spécifiques en prenant en compte les interactions complexes entre les ingrédients.

Pratiques Énergétiques et Méditation

Les figuiers sont parfois intégrés dans les jardins et les environnements propices à la méditation, favorisant le calme et la relaxation. Les espaces où les figuiers prospèrent sont considérés comme propices à la cultivation de l'énergie interne.

Le Respect de l'Équilibre

L'intégration des figuiers dans les pratiques de guérison chinoises met en lumière l'importance du respect de l'équilibre entre l'individu, la nature et les forces cosmiques. Les figuiers, avec leurs qualités naturelles, sont considérés comme une extension de cette harmonie.

Les figuiers jouent un rôle essentiel dans les pratiques de guérison chinoises en contribuant à l'harmonie du corps et de l'esprit. Leur nature équilibrante, leurs propriétés nutritives et leurs effets sur la santé font d'eux des alliés précieux dans la quête d'un bien-être holistique. Les figuiers, enracinés dans la philosophie et les pratiques de guérison chinoises, rappellent l'importance de l'harmonie et de la connexion avec la nature pour cultiver une vie saine et équilibrée.

Chapitre 75 : La Douce Artisanat : L'Art de la Fabrication de Confiture de Figues

La fabrication de confiture de figues est un artisanat qui remonte à des siècles, une pratique qui marie la douceur des figues avec l'art de la transformation culinaire. Ce processus méticuleux et créatif permet de capturer la saveur et la richesse des figues tout en prolongeant leur durée de vie.

La Sélection des Ingrédients

La première étape cruciale de la fabrication de confiture de figues est la sélection des ingrédients. Des figues fraîches, mûres à la perfection, aux édulcorants naturels tels que le sucre de canne ou le miel, chaque ingrédient contribue à la saveur finale et à la texture de la confiture.

Préparation des Figues

Les figues sont lavées, épluchées et dénoyautées. Certaines recettes peuvent conserver les peaux pour une texture plus rustique, tandis que d'autres privilégient une texture plus lisse. Les figues sont ensuite coupées en morceaux pour faciliter la cuisson et la transformation.

Cuisson et Transformation

Les figues coupées sont combinées avec l'édulcorant choisi et cuits à feu doux. Pendant la cuisson, les figues se décomposent progressivement, libérant leurs saveurs sucrées et leur caractère unique. Certaines recettes peuvent également inclure des épices comme la cannelle, la vanille ou le gingembre pour ajouter de la complexité aromatique.

Réduction et Épaississement

Au fur et à mesure que la confiture de figues cuit, elle réduit en volume et s'épaissit. La cuisson prolongée permet aux ingrédients de se mélanger harmonieusement et d'atteindre la consistance désirée. L'art du confiturier réside dans la capacité à ajuster la cuisson pour obtenir la texture parfaite.

Vérification de la Consistance

Pour déterminer si la confiture est prête, on peut utiliser la technique de la « goutte » : en plaçant une petite quantité de confiture sur une assiette froide, on observe sa consistance en la poussant légèrement avec une cuillère. Si la confiture se gélifie et ne coule pas immédiatement, elle est prête.

Mise en Pot et Conservation

Une fois la confiture atteignant la consistance désirée, elle est soigneusement versée dans des pots stérilisés. Le processus de mise en pot nécessite une hygiène minutieuse pour assurer la conservation à long terme. Les pots sont scellés hermétiquement pour préserver la fraîcheur et la saveur de la confiture.

Dégustation et Appréciation

La confiture de figues artisanale est prête à être dégustée une fois qu'elle a refroidi et pris. Elle peut être appréciée sur du pain, des toasts, des biscuits ou même utilisée comme ingrédient dans des desserts et des plats salés. Chaque bouchée est un hommage à la transformation artistique des figues en une délicieuse gourmandise.

Un Art en Perpétuelle Évolution

L'art de la fabrication de confiture de figues évolue au fil du temps, intégrant des techniques modernes et des idées novatrices. Les artisans de la confiture continuent de repousser les limites de la créativité en expérimentant avec des combinaisons de saveurs et des processus de cuisson variés.

La fabrication de confiture de figues est un art qui célèbre la beauté et la diversité des figues tout en capturant leur essence dans un pot. Cet artisanat méticuleux et créatif témoigne de la relation entre la nature et la cuisine, où les figues deviennent une toile sur laquelle les confituriers tracent des goûts et des arômes uniques. Une cuillerée de confiture de figues est bien plus qu'un régal sucré - elle incarne l'effort, la tradition et l'amour pour les saveurs de la nature.

Chapitre 76 : Entre Mystique et Symbolisme : La Figue dans les Croyances Ésotériques

Les figuiers, avec leur présence majestueuse et leur fruit envoûtant, ont toujours captivé l'imagination humaine. Au-delà de leur aspect physique, les figuiers ont également trouvé leur place dans les croyances ésotériques, où ils incarnent des significations plus profondes et mystiques.

Ancrage Spirituel et Connectivité

Dans de nombreuses croyances ésotériques, les figuiers sont vus comme des ponts entre le monde matériel et le monde spirituel. Leurs racines profondément enfoncées dans le sol sont interprétées comme un symbole d'ancrage et de connexion avec les énergies de la terre.

Arbre de Connaissance et de Révélation

Le figuier est également souvent associé à l'arbre de la connaissance dans diverses traditions ésotériques. Sa symbolique remonte à la mythologie biblique où le figuier représente la quête de la connaissance et de la sagesse.

Sagesse Cachée et Mystères

Les figuiers, qui portent des fruits doux cachés sous leurs feuilles, ont été vus comme des gardiens de mystères et de sagesse cachée. Les figues, cachées à l'œil, sont considérées comme un rappel que la connaissance profonde peut être découverte par ceux qui cherchent avec détermination.

Cycles de Vie et de Mort

Le figuier, qui passe par des cycles de croissance et de dormance, reflète les cycles naturels de la vie et de la mort. Dans les croyances ésotériques, cela peut être interprété comme un rappel de l'importance de l'acceptation des cycles de la vie et de l'appréciation de chaque phase.

Harmonie Yin-Yang

Les figues, avec leur intérieur charnu et leur peau douce, incarnent souvent l'harmonie du Yin et du Yang. Cette dualité est vue comme un rappel de l'équilibre nécessaire entre les forces opposées dans l'univers.

Outil de Divination

Dans certaines pratiques ésotériques, les figues ont été utilisées pour la divination. Les motifs des graines dans une figue coupée en deux peuvent être interprétés comme des symboles ou des messages du cosmos.

Protection et Énergie Spirituelle

Les figuiers ont été utilisés comme amulettes de protection dans certaines traditions ésotériques, censées protéger contre les énergies négatives et attirer les énergies positives.

Renouveau Spirituel

La capacité des figuiers à repousser après des périodes de dormance a été interprétée comme un symbole de renouveau spirituel et de résilience dans les croyances ésotériques.

Les figuiers dans les croyances ésotériques illustrent comment la nature peut être interprétée comme un miroir des mystères de l'univers et des dimensions cachées de la réalité. Les figuiers ne sont pas seulement des arbres physiques, mais aussi des portails vers des réflexions plus profondes sur la sagesse, la connaissance et la connexion. Dans le monde ésotérique, les figuiers servent de clés pour déverrouiller les portes de la compréhension spirituelle et des mystères de la vie.

Chapitre 77 : Racines Profondes : Les Figuiers dans la Culture Africaine Traditionnelle

Les figuiers, avec leur présence majestueuse et leur fruit sucré, occupent une place spéciale dans la culture africaine traditionnelle. Enracinés dans les croyances, les coutumes et les pratiques des communautés à travers le continent, les figuiers sont bien plus qu'une simple source de nourriture.

Symboles de Protection et de Spiritualité

Les figuiers sont souvent perçus comme des symboles de protection et de spiritualité dans de nombreuses cultures africaines. Les arbres imposants et majestueux sont souvent considérés comme des habitats pour les esprits et les ancêtres, servant de liens entre le monde spirituel et le monde terrestre.

Rassemblement Communautaire et Espaces Sacrés

Les figuiers sont souvent des lieux de rassemblement communautaire, servant de points de rencontre où les histoires sont partagées, les conseils sont prodigués et les cérémonies sont célébrées. Ces arbres majestueux peuvent également être associés à des espaces sacrés où les rituels religieux et culturels sont observés.

Liens avec l'Héritage Ancestral

Dans de nombreuses cultures africaines, les figuiers sont considérés comme les gardiens des ancêtres et de la mémoire collective. Les figuiers anciens sont vénérés en tant que gardiens des récits, des traditions et des connaissances transmises de génération en génération.

Symbolisme de Croissance et de Renouveau

La croissance du figuier, depuis une petite graine jusqu'à un arbre majestueux, est souvent interprétée comme un symbole de renouveau et de développement personnel. Les figuiers reflètent les cycles naturels de la vie et du renouvellement, inspirant les individus à embrasser le changement et la croissance.

Pratiques Médicinales et Magiques

Les figuiers sont parfois utilisés dans la médecine traditionnelle africaine pour leurs propriétés médicinales. Les feuilles, les fruits et les écorces sont utilisés dans la préparation de remèdes pour diverses affections. Les figuiers peuvent également jouer un rôle dans les pratiques magiques, favorisant la guérison, la protection et la communication avec les esprits.

Figuiers et Proverbes

Les figuiers sont souvent mentionnés dans les proverbes et les expressions africaines, portant des enseignements sur la patience, la croissance et la sagesse. Ces proverbes reflètent l'importance culturelle et spirituelle des figuiers dans la vie quotidienne.

Art et Artisanat

Les figuiers ont également inspiré l'art et l'artisanat africains, avec des sculptures, des tissages et des objets d'art souvent ornés de motifs de figuiers. Ces œuvres d'art témoignent de l'intégration des figuiers dans la créativité et l'expression culturelle.

Les figuiers sont plus qu'une simple partie du paysage africain. Ils sont les gardiens de la tradition, les sanctuaires spirituels et les symboles de la connexion avec la terre et les ancêtres. Profondément enracinés dans la culture africaine traditionnelle, les figuiers continuent de servir de liens entre le passé et le présent, offrant un rappel vivant de l'importance de l'héritage culturel et spirituel.

Chapitre 78 : Purification et Transcendance : La Figue dans les Rituels de Purification

Depuis l'aube de l'humanité, les figuiers ont été vénérés pour leurs propriétés nutritionnelles et médicinales, mais aussi pour leur potentiel spirituel. Dans de nombreuses cultures à travers le monde, les figuiers ont été intégrés dans des rituels de purification, symbolisant la quête de la purification physique, mentale et spirituelle. Nous plongerons dans les profondeurs des rituels de purification liés aux figuiers, explorant leur symbolisme et leur pouvoir de transformation.

Le Symbolisme de la Purification

Les figuiers, avec leur cycle naturel de croissance et de renouveau, ont souvent été perçus comme des symboles de transformation et de régénération. Cette symbolique intrinsèque s'harmonise parfaitement avec l'idée de purification, qui vise à se débarrasser des impuretés pour permettre une nouvelle croissance spirituelle.

Purification du Corps et de l'Esprit

Dans de nombreuses cultures, les figuiers sont utilisés pour faciliter la purification du corps et de l'esprit. Les figues, riches en fibres et en antioxydants, sont considérées comme des aliments purifiants, aidant à éliminer les toxines du corps. De plus, les figuiers servent souvent de lieux de méditation et de recueillement, permettant aux individus de purifier leurs pensées et leurs émotions.

Purification des Lieux Sacrés

Les figuiers sont également associés à la purification des lieux sacrés. Leur présence majestueuse et apaisante est censée équilibrer les énergies et purifier l'environnement spirituel. Certains rituels incluent la pratique de méditation ou de prière sous un figuier pour se reconnecter avec les énergies divines et se libérer des énergies négatives.

Purification des Énergies Négatives

Les figuiers sont parfois utilisés dans des rituels visant à éloigner les énergies négatives ou à se protéger contre les influences malveillantes. Les figuiers sont considérés comme des gardiens protecteurs, aidant à repousser les forces néfastes et à créer un espace de purification et de sécurité.

Rituels de Transcendance

Les figuiers, avec leur capacité à pousser et à prospérer dans des conditions variées, sont souvent vénérés pour leur résilience. Dans certains rituels de purification, les figuiers sont utilisés pour symboliser la capacité de l'individu à transcender les défis et à se libérer des entraves du passé.

Méditation et Purification Intérieure

Les figuiers sont également associés à la méditation et à la recherche de la purification intérieure. Méditer sous un figuier est censé faciliter la concentration et la paix intérieure, permettant ainsi à l'individu de se débarrasser des pensées négatives et de se connecter avec son moi le plus profond.

Dans les rituels de purification, les figuiers agissent comme des guides vers la transcendance et la régénération. Leur présence calme et protectrice inspire les individus à se débarrasser des fardeaux émotionnels, à se libérer des toxines du corps et de l'esprit, et à rechercher la pureté et l'élévation spirituelle. Les figuiers deviennent des sanctuaires de transformation, offrant un rappel constant du pouvoir de l'introspection et de la purification pour réaliser une croissance holistique.

Chapitre 79 :

Entre Terre et Ciel : Les Figuiers dans l'Architecture Sacrée

L'architecture sacrée, un art qui marie la création humaine et le divin, a souvent intégré les éléments naturels pour exprimer la connexion entre le terrestre et le spirituel. Parmi ces éléments, les figuiers se dressent avec majesté, apportant une symbolique profonde à ces lieux de dévotion.

L'Alliance entre Nature et Spiritualité

Les figuiers, avec leur capacité à relier le ciel et la terre par leurs branches et leurs racines, incarnent l'alliance intime entre la nature et la spiritualité. Dans l'architecture sacrée, les figuiers sont souvent intégrés pour symboliser cette connexion, créant des espaces où les fidèles peuvent ressentir la présence divine à travers la nature.

Figuiers comme Symboles de Refuge

La large envergure des figuiers, leurs feuilles touffues et leurs branches étendues ont souvent inspiré l'idée de refuge et de protection. Dans les lieux de culte, les figuiers sont parfois plantés pour créer des espaces ombragés où les fidèles peuvent trouver un abri spirituel et se sentir en communion avec les énergies divines.

Symboles de Croissance Spirituelle

La croissance des figuiers, depuis la petite graine jusqu'à l'arbre majestueux, peut être interprétée comme un symbole de croissance spirituelle. Les lieux de culte ornés de figuiers rappellent aux fidèles la nécessité de cultiver leur propre spiritualité et de progresser sur leur chemin intérieur.

Rituels et Célébrations sous les Figuiers

Les figuiers ont souvent été des témoins silencieux de rituels et de cérémonies religieuses. Les espaces sacrés entourés de figuiers offrent un cadre naturel pour les pratiques de méditation, de prière et de célébration. Les figuiers deviennent alors des témoins et des participants invisibles à la quête spirituelle des individus.

Rencontres Divines sous les Figuiers

Dans de nombreuses traditions religieuses, les figuiers sont mentionnés comme des endroits de rencontres divines. Des récits bibliques à des mythes anciens, les figuiers ont été témoins de moments de révélation et d'échanges entre les êtres humains et le divin.

L'Énergie de l'Arbre Sacré

Les figuiers, souvent considérés comme des arbres sacrés dans certaines cultures, sont censés être imprégnés d'une énergie spéciale. Leur présence est censée favoriser la connexion entre les fidèles et le divin, ainsi qu'entre les êtres humains et la nature.

Équilibre et Harmonie Architecturale

Les figuiers, avec leur forme harmonieuse et leur présence apaisante, ajoutent une dimension d'équilibre et d'harmonie à l'architecture sacrée. Ils créent un contraste harmonieux entre le dur et le doux, le solide et le vivant.

Les figuiers, avec leur symbolisme puissant et leur présence imposante, ont trouvé une place spéciale dans l'architecture sacrée à travers les âges et les cultures. Ils ne sont pas simplement des éléments décoratifs, mais des portails vers la spiritualité, des gardiens de la connexion entre l'homme et le divin, et des témoins éternels des quêtes spirituelles de l'humanité. Dans l'architecture sacrée, les figuiers deviennent des émissaires de la nature, facilitant la communion entre le terrestre et le céleste.

Chapitre 80 : **Quand les Saveurs Fusionnent : La Figue dans la Gastronomie Fusion Asiatique**

La gastronomie fusion est une forme d'art culinaire qui transcende les frontières culturelles pour créer des expériences gustatives uniques. Dans le contexte asiatique, où la diversité culinaire est riche et variée, l'intégration de la figue dans les plats fusion crée des combinaisons inattendues et délicieuses.

Rencontre de Saveurs Douces et Épicées

La figue, avec sa douceur sucrée et ses notes miellées, se marie parfaitement avec les saveurs épicées et umami de la cuisine asiatique. Dans la gastronomie fusion, les figues peuvent être utilisées pour équilibrer les plats épicés, ajoutant une touche de douceur qui adoucit les profils de saveurs.

Figues dans les Plats Salés

Dans la gastronomie fusion asiatique, les figues peuvent être incorporées dans une variété de plats salés. Par exemple, elles peuvent être ajoutées aux plats de riz, aux salades de légumes, ou aux plats de fruits de mer pour apporter une dimension sucrée et juteuse qui surprend agréablement les papilles.

Sauces et Marinades à la Figue

Les figues peuvent être transformées en délicieuses sauces et marinades pour rehausser les plats asiatiques. Leurs saveurs riches ajoutent une profondeur complexe aux sauces aigres-douces, aux marinades teriyaki et aux glaçages pour viandes.

Desserts Créatifs

Dans la gastronomie fusion asiatique, les figues se prêtent à la création de desserts innovants. Elles peuvent être utilisées pour garnir des gâteaux au matcha, des crêpes mochi ou des boules de riz gluant, ajoutant une touche sucrée et fruitée à des classiques asiatiques.

Création de Plats Uniques

L'ajout de figues à des plats traditionnels asiatiques peut créer des plats fusion uniques. Par exemple, des plats comme le canard laqué peuvent être réinventés en utilisant des figues pour apporter une nouvelle dimension à la saveur et à la texture.

Figues et Thé

Le mariage de la figue et du thé est une caractéristique intéressante de la gastronomie fusion asiatique. Les figues peuvent être infusées dans des thés chauds ou froids pour créer des boissons rafraîchissantes et parfumées qui combinent les notes sucrées de la figue avec les arômes aromatiques du thé.

Exploration de la Créativité

La gastronomie fusion asiatique est une toile vierge pour la créativité culinaire. L'intégration de la figue dans cette fusion permet aux chefs de jouer avec des combinaisons de saveurs audacieuses, tout en respectant la riche tradition culinaire asiatique.

La figue dans la gastronomie fusion asiatique incarne la rencontre entre l'ancien et le nouveau, le sucré et le salé, le familier et l'inattendu. Elle ajoute une touche de raffinement et d'originalité aux plats asiatiques bien-aimés, tout en célébrant la diversité et la créativité culinaire. Les figues, avec leur charme naturel et leur palette de saveurs, s'harmonisent parfaitement avec les délices culinaires de l'Asie, offrant une expérience gastronomique inoubliable pour les amateurs de fusion et de découvertes gustatives.

Chapitre 81 : Feuilles de Vie : L'Artisanat Traditionnel et les Feuilles de Figuier

Dans les cultures du monde entier, l'artisanat traditionnel témoigne de la créativité et du lien profond entre l'homme et la nature. Parmi les ressources naturelles utilisées pour créer des œuvres d'art uniques, les feuilles de figuier occupent une place spéciale. Ces feuilles polyvalentes, avec leurs textures délicates et leurs nuances de vert, ont été transformées en œuvres d'art fascinantes à travers les générations.

L'Origine de la Créativité

Les feuilles de figuier ont été utilisées dans l'artisanat traditionnel depuis des temps anciens. Les artisans ont découvert que ces feuilles, avec leur forme unique et leur durabilité naturelle, étaient idéales pour créer des objets à la fois fonctionnels et esthétiques.

Tissage et Tressage

Les feuilles de figuier sont souvent utilisées pour tisser ou tresser des paniers, des nattes et des tapis. Leurs fibres flexibles sont tissées ensemble pour former des motifs complexes, créant des œuvres d'art utilitaires qui reflètent la culture et l'esthétique locales.

Art de la Vannerie

La vannerie est l'un des domaines les plus populaires de l'artisanat utilisant les feuilles de figuier. Des sacs aux chapeaux en passant par les corbeilles, les artisans transforment habilement les feuilles en objets fonctionnels et élégants.

Peinture Naturelle

Certaines cultures utilisent les feuilles de figuier comme toile pour la peinture. Les artisans peignent des motifs et des scènes de la vie quotidienne sur les feuilles séchées, créant ainsi des œuvres d'art uniques et éphémères.

Sculptures et Ornementations

Les feuilles de figuier sont également utilisées pour créer des sculptures et des ornementations. Les artisans façonnent les feuilles en formes variées, les combinent avec d'autres matériaux naturels ou les peignent pour créer des décorations inspirées par la nature.

Artisanat Religieux et Spirituel

Dans certaines cultures, les feuilles de figuier sont utilisées pour créer des objets religieux et spirituels, tels que des offrandes, des icônes ou des objets de dévotion. Ces créations captent la spiritualité et l'esthétique de la culture.

Durabilité et Héritage Culturel

L'utilisation des feuilles de figuier dans l'artisanat traditionnel n'est pas seulement esthétiquement attrayante, mais elle contribue également à la durabilité. En utilisant des matériaux naturels et renouvelables, les artisans préservent l'environnement tout en perpétuant des pratiques artisanales anciennes.

Transmission du Savoir

L'artisanat traditionnel implique souvent la transmission du savoir d'une génération à l'autre. Les techniques de tissage, de tressage et de sculpture des feuilles de figuier sont transmises de père en fils, préservant ainsi un patrimoine culturel riche.

L'utilisation des feuilles de figuier dans l'artisanat traditionnel est une ode à la créativité humaine et à la beauté naturelle. Ces feuilles, souvent négligées dans le tumulte moderne, offrent aux artisans la possibilité de créer des œuvres d'art uniques et intemporelles. En perpétuant ces traditions, les artisans honorent la nature et préservent leur culture tout en créant des objets qui transcendent le temps et l'espace.

Chapitre 82 : L'Évolution Élégante : Les Figuiers dans les Jardins Botaniques Contemporains

Les jardins botaniques contemporains sont des sanctuaires vivants où la nature et l'art se rejoignent pour créer des écosystèmes diversifiés et des paysages enchanteurs. Parmi les trésors végétaux qui ornent ces havres de verdure, les figuiers se distinguent par leur beauté, leur symbolisme historique et leur contribution à l'éducation environnementale. Voyons l'importance des figuiers dans les jardins botaniques contemporains, et comment ils enrichissent l'expérience des visiteurs tout en promouvant la conservation et la connexion avec la nature.

Écologie et Diversité

Les figuiers, avec leurs multiples espèces et variétés, contribuent à la diversité biologique des jardins botaniques contemporains. Des figuiers tropicaux aux variétés résistantes au froid, ces arbres polyvalents s'adaptent à différents climats et régions, créant ainsi un environnement riche et écologiquement équilibré.

Attractions Esthétiques

La silhouette majestueuse des figuiers, avec leurs larges feuilles et leurs branches élégantes, confère aux jardins botaniques une esthétique qui attire l'œil et apaise l'esprit. Ils servent souvent de points focaux dans les aménagements paysagers, ajoutant une dimension visuelle qui charme les visiteurs.

Éducation Environnementale

Les figuiers offrent des opportunités précieuses pour l'éducation environnementale. Les jardins botaniques utilisent souvent les figuiers pour illustrer des concepts tels que la symbiose, la pollinisation, la diversité végétale et les adaptations écologiques. Ils sensibilisent les visiteurs aux interactions complexes entre les plantes et leur environnement.

Histoire et Culture

Les figuiers portent une signification historique et culturelle profonde dans de nombreuses sociétés. Les jardins botaniques contemporains peuvent utiliser ces arbres pour raconter des histoires culturelles, expliquer leur utilisation dans la médecine traditionnelle, et célébrer leur place dans l'imaginaire collectif.

Conservation et Préservation

Les jardins botaniques contemporains jouent un rôle crucial dans la conservation des espèces végétales menacées. Les figuiers, certains étant vulnérables en raison du changement climatique et de la perte d'habitat, trouvent refuge dans ces jardins. Les efforts de préservation permettent de maintenir ces espèces pour les générations futures.

Interaction et Méditation

Les figuiers, avec leur ombrage apaisant, offrent des lieux idéaux pour l'interaction humaine avec la nature. Les visiteurs peuvent se reposer sous leurs branches, méditer ou simplement profiter de l'atmosphère sereine qu'ils créent.

Recherche Scientifique

Les jardins botaniques contemporains servent également de centres de recherche. Les figuiers sont des sujets d'étude pour comprendre leur croissance, leur reproduction, leur résistance aux maladies et leur rôle dans les écosystèmes.

Innovation dans le Design

Les figuiers inspirent également des approches innovantes dans la conception de jardins botaniques contemporains. Leur incorporation dans des structures verticales, des jardins suspendus ou des concepts paysagers expérimentaux ajoute une touche d'originalité à ces espaces.

Les figuiers, avec leur charme intemporel et leur richesse écologique, sont des acteurs clés dans les jardins botaniques contemporains. En mêlant esthétique, éducation, préservation et connexion avec la nature, ils enrichissent les expériences des visiteurs et inspirent un engagement renouvelé envers la protection de notre monde naturel. Dans ces havres de beauté et de connaissances, les figuiers témoignent de l'évolution élégante et de la continuité harmonieuse entre l'homme et la nature.

Chapitre 83 : La Beauté de la Nature : La Figue et les Cosmétiques à Base de Plantes

Dans notre quête de soins de la peau et de produits de beauté efficaces, les cosmétiques à base de plantes ont gagné en popularité pour leurs propriétés naturelles et bienfaisantes. Parmi les joyaux botaniques utilisés dans ces formulations, la figue se distingue par ses bienfaits nourrissants et régénérants pour la peau. Observons le mariage harmonieux entre la figue et les cosmétiques à base de plantes, révélant comment cette collaboration naturelle procure une expérience de beauté holistique et respectueuse de la nature.

Richesse en Nutriments Naturels

La figue, gorgée de vitamines, d'antioxydants et de minéraux, est une source précieuse de nutriments pour la peau. Les cosmétiques à base de figue captent cette richesse naturelle, offrant une alimentation essentielle pour une peau radieuse et éclatante.

Hydratation Profonde

La figue est également réputée pour sa haute teneur en eau. Les cosmétiques à base de figue fournissent une hydratation profonde à la peau, aidant à maintenir l'équilibre hydrique et à prévenir la déshydratation.

Antioxydants pour la Protection

Les antioxydants contenus dans la figue, tels que les polyphénols, aident à protéger la peau contre les dommages causés par les radicaux libres et l'exposition environnementale. Les cosmétiques à base de figue agissent comme une barrière naturelle pour préserver la santé et la jeunesse de la peau.

Régénération Cellulaire

Les enzymes naturelles de la figue favorisent la régénération cellulaire, ce qui en fait un allié précieux dans les produits anti-âge. Les cosmétiques à base de figue aident à réduire l'apparence des rides et à encourager la peau à se renouveler.

Apaisement Cutané

Les propriétés anti-inflammatoires de la figue apaisent les peaux sensibles ou irritées. Les produits à base de figue aident à calmer les rougeurs et à restaurer l'équilibre naturel de la peau.

Harmonie avec la Nature

Les cosmétiques à base de figue incarnent une approche respectueuse de la nature. En utilisant les bienfaits de cette plante, les fabricants de cosmétiques éliminent souvent le besoin de produits chimiques agressifs, favorisant ainsi une beauté durable et en harmonie avec l'environnement.

Expérience Sensorielle

Les cosmétiques à base de figue offrent une expérience sensorielle unique. Les textures crémeuses, les arômes subtils et les bienfaits apaisants créent une expérience de soin riche et indulgente.

Engagement Éthique

En choisissant des cosmétiques à base de figue, les consommateurs soutiennent souvent des pratiques éthiques de production et de sourcing. Cela renforce la chaîne d'approvisionnement durable et contribue à la préservation de l'environnement.

La figue, avec sa gamme de bienfaits naturels pour la peau, est devenue un ingrédient précieux dans l'industrie des cosmétiques à base de plantes. En capturant la puissance de la nature dans des formulations respectueuses de l'environnement, les cosmétiques à base de figue offrent une voie vers une beauté radieuse et nourrie de l'intérieur. Ils soulignent l'importance croissante de revenir aux racines de la nature pour une beauté épanouissante et holistique.

Chapitre 84 : Harmonie Méditerranéenne : Les Figues dans la Cuisine Moderne

La cuisine méditerranéenne moderne est une célébration de la fraîcheur, de la simplicité et des saveurs authentiques. Au cœur de cette tradition culinaire se trouve l'utilisation judicieuse d'ingrédients locaux et saisonniers. Parmi ces ingrédients, les figues brillent comme une gemme culinaire, apportant une touche sucrée et luxuriante aux plats méditerranéens. Montrons comment les figues sont intégrées à la cuisine méditerranéenne moderne, ajoutant une dimension délicieuse et inattendue à cette tradition culinaire bien-aimée.

Saison et Authenticité

La cuisine méditerranéenne moderne célèbre la fraîcheur des ingrédients de saison. Les figues, lorsqu'elles sont en saison, apportent une note sucrée et juteuse aux plats, créant ainsi une expérience culinaire authentique et fidèle aux cycles naturels.

Entrées Élégantes

Les figues sont souvent utilisées pour créer des entrées élégantes et sophistiquées. Par exemple, elles peuvent être associées à des fromages locaux, du prosciutto ou des noix pour créer des assiettes appétissantes qui éveillent les papilles.

Salades Fraîches

Les figues ajoutent une touche sucrée aux salades, équilibrant les saveurs fraîches des légumes. Elles peuvent être mariées à des ingrédients tels que les épinards, les agrumes, les noix et les fromages de chèvre pour créer des salades colorées et savoureuses.

Plats Principaux Inventifs

Dans la cuisine méditerranéenne moderne, les figues peuvent être utilisées pour créer des plats principaux inventifs. Par exemple, elles peuvent être ajoutées aux sauces pour les viandes, aux plats de poisson ou aux tajines pour ajouter une touche de douceur complexe.

Pizzas et Pains

Les figues apportent une dimension unique aux pizzas et aux pains plats méditerranéens. Elles peuvent être utilisées comme garniture avec du fromage, des légumes grillés et des herbes aromatiques, créant ainsi des combinaisons de saveurs surprenantes et délicieuses.

Desserts Gourmands

Les figues trouvent leur apogée dans les desserts méditerranéens modernes. Elles peuvent être transformées en confitures, en gâteaux, en tartes et en pâtisseries pour ajouter une douceur naturelle et un parfum envoûtant.

Art de la Présentation

Dans la cuisine méditerranéenne moderne, la présentation est tout aussi importante que les saveurs elles-mêmes. Les figues, avec leur esthétique attrayante, ajoutent une touche artistique aux plats, élevant l'expérience culinaire.

Réinvention Créative

Les chefs modernes ne se limitent pas aux recettes traditionnelles. Ils réinventent souvent les classiques en incorporant des ingrédients contemporains, tels que les figues, pour créer des plats qui honorent la tradition tout en capturant l'esprit de l'innovation.

Résonance Culturelle

L'histoire des figues dans la culture méditerranéenne ajoute une résonance profonde à ces plats modernes. Les figues, étroitement liées à l'identité culturelle de la région, ajoutent une dimension culturelle et émotionnelle aux repas.

Les figues, symboles de la Méditerranée, se fondent harmonieusement dans la cuisine moderne de la région. En apportant une douceur naturelle et des saveurs riches, elles élargissent la palette culinaire tout en célébrant les traditions gastronomiques du passé. Dans la cuisine méditerranéenne moderne, les figues incarnent la continuité de l'histoire culinaire tout en insufflant une touche de modernité délectable.

Chapitre 85 : La Sagesse Sucrée : La Figuier dans les Enseignements Spirituels Anciens

Depuis des millénaires, les enseignements spirituels anciens ont trouvé dans la nature des symboles profonds et des métaphores pour transmettre des leçons intemporelles. Parmi les éléments naturels qui ont capturé l'attention des penseurs et des maîtres spirituels, le figuier se distingue par sa symbolique riche et son rôle dans l'expression des enseignements spirituels. Dans ce chapitre, nous explorerons comment le figuier a été intégré dans les enseignements spirituels anciens, offrant des leçons de croissance, de sagesse et de connexion spirituelle.

Le Figuier comme Métaphore de Croissance Spirituelle

Le figuier, avec son processus de croissance progressif, a été utilisé comme une métaphore de l'évolution spirituelle. Les enseignements anciens comparent souvent la croissance des figues à la maturation de l'âme humaine, soulignant que la compréhension spirituelle se développe lentement et s'épanouit avec le temps.

Les Feuilles du Figuier : Symbole de Protection et de Connaissance

Dans certaines traditions, les feuilles du figuier sont considérées comme un symbole de protection et de connaissance. L'histoire biblique d'Adam et Ève, qui se sont couverts de feuilles de figuier après avoir pris conscience de leur nudité, est interprétée comme une quête de sagesse et de discernement spirituel.

La Similitude entre le Figuier et l'Être Humain

Les enseignements spirituels anciens ont souvent souligné la similitude entre le figuier et l'être humain. Comme le figuier produit des fruits doux, les individus sont encouragés à cultiver des qualités intérieures douces, telles que la bienveillance, la compassion et l'amour.

La Résilience du Figuier face à l'Adversité

Le figuier, connu pour sa résilience dans des environnements difficiles, a inspiré des enseignements sur la persévérance face aux défis spirituels. Les maîtres spirituels ont utilisé le figuier pour rappeler aux disciples l'importance de rester forts et engagés malgré les obstacles.

La Métaphore de la Récolte Spirituelle

La récolte des figues, saison après saison, est souvent utilisée comme une métaphore de la récolte spirituelle. Les enseignements anciens comparent la récolte des fruits à la récolte des qualités vertueuses et des connaissances spirituelles accumulées au fil du temps.

Le Figuier comme Symbole de Connexion Cosmique

Dans certaines traditions spirituelles, le figuier est considéré comme un symbole de la connexion entre le cosmos et l'âme individuelle. Les branches du figuier, qui s'étendent largement, sont interprétées comme un rappel que l'âme est interconnectée avec l'univers.

L'Importance du Moment Présent

Les figues, mûrissant rapidement, symbolisent souvent l'importance du moment présent. Les enseignements spirituels anciens rappellent que la sagesse et la compréhension viennent de la pleine immersion dans le moment actuel, tout comme la dégustation d'une figue sucrée est une expérience qui se savoure pleinement.

Le figuier, avec sa symbolique complexe et ses attributs naturels, a trouvé sa place dans les enseignements spirituels anciens en tant que source d'inspiration et de réflexion. À travers des métaphores visuelles et des leçons pratiques, le figuier a été un moyen puissant de transmettre des vérités spirituelles profondes. En se connectant à la croissance, à la résilience et à la douceur du figuier, les enseignements spirituels anciens nous invitent à méditer sur notre propre chemin spirituel et à trouver la sagesse dans la beauté de la nature qui nous entoure.

Chapitre 86 : Gardiens de la Terre : Les Figuiers et la Préservation des Sols

Dans le tissu complexe de l'écosystème terrestre, les sols jouent un rôle vital en fournissant un support nutritif pour la végétation et en abritant une biodiversité essentielle. Parmi les acteurs qui contribuent à la préservation de ces sols précieux, les figuiers se distinguent par leurs interactions symbiotiques et leurs capacités à maintenir la santé des sols. Examinons comment les figuiers deviennent de véritables gardiens de la terre en préservant les sols et en soutenant l'équilibre écologique.

Les Figuiers et l'Érosion des Sols

L'une des contributions majeures des figuiers à la préservation des sols est leur capacité à réduire l'érosion. Les systèmes racinaires des figuiers sont connus pour leur profondeur et leur étendue, ce qui renforce la stabilité du sol et prévient l'érosion causée par les vents forts et les pluies torrentielles.

La Formation d'un Microclimat Bénéfique

Les figuiers ont la capacité de créer un microclimat favorable autour d'eux. Leurs feuilles fournissent de l'ombre et ralentissent l'évaporation, créant ainsi des conditions plus humides dans le sol. Cela contribue à maintenir l'humidité du sol, ce qui est essentiel pour sa fertilité et sa capacité à soutenir la croissance végétale.

Enrichissement du Sol

Les figuiers ont la capacité de fixer l'azote atmosphérique dans le sol grâce à des associations symbiotiques avec des bactéries fixatrices d'azote. Cette fixation d'azote enrichit le sol en éléments nutritifs essentiels, favorisant ainsi la croissance saine des plantes voisines.

Création d'un Habitat Propice

Les figuiers, avec leurs systèmes racinaires complexes et leurs feuillages luxuriants, créent des environnements propices à la vie souterraine. Les micro-organismes, les insectes et les petits animaux trouvent refuge dans le sol fertile sous les figuiers, contribuant ainsi à la santé globale de l'écosystème.

Amélioration de la Qualité du Sol

Les feuilles qui tombent des figuiers et les fruits en décomposition contribuent à la formation d'une litière organique riche. Cette matière organique se décompose au fil du temps, améliorant la structure du sol, sa capacité à retenir l'eau et ses propriétés nutritives.

Interactions Écologiques Bénéfiques

Les figuiers établissent souvent des relations symbiotiques avec d'autres plantes et arbres. Ces associations favorisent la biodiversité en créant des habitats variés et en stimulant les interactions écologiques qui bénéficient à l'ensemble de l'écosystème.

L'Inspiration de la Coexistence Harmonieuse

Les figuiers, avec leur capacité à améliorer les sols et à favoriser un équilibre écologique, offrent une inspiration pour la coexistence harmonieuse entre l'homme et la nature. Ils rappellent que la préservation des sols est une tâche collective et essentielle pour assurer la santé de la planète.

Les figuiers, avec leurs contributions significatives à la préservation des sols, incarnent le rôle vital que les arbres jouent dans le maintien de l'équilibre écologique. En réduisant l'érosion, en enrichissant le sol et en créant des microclimats bénéfiques, les figuiers deviennent des gardiens de la terre, contribuant à la pérennité des écosystèmes et à la santé de notre environnement. Ils rappellent que chaque être vivant a un rôle crucial à jouer dans la préservation de la terre qui nous abrite et dans la protection des sols qui soutiennent la vie.

Chapitre 87 : Savoureux Héritage : La Figue dans les Traditions Culinaires d'Amérique Latine

L'Amérique latine est une mosaïque vibrante de cultures, de traditions et de saveurs. Au cœur de ses cuisines riches et diversifiées, la figue se présente comme un ingrédient emblématique qui relie le passé et le présent à travers ses utilisations culinaires variées. Plongeons dans les traditions culinaires d'Amérique latine et découvrirons comment la figue s'est insérée avec grâce et délice dans les recettes traditionnelles et contemporaines de la région.

Racines Historiques

Les figuiers étaient déjà présents en Amérique latine bien avant l'arrivée des Européens, ce qui a conduit à l'intégration harmonieuse de ce fruit dans les cuisines autochtones. Les cultures précolombiennes ont trouvé dans les figues une source de nutrition précieuse et ont exploré des façons novatrices de les incorporer dans leur alimentation.

Plat Principal et Accompagnement

Dans certaines régions, les figues ont été utilisées comme ingrédient principal dans des plats salés. Par exemple, les figues farcies avec de la viande hachée, des légumes et des épices sont une délicatesse dans certaines cuisines latino-américaines, offrant un équilibre unique entre la douceur et la saveur salée.

Sauces et Marinades

Les figues ont également trouvé leur place dans la création de sauces et de marinades. Leur saveur sucrée et acidulée apporte une complexité à ces préparations, transformant les plats de viande et de poisson en expériences gustatives sensationnelles.

Pâtisseries Traditionnelles

Dans de nombreux pays d'Amérique latine, les figues sont transformées en confitures, en pâtes de fruits et en desserts traditionnels. Ces douceurs sont souvent préparées lors d'occasions spéciales et célèbrent l'abondance de la récolte.

Influence Européenne

L'influence espagnole et portugaise en Amérique latine a également introduit l'utilisation des figues dans les pâtisseries et les desserts. Les figues séchées sont fréquemment utilisées pour ajouter une douceur naturelle aux gâteaux, aux biscuits et aux tartes.

Modernité et Innovation

La figue continue de jouer un rôle central dans les cuisines modernes d'Amérique latine. Les chefs contemporains explorent de nouvelles combinaisons de saveurs en intégrant les figues dans des plats fusion et créatifs qui marient traditions ancestrales et influences contemporaines.

Un Symbole de Convivialité

En Amérique latine, la cuisine est bien plus qu'une simple nécessité, c'est une expression de convivialité et de partage. Les figues, avec leur nature gourmande et leur goût délicieux, sont souvent associées à ces moments de partage autour de la table.

L'Évolution de la Cuisine

La présence des figues dans les traditions culinaires d'Amérique latine témoigne de l'évolution de la cuisine au fil des siècles. Ce fruit polyvalent a été témoin de changements culinaires tout en préservant les racines et la richesse des saveurs traditionnelles.

Dans les traditions culinaires d'Amérique latine, la figue brille comme un joyau gastronomique, porteur d'histoire et de goûts exquis. Son rôle dans les plats salés, les pâtisseries, les confitures et les desserts témoigne de sa polyvalence et de son adaptabilité. La figue continue de lier le passé au présent, reliant les cultures et les générations autour de l'amour partagé pour la cuisine et la convivialité.

Chapitre 88 : **L'Équilibre Holistique : La Figue dans les Pratiques de Médecine Ayurvédique**

L'Ayurveda, une ancienne science de la santé originaire de l'Inde, considère la nutrition comme un pilier fondamental du bien-être. Parmi les nombreux ingrédients qui enrichissent les pratiques ayurvédiques, la figue se distingue par ses propriétés médicinales et ses contributions à l'équilibre holistique du corps et de l'esprit. Examinons comment la figue a trouvé sa place précieuse dans l'arsenal de la médecine ayurvédique, en offrant une perspective unique sur la santé et le bien-être.

Rôle dans les Doshas

L'Ayurveda identifie trois doshas, ou forces biologiques, qui influencent la santé et le tempérament d'une personne : Vata, Pitta et Kapha. La figue, avec sa nature sucrée et rafraîchissante, est souvent recommandée pour équilibrer les doshas Pitta et Vata en apaisant le feu intérieur et en favorisant la détente.

Digestion et Absorption

Les figues sont considérées comme des aliments qui soutiennent la digestion. Leur combinaison de fibres solubles et insolubles favorise un transit intestinal régulier, aidant ainsi à éliminer les toxines et à maintenir l'équilibre digestif.

Propriétés Antioxydantes

Les figues sont riches en antioxydants, tels que les polyphénols et les flavonoïdes, qui neutralisent les radicaux libres dans le corps. Ces propriétés antioxydantes contribuent à renforcer le système immunitaire et à prévenir les dommages cellulaires.

Renforcement du Système Immunitaire

La figue est une source de vitamines et de minéraux essentiels, notamment la vitamine C, le potassium et le calcium, qui renforcent le système immunitaire et soutiennent la santé osseuse.

Équilibre des Fluides

Les figues fraîches et séchées sont riches en fibres et en potassium, ce qui aide à maintenir l'équilibre des fluides corporels. Cette équilibration des fluides contribue à prévenir les gonflements et à maintenir une hydratation adéquate.

Utilisation dans les Tisanes et les Infusions

Les figues peuvent être utilisées pour préparer des tisanes et des infusions aux propriétés apaisantes. Elles sont souvent combinées avec d'autres ingrédients ayurvédiques tels que les épices pour créer des boissons qui nourrissent et réconfortent.

Harmonisation de l'Esprit

L'Ayurveda reconnaît l'interconnexion entre le corps, l'esprit et l'âme. Les figues, en apportant un soutien nutritionnel et énergétique, jouent un rôle dans l'harmonisation de ces aspects de l'être, favorisant une sensation de bien-être global.

Respect de la Saison et de l'Individu

Une caractéristique clé de l'Ayurveda est le respect des saisons et des besoins individuels. Les figues, étant saisonnières et adaptées aux températures chaudes, sont intégrées dans les régimes alimentaires ayurvédiques en fonction des conditions climatiques et des prédispositions individuelles.

La figue, enracinée dans la terre fertile de la médecine ayurvédique, incarne les principes holistiques de cette tradition ancienne. En tant qu'ingrédient qui soutient la digestion, renforce le système immunitaire et équilibre les doshas, la figue témoigne de la profondeur de la sagesse ayurvédique. Son intégration dans les régimes alimentaires et les pratiques de bien-être reflète l'approche globale de l'Ayurveda envers la santé, visant à équilibrer le corps, l'esprit et l'âme pour une vitalité et une harmonie durables.

Chapitre 89 : Entre les Mondes : Les Figuiers dans les Mythes Nordiques et Celtiques

Les mythes et légendes des peuples nordiques et celtiques sont tissés de connexions profondes entre la nature et le divin. Parmi les éléments naturels qui jouent un rôle significatif dans ces récits, les figuiers se dressent comme des arbres de symbolisme et de mystère. Dans ce chapitre, nous plongerons dans les mythes nordiques et celtiques pour découvrir comment les figuiers ont été intégrés dans ces récits épiques et comment ils incarnent des concepts tels que la spiritualité, la protection et le passage entre les mondes.

L'Arbre Monde Yggdrasil dans la Mythologie Nordique

Dans la mythologie nordique, l'arbre monde Yggdrasil est un chêne monumental qui relie les neuf mondes de l'univers. Bien que le figuier n'apparaisse pas directement dans cette mythologie, sa symbolique de l'arbre sacré et du lien entre les mondes trouve un écho dans la représentation de Yggdrasil, soulignant l'importance des arbres dans la cosmologie nordique.

Le Figuier de Fal dans la Mythologie Celtique

La mythologie celtique est riche en récits où les figuiers occupent une place prépondérante. Le "Figuier de Fal" est un exemple notable. Selon la légende, le figuier se trouve à Tara, un lieu sacré en Irlande. Lorsqu'un prétendant au trône se tenait sur une pierre appelée Lia Fáil, le figuier aurait poussé ou fleuri pour confirmer sa légitimité en tant que roi. Cette interaction entre le figuier et le lieu de pouvoir souligne le rôle de l'arbre comme témoin et juge divin.

Le Figuier Comme Portail Entre les Mondes

Dans les mythes celtiques, les figuiers sont parfois considérés comme des portails entre le monde des vivants et celui des esprits. Ils sont associés aux "sídhes", des collines mystiques où les fées et les esprits résident. Ces figuiers sacrés agissent comme des points de contact entre les réalités terrestres et spirituelles, symbolisant la connexion entre les mondes.

La Symbolique de Protection

Les figuiers, avec leurs racines profondes et leur envergure imposante, sont souvent perçus comme des symboles de protection dans les mythes. Les figuiers offrent leur ombre, leur abri et leur énergie à ceux qui recherchent refuge, renforçant l'idée de l'arbre en tant que gardien des âmes.

L'Alliance entre l'Homme et la Nature

Les mythes nordiques et celtiques mettent en évidence l'alliance sacrée entre l'homme et la nature. Les figuiers, en tant qu'éléments naturels sacrés, incarnent cette relation, rappelant que les êtres humains sont profondément connectés au monde naturel et à ses mystères.

Le Rôle du Figuier dans les Récits Héroïques

Les figuiers apparaissent également dans les récits héroïques de ces cultures, souvent en tant qu'éléments magiques ou symboliques. Ils peuvent représenter des défis à surmonter, des conseils divins ou des points de repère dans la quête du héros.

Les figuiers, chargés de symbolisme et de puissance mystique, s'intègrent avec grâce dans les mythes nordiques et celtiques. En tant que gardiens de portails, protecteurs et témoins des événements extraordinaires, ils incarnent la connexion intime entre l'homme et la nature dans ces traditions anciennes. Les figuiers sont des rappels vivants de l'importance de respecter et de préserver l'équilibre entre les mondes physique et spirituel, dans lesquels l'arbre devient un guide entre les mystères cachés de l'univers.

Chapitre 90 : **Éclatante Gourmandise : La Figue dans la Gastronomie Végétarienne**

La gastronomie végétarienne est une célébration de la richesse des saveurs naturelles, où les légumes, les fruits et les plantes forment la palette gustative. Parmi les joyaux culinaires végétariens, la figue brille comme un ingrédient polyvalent et délicieux. La figue a conquis les cœurs des amateurs de cuisine végétarienne en apportant une touche d'élégance et de saveur à une variété de plats.

Un Festin Visuel et Gustatif

La figue, avec sa peau veloutée et sa chair charnue, apporte une dimension visuelle à la gastronomie végétarienne. Son apparence attrayante crée un effet visuel qui attire l'œil et stimule l'appétit, renforçant ainsi l'expérience culinaire.

Amalgamation de Saveurs

La figue offre une combinaison unique de douceur naturelle et de notes légèrement acidulées. Cette juxtaposition de saveurs permet aux figues de se marier harmonieusement avec une variété d'ingrédients, des fromages aux noix en passant par les légumes verts.

Dans les Plats Salés

Les figues ajoutent une touche sucrée et décadente aux plats salés. Elles peuvent être rôties pour concentrer leurs saveurs ou servies fraîches pour un contraste rafraîchissant. Les figues se marient parfaitement avec des salades, des pizzas végétariennes et des plats de céréales.

Célébration des Fromages Végétaliens

Les figues et les fromages végétaliens forment un duo de rêve. Les figues apportent une douceur naturelle qui équilibre la richesse des fromages végétaliens, créant ainsi une symphonie de textures et de saveurs dans chaque bouchée.

Dans les Pâtes et les Risottos

Les figues se transforment en ingrédients vedettes dans les pâtes et les risottos végétariens. Elles ajoutent une dimension sucrée et délicate qui complémente la richesse des sauces et des préparations à base de riz.

Éclat dans les Desserts

Les figues sont des stars incontestées dans les desserts végétariens. Elles peuvent être utilisées pour créer des tartes, des gâteaux, des confitures et des compotes exquises qui enchantent les papilles et apportent une touche sucrée à la fin d'un repas.

L'Incorporation dans les Boissons

Les figues peuvent également être intégrées dans des boissons végétariennes. Les smoothies, les jus et les thés à base de figues apportent une douceur naturelle et une profondeur de saveur uniques.

Une Source de Nutrition

En plus de leur goût divin, les figues sont également riches en nutriments. Elles sont une excellente source de fibres, de vitamines et de minéraux essentiels, contribuant ainsi à une alimentation végétarienne équilibrée.

La figue, avec son goût envoûtant et son aptitude à transformer les plats végétariens en délices exquis, trouve une place de choix dans la gastronomie végétarienne. Elle ajoute une touche d'élégance et d'originalité aux recettes tout en apportant des nutriments essentiels. Les figues, véritables joyaux de la nature, célèbrent la créativité culinaire et enrichissent les repas végétariens d'une expérience gustative incomparable.

Chapitre 91 : **La Renaissance Écologique : Les Figuiers et la Restauration des Écosystèmes**

Dans le monde en constante évolution, la restauration des écosystèmes est devenue une priorité cruciale pour maintenir l'équilibre environnemental. Les figuiers, avec leurs propriétés uniques et leur rôle écologique, émergent comme des acteurs clés dans la préservation et la restauration des écosystèmes. Demandons nous comment les figuiers ont été impliqués dans la restauration écologique, en contribuant à la régénération des terres dégradées et à la reconstitution de la biodiversité.

Pionniers de la Restauration

Les figuiers sont souvent appelés "arbres pionniers" en raison de leur capacité à coloniser rapidement les sols dégradés. Leurs racines profondes aident à prévenir l'érosion et stabilisent les sols, créant ainsi des conditions propices à la repousse d'autres plantes et à la revitalisation des écosystèmes.

Partenaires de la Mycorhize

Les figuiers établissent des relations symbiotiques avec des champignons mycorhiziens. Ces champignons aident à améliorer la structure du sol, à faciliter la circulation des nutriments et à favoriser la croissance des plantes environnantes. Ainsi, les figuiers agissent comme des "ingénieurs écosystémiques" en créant un environnement favorable à la restauration de la biodiversité.

Attracteurs de Vie Sauvage

Les figuiers jouent également un rôle vital dans l'attraction de la faune sauvage. Leurs fruits sucrés fournissent une source de nourriture pour une variété d'animaux, tels que les oiseaux, les chauves-souris et les petits mammifères. En attirant ces créatures, les figuiers participent à la dispersion des graines et au renouvellement des écosystèmes.

Protection Contre la Désertification

Dans les régions sujettes à la désertification, les figuiers peuvent jouer un rôle crucial dans la prévention de cette menace. Leurs systèmes racinaires étendus aident à maintenir l'humidité du sol et à empêcher la propagation des terres arides, contribuant ainsi à la préservation des zones touchées par la dégradation.

Réhabilitation des Zones Urbaines

Les figuiers sont également utilisés dans la réhabilitation des zones urbaines dégradées. Leur capacité à prospérer dans des environnements difficiles en fait des candidats idéaux pour la végétalisation des espaces urbains, améliorant ainsi la qualité de l'air, fournissant de l'ombre et créant des habitats pour la vie sauvage.

Rétablissement de la Biodiversité

Les figuiers agissent comme des "phare de biodiversité", attirant une multitude d'espèces végétales et animales. En fournissant des ressources et des habitats, les figuiers contribuent à rétablir l'équilibre écologique et à favoriser la coexistence harmonieuse des êtres vivants.

Les figuiers, avec leur rôle multifonctionnel dans la restauration des écosystèmes, sont de véritables alliés dans la quête de préservation environnementale. Leur capacité à revitaliser les sols, à attirer la faune sauvage et à créer des niches écologiques en font des éléments cruciaux de la reconstitution des écosystèmes fragiles. Les figuiers illustrent de manière éloquente le potentiel de la nature pour s'auto-régénérer, offrant une lueur d'espoir dans les efforts mondiaux visant à restaurer et à préserver la beauté et la diversité de notre planète.

Chapitre 92 : L'Essence Sculptée : L'Art de la Sculpture sur Bois de Figuier

L'art de la sculpture sur bois a une longue histoire, transcendant les cultures et les époques pour donner vie à des œuvres d'une beauté intemporelle. Parmi les bois précieux utilisés pour cette forme d'expression artistique, le figuier se distingue par sa texture distinctive et son caractère unique. Dans ce chapitre, nous plongerons dans l'art de la sculpture sur bois de figuier, explorant comment ce matériau offre une toile unique pour la créativité et l'expression artistique.

L'Élégance du Matériau

Le bois de figuier, avec ses motifs tourbillonnants, ses veines organiques et ses zones contrastantes de lumière et d'obscurité, offre une palette visuelle inspirante pour les sculpteurs. Chaque pièce de bois de figuier est une œuvre d'art en soi, portant les traces de la croissance de l'arbre et du temps.

La Danse de la Nature

Les motifs naturels du bois de figuier évoquent l'aspect organique et mouvant de la nature elle-même. Les sculptures sur bois de figuier captent souvent des formes biomorphiques, reflétant la manière dont la vie prend des formes fluides et changeantes dans la nature.

Travail Artistique Méticuleux

La sculpture sur bois de figuier nécessite un mélange d'expertise technique et de créativité artistique. Les sculpteurs doivent prendre en compte les variations du grain, la dureté variable et les propriétés spécifiques du bois pour créer des œuvres qui transcendent les limites du matériau.

Une Connexion Intime avec le Matériau

Les sculpteurs sur bois de figuier développent souvent une relation intime avec le matériau. Ils écoutent les histoires que le bois leur raconte à travers ses motifs, s'adaptent aux caprices du grain et donnent naissance à des créations qui sont un hommage à l'essence de l'arbre.

Un Dialogue entre Sculpteur et Bois

La sculpture sur bois de figuier est un dialogue entre l'artiste et le matériau. Le sculpteur travaille en harmonie avec le bois, trouvant des formes qui se marient avec ses caractéristiques naturelles tout en créant quelque chose de nouveau et de magnifique.

La Valorisation de l'Imperfection

Les sculptures sur bois de figuier célèbrent souvent les imperfections et les irrégularités du matériau. Les nœuds, les fissures et les motifs inhabituels deviennent des éléments de design uniques, ajoutant du caractère et de la profondeur à l'œuvre finie.

Un Héritage Culturel et Artistique

La sculpture sur bois de figuier est souvent enracinée dans des traditions culturelles et artistiques. Dans certaines cultures, le figuier est considéré comme sacré, et les sculptures sur bois de figuier peuvent porter des significations culturelles profondes, transmettant des histoires, des croyances et des valeurs.

L'art de la sculpture sur bois de figuier transcende les frontières entre l'art et la nature, l'artiste et le matériau. Chaque œuvre résulte d'une collaboration entre le sculpteur et le bois, capturant l'essence même de l'arbre et de la créativité humaine. Les sculptures sur bois de figuier sont des témoignages de la beauté naturelle, de la maîtrise artistique et de la profonde connexion entre l'homme et la nature, créant des œuvres qui continueront d'inspirer et d'émerveiller les générations futures.

Chapitre 93 : **Entre les Mondes : La Figue dans la Littérature Fantastique Contemporaine**

La littérature fantastique contemporaine explore les recoins inexplorés de l'imaginaire humain, tissant des récits qui défient les limites de la réalité. Parmi les éléments évoqués dans ces mondes extraordinaires, la figue émerge comme un symbole riche en mystère et en symbolisme. Examinons comment la figue trouve sa place dans la littérature fantastique contemporaine, en tant qu'élément qui transcende les frontières de la réalité et ouvre des portes vers des univers enchanteurs.

Portail Magique Vers l'Inconnu

Dans la littérature fantastique, la figue est souvent utilisée comme un portail mystique vers d'autres mondes. Les protagonistes peuvent entrer dans un univers parallèle en franchissant un figuier, créant ainsi un lien entre le monde tangible et le royaume fantastique. Le figuier devient un symbole de la passerelle entre la réalité et l'extraordinaire.

La Figue Enchantée

Dans certains récits fantastiques, la figue est présentée comme un fruit enchanté, doté de pouvoirs magiques. Les personnages peuvent être transformés, guéris ou dotés de connaissances exceptionnelles en consommant des figues spéciales. Cette représentation souligne la nature mystique du fruit et son potentiel de changer le cours du destin.

Le Jardin Magique de Figuiers

Les jardins de figuiers dans la littérature fantastique deviennent souvent des havres de magie et de secrets. Ces jardins sont des lieux où le temps se plie, où des créatures extraordinaires résident, et où la réalité est façonnée par les désirs et les rêves des personnages. Les figuiers, avec leurs caractéristiques uniques, deviennent les gardiens de ces jardins enchantés.

Le Figuier Protecteur

Dans certaines histoires fantastiques, les figuiers sont présentés comme des gardiens et des protecteurs des secrets cachés. Leurs branches entrelacées et leur ombre dense créent un sanctuaire sûr pour les personnages, les aidant à échapper aux forces obscures ou à trouver refuge dans des mondes incertains.

La Symbolique de la Transformation

Les figuiers dans la littérature fantastique peuvent symboliser la transformation et l'évolution des personnages. Comme l'arbre lui-même passe par des cycles de croissance et de changement, les personnages peuvent trouver des miroirs de leur propre voyage à travers les figuiers, inspirant ainsi leur propre quête de découverte personnelle.

La Dualité de la Réalité

La figue dans la littérature fantastique incarne souvent la dualité de la réalité et de l'imaginaire. Les personnages peuvent se perdre entre les feuilles d'un figuier, voyager entre les mondes et questionner ce qui est réel et ce qui ne l'est pas, invitant ainsi les lecteurs à explorer les frontières de la perception.

La figue dans la littérature fantastique contemporaine est bien plus qu'un simple fruit. Elle devient un symbole de l'inconnu, de la magie et de la transformation, ajoutant une profondeur et une complexité aux mondes fantastiques. Les figuiers agissent comme des portails, des gardiens et des catalyseurs du merveilleux, invitant les lecteurs à traverser les limites de la réalité pour explorer les recoins fascinants de l'imaginaire.

Chapitre 94 : L'Épanouissement Urbain : Les Figuiers dans les Jardins Urbains

Au cœur des villes animées, où le béton et l'acier dominent le paysage, les jardins urbains surgissent comme des oasis de verdure, offrant un refuge à la nature au milieu de l'urbanité frénétique. Parmi les éléments qui se frayent un chemin dans ces espaces verts, les figuiers émergent en tant que symboles de connexion avec la nature et de lien entre le passé et le présent. Les figuiers s'intègrent harmonieusement dans les jardins urbains, apportant une touche de rusticité et de sérénité à l'environnement citadin.

Le Retour à la Nature en Milieu Urbain

Les figuiers, avec leurs feuilles luxuriantes et leur aspect organique, incarnent le retour à la nature au cœur de la jungle urbaine. Leur présence dans les jardins urbains offre aux habitants une occasion de se déconnecter temporairement du rythme effréné de la vie urbaine et de se reconnecter avec la tranquillité que seule la nature peut offrir.

Créateurs d'Équilibre Écologique

Les figuiers dans les jardins urbains ne sont pas seulement des éléments décoratifs, mais ils jouent également un rôle essentiel dans l'équilibre écologique. Leurs feuilles fournissent de l'ombre, contribuant ainsi à réduire l'effet d'îlot de chaleur urbain, tandis que leurs racines aident à prévenir l'érosion du sol et à maintenir sa qualité.

Lien avec le Passé Historique

Les figuiers ont une longue histoire et une signification culturelle profonde, notamment dans les régions méditerranéennes. En intégrant des figuiers dans les jardins urbains, les concepteurs et les urbanistes tissent un lien subtil avec le passé, rappelant les traditions anciennes tout en construisant un avenir durable.

Célébration de la Biodiversité

Les figuiers, en attirant une variété d'oiseaux, d'insectes et d'autres créatures, contribuent à la biodiversité des jardins urbains. Ils offrent des habitats pour la faune et créent un écosystème miniature, rappelant aux habitants de la ville la richesse de la vie naturelle.

Nourriture pour l'Âme et le Corps

La présence de figuiers dans les jardins urbains peut aussi avoir des avantages tangibles pour les habitants. Les figues mûres sont une délicieuse récompense, invitant les passants à cueillir un fruit frais du jardin et à profiter de ses bienfaits nutritifs.

La Médiation entre les Contraires

Les figuiers, avec leur beauté énigmatique, créent une harmonie entre les éléments contrastants de la nature et de la ville. Ils relient la verticalité des gratte-ciels à l'horizontalité de la terre, formant une passerelle visuelle entre l'artifice urbain et la réalité naturelle.

Les figuiers dans les jardins urbains sont bien plus que des arbres décoratifs. Ils agissent comme des ambassadeurs de la nature, offrant un espace de paix et de réflexion au milieu du tumulte urbain. Leur présence reflète notre désir inné de connexion avec le monde naturel, tout en offrant des avantages écologiques et esthétiques aux espaces citadins. En incorporant les figuiers dans les jardins urbains, nous tissons un lien vivant entre le passé, le présent et l'avenir, créant des havres de verdure qui enrichissent nos vies et rendent les villes plus durables et équilibrées.

Chapitre 95 : **La Douceur de la Nature : La Figue et les Soins de la Peau Naturels**

Au fil des siècles, les humains ont cherché à puiser dans la nature pour obtenir des solutions de beauté et de bien-être. Parmi les trésors naturels qui ont capturé l'attention des passionnés de soins de la peau, la figue émerge comme un ingrédient précieux, offrant une abondance de bienfaits pour la peau. La figue est devenue un élément clé des soins de la peau naturels, offrant une douceur bienveillante pour notre enveloppe la plus extérieure.

Une Source d'Antioxydants

Les figues regorgent d'antioxydants, ces puissantes molécules qui combattent les radicaux libres responsables du vieillissement prématuré de la peau. Les extraits de figues dans les produits de soins de la peau peuvent aider à réduire les signes de vieillissement et à maintenir une peau éclatante et jeune.

L'Hydratation en Profondeur

La figue est naturellement gorgée d'eau, ce qui en fait un hydratant naturellement efficace pour la peau. Les produits de soins de la peau à base de figues aident à hydrater en profondeur, à apaiser la peau sèche et à prévenir la perte d'hydratation, laissant une peau douce et souple.

L'Exfoliation en Douceur

Les enzymes naturelles présentes dans les figues peuvent exfolier en douceur la peau, éliminant les cellules mortes et révélant un teint plus lumineux. Les produits exfoliants à base de figues peuvent aider à affiner la texture de la peau, réduire les imperfections et favoriser le renouvellement cellulaire.

Le Traitement des Affections Cutanées

La figue est également connue pour ses propriétés anti-inflammatoires et apaisantes. Elle peut être utilisée pour calmer les irritations, soulager les rougeurs et apaiser les peaux sensibles. Les produits à base de figues peuvent aider à traiter des affections cutanées telles que l'eczéma et la dermatite.

La Luminosité Naturelle

La figue est riche en vitamines et en minéraux essentiels pour la santé de la peau. Les nutriments comme la vitamine C aident à éclaircir le teint, à réduire les taches brunes et à donner à la peau une lueur naturelle et radieuse.

Une Fusion de Nature et de Beauté

L'utilisation de la figue dans les soins de la peau s'inscrit dans la tendance croissante des consommateurs à rechercher des produits plus naturels et respectueux de l'environnement. Les produits à base de figues offrent une expérience sensorielle agréable tout en établissant un lien avec la nature et ses bienfaits.

La Durabilité Éthique

Les figues, en tant qu'ingrédients naturels, contribuent également à la durabilité et à la responsabilité environnementale. Les entreprises de soins de la peau qui intègrent des extraits de figues dans leurs produits mettent en avant des pratiques respectueuses de l'environnement et encouragent la consommation responsable.

La figue, ce fruit gorgé de douceur et de bienfaits, a trouvé sa place précieuse dans le monde des soins de la peau naturels. En incorporant la figue dans nos rituels de beauté, nous nous connectons avec la puissance de la nature pour nourrir, apaiser et embellir notre peau. Les soins de la peau à base de figues offrent une expérience holistique, une harmonie entre l'ancien savoir des bienfaits naturels et les exigences contemporaines de la beauté durable.

Chapitre 96 : **Délices Exotiques : Les Figues dans les Traditions Culinaires Asiatiques**

Les traditions culinaires asiatiques sont un véritable voyage gustatif, offrant une riche variété de saveurs, d'ingrédients et de techniques de cuisson uniques. Parmi les trésors gastronomiques de la région, les figues ont trouvé leur place en tant qu'ingrédient polyvalent et délectable. Les figues s'intègrent harmonieusement dans les traditions culinaires asiatiques, ajoutant une touche sucrée et somptueuse à des plats déjà célèbres pour leur complexité et leur diversité.

Une Fusion de Goûts et de Cultures

Les figues, bien que traditionnellement associées aux régions méditerranéennes, ont fait leur chemin dans les cuisines asiatiques pour créer des mariages de saveurs inattendus et délicieux. Elles incarnent une fusion entre les cultures, reliant les terres éloignées par le plaisir gastronomique.

L'Équilibre Subtil des Saveurs

Dans les traditions culinaires asiatiques, l'équilibre des saveurs est essentiel. Les figues, avec leur douceur naturelle, apportent une note sucrée subtile aux plats qui contraste avec les saveurs salées, épicées et aigres caractéristiques de la cuisine asiatique.

La Présence dans les Plats Salés et Sucrés

Les figues sont polyvalentes, pouvant être utilisées dans une variété de plats salés et sucrés. Elles peuvent être incorporées dans des plats de viande, des ragoûts, des salades, des plats de riz et même des soupes. De plus, elles ajoutent une touche de douceur à des desserts traditionnels tels que les pâtisseries, les gelées et les confitures.

Harmonie avec les Épices

Les figues s'associent harmonieusement aux épices et aux herbes aromatiques souvent utilisées dans la cuisine asiatique. Elles peuvent équilibrer la chaleur des piments, rehausser la saveur des currys et ajouter une touche d'élégance aux plats épicés.

Présentation Artistique

La présentation est un élément crucial dans la cuisine asiatique, et les figues offrent une esthétique attrayante aux plats. Leurs couleurs vives et leur forme distincte ajoutent une touche visuelle à l'art culinaire asiatique, créant un contraste saisissant avec d'autres ingrédients.

Célébration des Saisons

Dans certaines cuisines asiatiques, les figues sont célébrées en fonction de leur saisonnalité. Elles sont utilisées lorsqu'elles sont les plus fraîches et les plus abondantes, ajoutant une dimension saisonnière aux plats et aux festivités.

Un Nouveau Paradigme Culinaire

L'intégration des figues dans les traditions culinaires asiatiques témoigne de la créativité des chefs et des cuisiniers qui repoussent les frontières de la tradition tout en respectant les racines culturelles. Les figues ajoutent une nouvelle dimension aux plats classiques et participent à l'évolution de la cuisine asiatique moderne.

Les figues, avec leur douceur naturelle et leur polyvalence, se sont inscrites harmonieusement dans les traditions culinaires asiatiques. En intégrant cet ingrédient unique, les chefs et les cuisiniers créent une symphonie gustative qui célèbre la variété et la diversité des saveurs de l'Asie. Les figues continuent d'enrichir le répertoire culinaire de la région, ajoutant une note sucrée exquise à des plats déjà empreints d'histoire, de culture et d'innovation.

Chapitre 97 : **La Résurrection de la Terre : Les Figuiers et la Régénération des Terres Arides**

Les terres arides, dégradées par des conditions climatiques hostiles et une utilisation inappropriée, sont souvent considérées comme des zones désolées et stériles. Cependant, parmi les nombreux miracles de la nature, les figuiers émergent comme des agents de régénération capables de transformer ces paysages en détresse en havres de vie. Les figuiers jouent un rôle crucial dans la régénération des terres arides, révélant leur incroyable capacité à insuffler la vie là où elle semblait perdue.

Un Miracle Botanique

Les figuiers sont des pionniers dans les régions arides, dotés de la capacité de s'établir dans des sols pauvres et de résister à des conditions environnementales extrêmes. Leurs racines profondes et leur capacité à stocker l'eau font d'eux des candidats idéaux pour rétablir l'équilibre écologique dans les zones dégradées.

Fournisseurs d'Humidité et de Nutriments

Les figuiers, par leur processus de transpiration, libèrent de l'humidité dans l'atmosphère environnante, créant ainsi un microclimat plus humide autour d'eux. Cette humidité accrue peut favoriser la croissance d'autres plantes, contribuant ainsi à la restauration des écosystèmes.

De plus, les figuiers produisent des feuilles et des fruits riches en nutriments, qui tombent au sol et se décomposent, enrichissant ainsi le sol en matière organique et en minéraux essentiels.

Hôtes pour la Biodiversité

Les figuiers jouent également un rôle crucial en fournissant un habitat et de la nourriture pour une variété d'animaux sauvages. Les oiseaux, les insectes et les petits mammifères sont attirés par les figuiers pour se nourrir de leurs fruits, de leurs feuilles et de leurs insectes associés, contribuant ainsi à la restauration de la chaîne alimentaire locale.

Lutte contre l'Érosion et la Désertification

Dans les régions arides, l'érosion et la désertification sont des problèmes majeurs. Les figuiers, avec leurs systèmes racinaires étendus, peuvent stabiliser les sols et prévenir leur érosion. Leurs racines aident à retenir l'humidité et à protéger les sols contre les vents violents et les précipitations intenses.

Rétablissement de l'Équilibre Écologique

Lorsque les figuiers s'établissent dans des terres arides, ils créent un effet de cascade bénéfique. Leurs actions favorisent la croissance d'autres végétaux, attirant plus d'animaux et créant ainsi un écosystème qui régule naturellement les cycles écologiques.

Les figuiers se dressent comme des ambassadeurs de l'espoir dans les terres arides. Leur capacité à régénérer les sols, à créer des microclimats plus favorables et à servir de piliers pour la biodiversité illustre leur rôle vital dans la restauration des écosystèmes en détresse. En collaborant avec les figuiers, nous pouvons apprendre de la nature elle-même comment revitaliser les terres qui semblent désolées, rappelant ainsi que la vie a le pouvoir de s'épanouir même dans les conditions les plus inhospitalières.

Chapitre 98 : **Savoirs Anciens et Sagesse des Figuiers : La Figue dans les Contes de Sagesse Orientale**

Les contes de sagesse orientale se sont tissés à travers les siècles pour transmettre des leçons profondes sur la vie, la spiritualité et la nature humaine. Parmi les symboles évocateurs qui parsèment ces récits, le figuier émerge comme un élément récurrent, portant une signification riche et complexe. Dans les contes de sagesse orientale la figue occupe une place centrale, révélant les vérités universelles qu'elle incarne.

Le Figuier comme Métaphore de la Connaissance

Dans de nombreux contes orientaux, le figuier est représenté comme un arbre de connaissance et d'illumination. Ses feuilles larges et abondantes symbolisent la vaste étendue de la sagesse et de la compréhension que l'on peut acquérir dans la quête de la vérité.

La Recherche de la Sagesse Intérieure

Dans ces contes, le figuier devient un refuge pour les sages et les chercheurs spirituels qui s'isolent sous son ombre pour méditer et chercher la vérité intérieure. Le figuier représente ainsi un lieu de retraite, où l'on peut trouver la tranquillité nécessaire pour plonger profondément dans les questions existentielles.

Le Cycle de la Vie et de la Mort

Les figuiers, avec leurs cycles de croissance, de fructification et de repos, reflètent les cycles naturels de la vie et de la mort. Dans les contes orientaux, le figuier est souvent utilisé pour rappeler aux lecteurs la transitoire nature de l'existence humaine et l'importance d'embrasser chaque moment.

La Figue comme Symbole de Générosité

Les contes de sagesse orientale montrent souvent les figuiers offrant leurs fruits à tous ceux qui les recherchent. Cette générosité symbolise l'importance de partager la connaissance, la sagesse et les bénédictions avec les autres, évoquant l'idée de l'abondance spirituelle.

La Figue et la Quête de Vérité

Dans certains récits, la figue est utilisée pour illustrer la quête incessante de la vérité. Les figues, avec leurs intérieurs doux et juteux, cachent des graines minuscules, symbolisant la recherche de la profondeur cachée derrière les apparences superficielles.

La Figue comme Rappel de l'Équilibre

Les figuiers, avec leur connexion à la terre et leur recherche du soleil, illustrent l'importance de l'équilibre entre le spirituel et le matériel. Les contes mettent en évidence comment les figuiers s'épanouissent lorsqu'ils reçoivent à la fois les soins du ciel et de la terre.

À travers les contes de sagesse orientale, le figuier devient bien plus qu'un simple arbre. Il est un symbole vivant de la quête de connaissance, de la générosité, de la vérité et de l'équilibre. Ces histoires intemporelles nous rappellent que la sagesse peut être trouvée dans la nature, et que le figuier, avec sa beauté et ses mystères, nous guide vers des vérités universelles qui transcendent les frontières du temps et de la culture.

Chapitre 99 : **Les Figuiers comme Piliers de Durabilité : L'Agroforesterie au Service de l'Écosystème**

L'agroforesterie, une approche intégrée de l'utilisation des terres, relie l'agriculture à la foresterie pour créer des écosystèmes productifs et durables. Parmi les acteurs clés de cette stratégie, les figuiers se distinguent par leur capacité à favoriser la régénération des sols, à promouvoir la biodiversité et à soutenir les moyens de subsistance des communautés locales. Dans ce chapitre, nous explorerons le rôle vital des figuiers dans l'agroforesterie durable, soulignant leur potentiel à créer un équilibre harmonieux entre la production alimentaire et la préservation de l'environnement.

Établir une Coexistence Bénéfique

L'agroforesterie repose sur l'idée de l'interdépendance entre les arbres et les cultures. Les figuiers, grâce à leur capacité à pousser dans des sols marginaux et à tolérer des conditions difficiles, fournissent une structure solide pour les systèmes agroforestiers. Ils créent des microclimats favorables pour les cultures en régulant la température, l'humidité et la lumière.

Restauration des Sols et Prévention de l'Érosion

Les systèmes agroforestiers intégrant des figuiers contribuent à la régénération des sols dégradés. Les racines profondes des figuiers aident à retenir l'humidité et à prévenir l'érosion, créant ainsi des conditions propices à la croissance des cultures et à la préservation à long terme des terres agricoles.

Biodiversité et Habitats Fauniques

Les figuiers agissent comme des points de convergence pour la biodiversité. Leurs fruits, feuilles et branches attirent une variété d'animaux, tels que les oiseaux, les insectes et les petits mammifères. Cette diversité biologique contribue à l'équilibre de l'écosystème, favorisant la pollinisation, la régulation des nuisibles et le renouvellement des nutriments.

Soutien aux Moyens de Subsistance

Les figuiers dans les systèmes agroforestiers peuvent fournir une source de revenus et de nourriture pour les communautés locales. Les fruits peuvent être vendus sur les marchés, transformés en produits dérivés ou utilisés pour la consommation familiale. De plus, les figuiers fournissent de l'ombre pour le bétail et contribuent ainsi à l'élevage.

L'Éducation Environnementale

L'agroforesterie avec les figuiers offre également des opportunités pour l'éducation environnementale. Les communautés locales peuvent apprendre les pratiques durables, l'importance de la préservation de la biodiversité et l'interconnexion des éléments naturels dans leur environnement.

Les figuiers se tiennent au cœur de l'agroforesterie durable, illustrant comment une approche équilibrée entre l'agriculture et la foresterie peut créer des écosystèmes prospères. En promouvant la restauration des sols, la biodiversité, la régénération des terres et le soutien aux communautés locales, les figuiers incarnent l'essence même de l'agroforesterie. Leur présence nourrit les sols, soutient la vie sauvage et renforce les relations entre les humains et leur environnement.

Chapitre 100 : **L'Élégance en Miniature : Les Figuiers dans l'Art du Bonsaï**

L'art du bonsaï, une forme d'art millénaire originaire d'Asie, incarne la beauté et l'harmonie de la nature à travers la culture de petits arbres en pots. Parmi les espèces prisées pour cette pratique délicate, les figuiers se distinguent par leur adaptabilité, leur feuillage attrayant et leur potentiel à évoquer la grandeur de la nature dans un espace réduit. les figuiers ont conquis le monde du bonsaï, offrant un aperçu captivant de la symbiose entre l'homme et la nature à travers la création de ces miniatures vénérées.

L'Expression de la Vie en Miniature

Le bonsaï figuier est bien plus qu'une simple plante en pot. Il est une œuvre d'art qui encapsule l'esprit d'un arbre mature dans un espace réduit. Le figuier, avec ses caractéristiques distinctes et son tronc torsadé, offre une toile parfaite pour les artistes du bonsaï pour exprimer la beauté et la vitalité de la nature.

Le Temps et la Patience

La création d'un bonsaï figuier demande une patience extrême. En cultivant un jeune arbre pour qu'il ressemble à son homologue plus âgé dans la nature, les artisans du bonsaï créent une œuvre qui raconte l'histoire du temps et de la croissance.

Un Équilibre entre Précision et Naturel

L'art du bonsaï repose sur l'équilibre entre la précision technique et l'apparence naturelle. Les figuiers, avec leurs formes tortueuses et leur feuillage dense, présentent des défis uniques. Les artistes du bonsaï doivent façonner les arbres avec soin, en respectant leur croissance naturelle tout en leur conférant une esthétique élégante.

La Symbolique Spirituelle

Dans de nombreuses cultures asiatiques, les figuiers symbolisent la longévité, la prospérité et la sagesse. Les figuiers bonsaïs incarnent ces attributs, offrant un rappel constant de l'importance de la connexion avec la nature et du respect de ses cycles.

L'Apprentissage de l'Humilité

La culture des figuiers bonsaïs enseigne l'humilité. Les artistes apprennent à travailler en harmonie avec les rythmes de la nature, à écouter les arbres et à s'adapter aux besoins spécifiques de chaque spécimen. Ce processus d'apprentissage rappelle que même dans l'art, l'homme est en fin de compte en train de collaborer avec la grandeur naturelle.

Les figuiers ont gagné leur place dans l'art exquis du bonsaï en tant que symboles vivants de la beauté, de la patience et de la coexistence harmonieuse avec la nature. Les artistes du bonsaï prennent plaisir à transformer ces arbres en miniatures qui transmettent un message de respect envers la nature et de célébration de la vie. Les figuiers bonsaïs continueront de captiver et d'inspirer les générations futures grâce à leur élégance intemporelle et à leur capacité à connecter les humains à la splendeur de la nature en miniature.

Chapitre 101 : **Un Festin de Saveurs : La Figue dans les Traditions Culinaires Indiennes**

L'Inde, riche en diversité culturelle et culinaire, a toujours été un melting-pot de saveurs et de traditions. Au cœur de cette palette gustative variée, la figue se distingue comme un ingrédient précieux, tant pour son goût délicieux que pour les significations symboliques qu'elle incarne. Dans ce chapitre, nous plongeons dans les traditions culinaires indiennes où la figue occupe une place de choix, révélant comment elle tisse un fil entre la nourriture, la culture et les cœurs des Indiens.

Figue : Un Trésor de Douceur Naturelle

Les figues, avec leur chair sucrée et juteuse, ajoutent une douceur naturelle aux plats indiens. Elles sont utilisées dans une variété de préparations, des currys épicés aux desserts décadents, ajoutant une saveur subtile et une touche sucrée agréable.

Figues Séchées dans la Cuisine Indienne

Les figues séchées, également appelées anjeer, occupent une place de choix dans les desserts indiens. Elles sont souvent utilisées pour préparer des barfis (friandises à base de lait et de sucre), des halwas (gâteaux de semoule sucrés) et des laddus (sphères de sucrerie). Les figues séchées confèrent une texture moelleuse et une douceur naturelle à ces créations.

La Symbolique de la Figue

En Inde, la figue est associée à la prospérité, à la santé et à la fertilité. Elle est souvent offerte en offrande dans les temples et utilisée lors de célébrations religieuses et familiales. Cette symbolique renforce le lien entre la figue et la culture indienne, faisant de ce fruit un ingrédient chargé de sens dans les pratiques culinaires et spirituelles.

Utilisations Créatives dans la Cuisine

Les figues sont également utilisées dans des plats salés comme les chutneys et les condiments. Elles ajoutent une note sucrée-épicée aux accompagnements traditionnels, créant un équilibre de saveurs qui est caractéristique de la cuisine indienne.

L'Influence des Régions

La diversité régionale de l'Inde se reflète dans l'utilisation des figues. Dans le Cachemire, par exemple, elles sont un ingrédient clé dans la préparation de plats riches et aromatiques. Dans le Sud de l'Inde, elles peuvent être utilisées dans les plats à base de noix de coco et de riz.

La Figue comme Métaphore Culturelle

La figue, avec sa variété de préparations et de significations, devient une métaphore culturelle de l'Inde elle-même : diversifiée, complexe et imprégnée d'une richesse culturelle profonde.

Les traditions culinaires indiennes sont une célébration de la diversité des saveurs et des symboles. La figue, avec sa douceur délectable et sa symbolique puissante, tisse un fil entre la cuisine, la culture et la spiritualité. Son utilisation créative dans les plats sucrés et salés incarne la richesse de la cuisine indienne, tout en nous rappelant que la nourriture peut être bien plus qu'une simple expérience gustative – elle peut être une expression de la culture et du cœur.

Chapitre 102 : L'Art de la Culture Traditionnelle du Figuier : Méthodes Transmises de Génération en Génération

La culture du figuier a une longue histoire remontant à l'Antiquité, et les méthodes traditionnelles de culture ont été préservées et transmises de génération en génération. Ces méthodes respectent la symbiose entre l'arbre et l'environnement, tout en assurant une récolte abondante et de qualité. Les méthodes traditionnelles de culture du figuier ont persisté à travers le temps, reflétant une relation harmonieuse entre l'homme et la nature.

Sélection et Plantation des Variétés

Les méthodes traditionnelles de culture commencent par la sélection soigneuse des variétés de figuiers. Les variétés adaptées au climat local et au sol sont choisies pour garantir la réussite de la culture. Les figuiers sont généralement plantés à l'automne ou au printemps, lorsque les conditions sont favorables à leur enracinement.

Choix de l'Emplacement

L'emplacement de plantation est crucial dans la culture traditionnelle du figuier. Un endroit ensoleillé avec un sol bien drainé est préféré. Les figuiers sont souvent plantés près de murs ou de bâtiments pour profiter de la chaleur et de la protection contre les vents froids.

Soins et Taille

L'entretien des figuiers suit un rythme saisonnier. Durant les premières années, une attention particulière est portée à l'arrosage régulier pour favoriser l'enracinement. En hiver, les figuiers sont taillés pour éliminer les branches mortes et favoriser une croissance saine.

Protection Contre les Maladies et les Ravageurs

Les méthodes traditionnelles incluent également des techniques pour protéger les figuiers contre les maladies et les ravageurs. Des pratiques telles que la rotation des cultures, l'application de remèdes naturels et la plantation d'accompagnements bénéfiques sont mises en œuvre pour maintenir la santé des figuiers.

Utilisation de Fertilisants Naturels

Les agriculteurs traditionnels privilégient souvent l'utilisation de fertilisants naturels tels que le compost et le fumier pour enrichir le sol en nutriments essentiels. Cette approche respecte l'équilibre écologique et favorise la santé à long terme des figuiers.

Récolte et Consommation

La récolte des figues est un moment crucial. Les agriculteurs observent attentivement la couleur et la texture des fruits pour déterminer leur maturité. Les figues sont récoltées à la main et consommées fraîches ou transformées en produits dérivés tels que les confitures, les conserves ou les séchées.

Transmission du Savoir

Les méthodes traditionnelles de culture du figuier sont souvent transmises oralement de génération en génération. Les aînés partagent leurs connaissances et leur expérience avec les plus jeunes, assurant la pérennité de ces méthodes précieuses.

Les méthodes traditionnelles de culture du figuier sont un héritage culturel et écologique qui honore la relation entre l'homme et la nature. Ces approches respectueuses de l'environnement et adaptées au climat ont survécu au fil des siècles, témoignant de l'efficacité de l'harmonie avec laquelle l'homme peut cultiver la terre pour sa subsistance.

Chapitre 103 : **La Figue dans la Cuisine Nord-Africaine : Un Voyage Gustatif à Travers les Saveurs Traditionnelles**

La cuisine nord-africaine, riche en épices, en textures et en histoires, incarne la diversité culturelle de la région. Parmi les ingrédients précieux qui s'entremêlent pour créer des plats mémorables, la figue se distingue par son goût sucré, sa polyvalence et sa symbolique culturelle.

Figues et Traditions Culinaires

Dans les pays du Maghreb, les figues sont intégrées dans une variété de plats, de l'entrée au dessert. Leur douceur naturelle se marie parfaitement avec les saveurs audacieuses et les épices caractéristiques de la cuisine nord-africaine.

Entrées Élégantes

Les figues fraîches ou séchées, accompagnées de fromage, de noix et de miel, constituent des entrées raffinées qui équilibrent les textures et les goûts. Ces combinaisons créent des symphonies de saveurs qui éveillent les sens et préparent les palais pour le festin à venir.

Ingrédients Polyvalents

Les figues sont utilisées de manière polyvalente dans la cuisine nord-africaine. Elles peuvent être incorporées dans les tajines, ces plats mijotés emblématiques de la région, où elles apportent une douceur subtile qui contraste avec les saveurs épicées des viandes et des légumes.

Fruits des Saisons

Les figues fraîches sont souvent utilisées dans les recettes saisonnières. Lorsqu'elles sont abondantes, elles deviennent l'élément central de nombreux plats, des salades aux gâteaux, en passant par les confitures et les pâtisseries.

Figues et Célébrations

Dans de nombreuses cultures nord-africaines, les figues sont associées à des moments festifs et aux célébrations. Elles sont offertes en signe d'hospitalité et de bienvenue, symbolisant l'abondance et la générosité partagées entre amis et en famille.

Un Héritage Culturel

L'utilisation de la figue dans la cuisine nord-africaine remonte à des siècles, témoignant des échanges culturels qui ont enrichi la région au fil du temps. Elle est non seulement un ingrédient, mais aussi un témoin de l'histoire et des traditions qui ont façonné cette cuisine unique.

La figue, avec sa douceur sucrée et sa polyvalence, est un trésor culinaire qui enchante les palais à travers la cuisine nord-africaine. Elle témoigne de l'importance de la connexion entre la terre, la culture et la nourriture, tout en mettant en lumière la créativité et la passion qui animent les cuisines du Maghreb. Dans chaque bouchée de plat aux figues, les saveurs de la région s'unissent pour créer une expérience gustative captivante qui célèbre l'essence même de la cuisine nord-africaine.

Chapitre 104 : **Cultiver le Figue en Harmonie avec la Nature : Les Secrets de la Culture Biologique**

La culture biologique du figuier incarne une approche respectueuse de la terre et de ses cycles naturels. Évitant les produits chimiques et favorisant l'équilibre écologique, cette méthode traditionnelle et respectueuse de l'environnement préserve la pureté des figues tout en célébrant la relation entre l'homme et la nature.

Sélection de Variétés Adaptées

Le premier secret de la culture biologique du figuier réside dans le choix de variétés adaptées au climat et au sol. Opter pour des variétés qui prospèrent naturellement dans la région minimise la nécessité de lutte contre les maladies et les ravageurs.

Soins du Sol et Fertilisation Naturelle

La santé des figuiers commence par un sol bien nourri. Enrichir le sol avec des matières organiques comme le compost et le fumier favorise une croissance saine. Les fertilisants naturels améliorent la structure du sol, augmentent la rétention d'eau et fournissent les nutriments essentiels.

Arrosage Équilibré

L'eau est essentielle à la croissance des figuiers, mais un arrosage excessif peut entraîner des problèmes de pourriture des racines. Un arrosage équilibré, adapté aux besoins spécifiques de chaque arbre, préserve la santé des figuiers tout en préservant la précieuse ressource de l'eau.

Protection Naturelle contre les Ravageurs

La culture biologique favorise l'utilisation de méthodes naturelles pour contrôler les ravageurs. Introduire des plantes compagnes bénéfiques, comme des herbes aromatiques, peut repousser les insectes nuisibles tout en préservant un écosystème équilibré.

Taille Réfléchie et Élagage

La taille régulière des figuiers favorise une structure optimale de l'arbre, permettant une meilleure circulation de l'air et une exposition maximale à la lumière du soleil. Un élagage approprié permet également de prévenir les maladies fongiques en éliminant les parties malades.

Conservation des Ressources Locales

La culture biologique du figuier embrasse l'idée de la conservation des ressources locales. Utiliser des méthodes traditionnelles de conservation des sols, comme la plantation en terrasses ou l'utilisation de barrières végétales, contribue à préserver l'équilibre de l'écosystème.

Éducation et Transmission

La culture biologique du figuier implique souvent l'éducation des agriculteurs et des jardiniers locaux sur les méthodes respectueuses de l'environnement. Cette transmission du savoir garantit que ces méthodes précieuses sont préservées pour les générations futures.

La culture biologique du figuier est une danse harmonieuse entre l'homme et la nature, révélant les secrets intemporels d'une coexistence durable. En évitant les intrants chimiques et en mettant en avant les cycles naturels, cette approche présente un modèle de durabilité qui honore la terre et ses dons. La culture biologique du figuier n'est pas seulement une méthode agricole, mais une philosophie qui reconnaît l'importance de préserver la terre pour le bien-être des générations futures.

Chapitre 105 : **Figue et Permaculture en Milieu Urbain : Une Symphonie de Durabilité au Cœur de la Ville**

La permaculture, une approche holistique de la conception agricole durable, a trouvé une nouvelle voie dans les environnements urbains, et la figue, avec sa polyvalence et sa capacité à s'intégrer harmonieusement, joue un rôle central dans cette aventure. La culture de la figue en milieu urbain en utilisant les principes de la permaculture ouvre la voie à des possibilités fascinantes où la nature et la ville coexistent en symbiose. La figue et la permaculture se rejoignent pour créer un écosystème nourrissant et résilient au cœur des métropoles.

Intégration Verticale et Horizontale

La culture de la figue en milieu urbain met en œuvre des concepts de permaculture tels que l'intégration verticale et horizontale. Les figuiers, avec leur croissance en hauteur et en largeur, peuvent être plantés le long des murs, sur les balcons, ou même dans des jardins communautaires en toiture, maximisant ainsi l'utilisation de l'espace.

Biodiversité et Interactions Bénéfiques

La permaculture encourage la création de systèmes diversifiés qui imitent les écosystèmes naturels. Les figuiers, en tant qu'élément clé de ces systèmes, attirent une variété d'insectes et d'oiseaux bénéfiques, contribuant à la pollinisation et au contrôle des ravageurs.

Gestion des Ressources

Les principes de la permaculture mettent l'accent sur la gestion intelligente des ressources. Les figuiers, connus pour leur résistance à la sécheresse une fois établis, peuvent être nourris avec des eaux de pluie collectées ou des eaux grises recyclées, contribuant ainsi à la conservation de l'eau en milieu urbain.

Création de Microclimats Favorables

Les figuiers, avec leurs feuilles larges et leurs branches denses, créent des microclimats propices à la croissance d'autres plantes. Ces microclimats offrent de l'ombre, régulent la température et favorisent la rétention d'humidité, créant un environnement propice à la biodiversité.

Engagement Communautaire et Éducation

La culture de la figue en milieu urbain selon les principes de la permaculture renforce l'engagement communautaire et l'éducation sur la durabilité. Les jardins de figuiers peuvent devenir des points de rencontre, des espaces pédagogiques et des sources d'inspiration pour les habitants urbains.

Récolte Abondante et Circuits Courts

Les figues produisent généralement une abondance de fruits, ce qui permet de promouvoir les circuits courts en réduisant la distance entre la récolte et la consommation. Les figues fraîches peuvent être partagées avec les voisins et les surplus transformés en produits artisanaux locaux.

La figue, avec sa nature adaptable et sa croissance luxuriante, offre une opportunité passionnante pour intégrer la permaculture dans les environnements urbains. En créant des espaces nourrissants et écologiquement durables au cœur des villes, la culture de la figue selon les principes de la permaculture transcende les limites traditionnelles entre la nature et l'urbain. Elle ouvre une voie vers un avenir où la nature, la communauté et la durabilité s'unissent pour créer une symphonie de vie florissante au cœur de la cité.

Chapitre 106 : Sculpter l'Élégance Naturelle : Pratiques de Taille Avancées pour les Figuiers

La taille des figuiers est une compétence d'artiste et de scientifique, une danse subtile entre la forme et la fonction. Les pratiques de taille avancées transcendent le simple entretien pour créer des arbres qui allient esthétique, rendement et santé.

L'Art de la Taille Architecturale

La taille avancée des figuiers ne consiste pas seulement à couper des branches, mais à sculpter leur architecture. Les formes artistiques, comme l'espalier, la cime aplatie ou le vase grec, sont utilisées pour créer des structures visuellement attrayantes et fonctionnelles.

Optimisation de la Lumière et de l'Air

Les techniques de taille avancées visent à optimiser la circulation de la lumière et de l'air à travers l'arbre. L'éclaircissage des branches intérieures permet à la lumière de pénétrer jusqu'aux parties inférieures, favorisant une croissance équilibrée et évitant les zones d'humidité stagnante.

Pratiques de Taille en Fonction des Variétés

Chaque variété de figuier a des besoins spécifiques en matière de taille. Certaines variétés prospèrent avec une taille sévère, tandis que d'autres préfèrent une taille plus douce pour encourager une croissance naturelle. Comprendre ces nuances est essentiel pour réussir la taille avancée.

La Taille en Fonction des Saisons

La taille avancée des figuiers est une pratique saisonnière. La taille hivernale, lorsque l'arbre est en dormance, favorise la cicatrisation rapide des plaies. La taille estivale peut être utilisée pour contrôler la croissance vigoureuse des branches.

Santé et Prévention des Maladies

Une taille avancée appropriée favorise la santé de l'arbre en éliminant les branches mortes, malades ou mal formées. Cela réduit le risque d'infestation de ravageurs et de maladies fongiques, tout en favorisant la croissance vigoureuse.

Équilibre entre la Production et l'Esthétique

La taille avancée vise à équilibrer la production de fruits avec l'esthétique de l'arbre. La suppression stratégique des branches permet d'éviter une surproduction qui pourrait épuiser l'arbre et réduire la taille des figues.

Contribution à l'Art et à la Science

La taille avancée des figuiers est à la fois une expression artistique et une pratique scientifique. Les tailleurs avancés comprennent les besoins individuels de chaque arbre tout en créant des formes qui embellissent le paysage.

La taille avancée des figuiers est une alchimie de compétences, de créativité et de compréhension profonde des besoins de chaque arbre. Elle nous rappelle que la nature peut être sculptée avec soin et respect pour créer des chefs-d'œuvre vivants qui apportent à la fois des fruits et de la beauté. Les pratiques de taille avancées pour les figuiers sont un hommage à la co-création entre l'homme et la nature, une harmonie qui transcende les saisons et les générations.

Chapitre 107 : **La Figue dans la Cuisine Médicale Moderne : Une Alliance Savoureuse pour la Santé**

La cuisine médicale moderne met en avant le pouvoir des aliments pour soutenir la santé et le bien-être. Parmi les trésors de la nature, la figue se distingue non seulement par sa saveur délectable, mais aussi par ses propriétés nutritives et thérapeutiques. La figue, en tant qu'ingrédient précieux de la cuisine médicale moderne, s'inscrit harmonieusement dans la quête de la vitalité et du bien-être.

Nutriments Essentiels

La figue est riche en nutriments essentiels, tels que les fibres, les vitamines et les minéraux. Les fibres favorisent une digestion saine, tandis que les vitamines et les minéraux renforcent le système immunitaire et soutiennent des fonctions corporelles optimales.

Antioxydants Naturels

Les figues regorgent d'antioxydants, tels que les polyphénols et les flavonoïdes, qui neutralisent les radicaux libres responsables du vieillissement prématuré et de certaines maladies chroniques.

Gestion du Poids et Contrôle de l'Appétit

Les fibres présentes dans les figues procurent une sensation de satiété, ce qui peut aider à contrôler l'appétit et à maintenir un poids santé.

Soutien Digestif

Les figues sont connues pour leurs propriétés laxatives douces, aidant à prévenir la constipation tout en apaisant le système digestif.

Régulation du Sucre Sanguin

Les figues ont un indice glycémique relativement bas, ce qui signifie qu'elles libèrent le sucre plus lentement dans le sang, contribuant ainsi à la régulation du taux de sucre sanguin.

Santé Cardiovasculaire

Les figues contiennent des composés bénéfiques pour le cœur, tels que le potassium, qui peut aider à réguler la pression artérielle, et les fibres, qui peuvent réduire le taux de cholestérol.

Renforcement Osseux

Le calcium et le potassium présents dans les figues soutiennent la santé osseuse, prévenant ainsi l'ostéoporose et les fractures.

Utilisation en Cuisine Médicale

La figue peut être intégrée à la cuisine médicale moderne de multiples façons. Elle peut être consommée fraîche en collation, ajoutée aux céréales, aux smoothies ou aux salades, ou même cuisinée dans des plats principaux ou des desserts santé.

Cuisine Médicale et Plaisir Gustatif

L'une des caractéristiques les plus attrayantes de la cuisine médicale moderne est son équilibre entre la santé et la délectation. La figue, avec sa douceur naturelle, sa richesse et sa variété de saveurs, ajoute une dimension gustative exquise à la cuisine médicale, rendant ainsi la quête de la santé plus gratifiante.

La figue dans la cuisine médicale moderne illustre le potentiel étonnant de la nature à guider notre quête d'une vie saine et épanouissante. En intégrant les bienfaits nutritionnels et thérapeutiques de la figue dans notre alimentation quotidienne, nous renforçons notre capacité à favoriser la santé et le bien-être à chaque bouchée. C'est une invitation à découvrir le mariage entre la saveur succulente et les avantages pour la santé, une alliance gourmande pour un corps équilibré et une vie épanouissante.

Chapitre 108 : **L'Art de Cultiver le Figuier en Pot : Astuces et Conseils**

La culture du figuier en pot est une aventure passionnante qui permet aux amoureux de cette plante délicieuse de laisser fleurir leur passion, même dans des espaces restreints. Lorsqu'il est cultivé en pot, le figuier se transforme en une œuvre d'art vivante, offrant non seulement des fruits succulents, mais aussi une touche d'élégance naturelle à n'importe quel environnement.

Choisir le Bon Pot et le Bon Emplacement

Le choix du pot est crucial. Optez pour un pot suffisamment grand, d'au moins 40 cm de diamètre et de profondeur, pour permettre le développement des racines. Assurez-vous que le pot a des trous de drainage pour éviter l'excès d'humidité. Placez le pot dans un endroit ensoleillé, de préférence près d'une fenêtre bien éclairée.

Sélection de la Variété

Certaines variétés de figuiers sont mieux adaptées à la culture en pot que d'autres. Optez pour des variétés naines ou compactes qui s'épanouiront dans un espace restreint.

Substrat et Drainage

Utilisez un mélange de terreau bien drainant. Mélangez du sable ou de la perlite pour améliorer le drainage. Cela empêchera l'accumulation d'humidité excessive, ce qui peut être préjudiciable aux racines.

Arrosage et Fertilisation

Arrosez régulièrement, en laissant le sol sécher légèrement entre les arrosages. Évitez l'excès d'eau qui peut provoquer la pourriture des racines. Fertilisez avec un engrais équilibré pendant la saison de croissance, généralement au printemps et en été.

Taille et Formation

La taille du figuier en pot est essentielle pour maintenir une forme compacte et gérable. Taillez les branches mortes, malades ou mal formées, et éliminez les drageons qui poussent à la base de l'arbre. Vous pouvez également tailler pour maintenir la forme désirée et favoriser une meilleure circulation de l'air.

Protection Hivernale

Si vous vivez dans une zone où les hivers sont froids, protégez le figuier en pot en le plaçant dans un endroit abrité ou en l'isolant avec un matériau isolant.

Pollinisation

Si vous cultivez un figuier en pot à l'intérieur, il peut être nécessaire de polliniser manuellement les fleurs à l'aide d'un pinceau doux pour assurer la formation des fruits.

Surveillance des Ravageurs et Maladies

Surveillez les signes de ravageurs et de maladies, tels que les pucerons, les cochenilles ou la pourriture des racines. Agissez rapidement pour prévenir leur propagation.

Récolte et Préservation

Les figues cultivées en pot peuvent être récoltées une fois qu'elles sont mûres. Cueillez-les doucement pour éviter d'endommager la peau délicate. Les figues peuvent être consommées fraîches, séchées ou utilisées dans diverses recettes.

La culture du figuier en pot est un voyage qui allie jardinage et esthétique. C'est une opportunité de profiter des délices de la figue, même dans les espaces limités. Avec les bons soins et les connaissances appropriées, vous pouvez créer un coin de nature luxuriante où la beauté du figuier en pot apporte une touche d'élégance et de saveur à votre vie quotidienne.

Chapitre 109 : **Les Figuiers dans les Jardins Communautaires : Cultiver la Convivialité et la Durabilité**

Les jardins communautaires sont des oasis de partage, de connexion et de durabilité au cœur des villes. Parmi les joyaux de ces espaces de vie verte, les figuiers se dressent comme des symboles de lien avec la nature et de générosité partagée. Les figuiers dans les jardins communautaires transcendent les simples arbres fruitiers pour devenir des éléments essentiels d'une communauté florissante et épanouissante.

Culture et Éducation

Les figuiers dans les jardins communautaires offrent une occasion unique d'éduquer les membres de la communauté sur la culture des plantes, la biodiversité et les cycles de croissance. Ces arbres vivants deviennent des salles de classe naturelles où les gens de tous âges peuvent apprendre ensemble.

Nourrir le Corps et l'Esprit

Les figuiers offrent une abondance de fruits sucrés et nutritifs. Ils sont une source de nourriture saine et délicieuse pour les membres de la communauté, renforçant ainsi la sécurité alimentaire locale.

Renforcement des Liens Sociaux

La culture et la récolte des figues deviennent des moments de rencontre et d'échange au sein de la communauté. Les jardins communautaires, enrichis par les figuiers, créent un espace où les habitants se lient les uns aux autres autour de la nature et de la générosité de la terre.

Durabilité Écologique

Les figuiers, avec leur capacité à pousser dans divers environnements, peuvent jouer un rôle crucial dans la régénération écologique des espaces urbains. Leurs feuilles, branches et fruits contribuent au cycle des nutriments et à la biodiversité locale.

Création d'Espaces de Méditation

Les figuiers, avec leurs branches élégantes et leurs feuilles luxuriantes, offrent des espaces ombragés idéaux pour la méditation, la relaxation et la contemplation au cœur de l'agitation urbaine.

Favoriser l'Engagement Communautaire

La présence de figuiers dans les jardins communautaires peut inciter davantage de membres de la communauté à s'impliquer et à participer à la gestion de ces espaces. Cela renforce le sentiment d'appartenance et la fierté locale.

Connecter les Générations

Les figuiers ont la capacité de rassembler différentes générations autour d'une activité commune. Les aînés partagent leurs connaissances sur la culture des figues avec les jeunes, créant ainsi un héritage culturel vivant.

Promouvoir la Santé et le Bien-Être

La présence de figuiers dans les jardins communautaires encourage une alimentation saine et une vie active. La cueillette des figues et l'entretien des arbres deviennent des pratiques qui favorisent la santé physique et émotionnelle.

Les figuiers dans les jardins communautaires sont bien plus que de simples arbres fruitiers. Ils incarnent les valeurs de partage, de durabilité, de connexion et de bienveillance au sein d'une communauté. Ces arbres, témoins silencieux des échanges et de la croissance collective, tissent des liens entre les gens et la nature, contribuant ainsi à la création d'un espace commun où chacun peut s'épanouir et prospérer.

Chapitre 110 : L'Art de la Culture en Serre pour les Figuiers : Un Écrin de Croissance Contrôlée

La culture en serre offre un environnement contrôlé où la nature et la science se marient pour favoriser la croissance optimale des plantes. Parmi les trésors de la serre, le figuier se dresse comme un exemple magnifique de ce mariage harmonieux.

Avantages de la Culture en Serre pour les Figuiers

- **Protection contre les Conditions Extérieures :** Les figuiers en serre
  sont à l'abri des intempéries, des fluctuations de température et des vents
  forts, créant ainsi un environnement stable et propice à la croissance.

- **Extension de la Saison de Croissance :** Les serres permettent de
  prolonger la saison de croissance, offrant ainsi la possibilité de récolter
  des figues plus longtemps.

- **Contrôle de l'Environnement :** La température, l'humidité et
  l'exposition à la lumière peuvent être minutieusement réglées dans une
  serre, offrant ainsi des conditions optimales pour les figuiers.

- **Protection contre les Ravageurs :** Les figuiers en serre sont moins
  sujets aux ravageurs et aux maladies, ce qui réduit la nécessité d'utiliser
  des pesticides.

- **Amélioration de la Qualité des Fruits :** L'environnement contrôlé
  permet aux figues de se développer de manière plus uniforme et de
  bénéficier d'une meilleure saveur.

Techniques de Culture en Serre pour les Figuiers

- **Choix de la Serre :** Optez pour une serre bien conçue avec des systèmes
  de ventilation, d'ombrage et de chauffage pour réguler l'environnement
  interne.

- **Sélection de la Variété :** Choisissez des variétés de figuiers qui
  prospèrent dans les conditions de serre, généralement des variétés naines
  ou compactes.

- **Préparation du Sol :** Utilisez un substrat bien drainant et enrichi en
  nutriments pour offrir aux racines des conditions optimales.

- **Arrosage et Fertilisation :** Veillez à arroser régulièrement, en évitant
  l'excès d'eau, et à fertiliser selon les besoins de la plante.

- **Pollinisation :** Si la serre empêche l'accès des pollinisateurs naturels, la
  pollinisation manuelle peut être nécessaire pour assurer la formation des
  fruits.

- **Taille et Formation :** Taillez les figuiers pour maintenir une forme gérable et favoriser une circulation d'air optimale.

Précautions à Prendre

- **Contrôle de la Lumière :** Assurez-vous que les figuiers reçoivent suffisamment de lumière naturelle, mais évitez les excès qui pourraient brûler les feuilles.

- **Ventilation Adequate :** Une bonne ventilation empêche l'accumulation d'humidité excessive et réduit les risques de maladies fongiques.

- **Surveillance Rigoureuse :** Surveillez régulièrement les figuiers pour détecter les signes de ravageurs ou de maladies et agissez rapidement si nécessaire.

La culture en serre pour les figuiers est une prouesse de l'harmonie entre la science et la nature. C'est une invitation à créer un écosystème contrôlé où les figuiers peuvent croître et s'épanouir avec une vigueur renouvelée. Grâce à une attention méticuleuse aux détails, une connaissance approfondie des besoins de la plante et une technologie de pointe, les figuiers en serre deviennent des exemples splendides de ce que l'union entre l'homme et la nature peut accomplir pour cultiver la beauté et la saveur.

Chapitre 111 : La Figue et les Pratiques Agricoles Durables : Une Alliance Fructueuse pour la Terre et l'Humanité

Les pratiques agricoles durables sont devenues une nécessité impérative pour préserver notre planète et assurer la sécurité alimentaire mondiale. Au cœur de cette quête de durabilité, le figuier se présente comme un exemple éloquent de coexistence harmonieuse entre l'agriculture et la nature. La culture de la figue et les pratiques agricoles durables convergent pour former une alliance fructueuse en faveur de la santé de la terre et de l'humanité.

Conservation de la Biodiversité

Les figuiers, avec leurs nombreuses variétés, jouent un rôle crucial dans la préservation de la biodiversité agricole. En cultivant différentes variétés de figuiers, les agriculteurs contribuent à maintenir une gamme de plantes uniques et à préserver les écosystèmes locaux.

Utilisation Rationnelle des Ressources

Les pratiques agricoles durables mettent l'accent sur l'utilisation rationnelle des ressources naturelles, notamment l'eau. Les figuiers, avec leur capacité à tolérer des conditions de sécheresse, peuvent être cultivés dans des régions où l'eau est rare, contribuant ainsi à une utilisation plus efficace des ressources en eau.

Réduction des Émissions de Carbone

La culture de la figue nécessite généralement moins de mécanisation intensive, réduisant ainsi les émissions de carbone dues à l'utilisation de machines agricoles. Les figuiers encouragent des pratiques agricoles plus simples et plus respectueuses de l'environnement.

Fertilisation Naturelle

Les figuiers, grâce à leurs feuilles riches en nutriments, peuvent être utilisés pour la fertilisation naturelle du sol. En utilisant les feuilles tombées comme paillis ou en les intégrant dans le sol, les agriculteurs améliorent la fertilité du sol de manière écologique.

Lutte Biologique

Les figuiers abritent une variété d'insectes et d'organismes bénéfiques qui peuvent aider à contrôler les ravageurs agricoles. En encourageant la diversité des espèces dans et autour des figuiers, les agriculteurs adoptent des méthodes de lutte biologique pour maintenir les populations de ravageurs sous contrôle.

Pratiques de Conservation des Sols

La culture des figuiers favorise souvent des pratiques agricoles qui préservent la qualité des sols. L'enracinement profond des figuiers peut prévenir l'érosion du sol, protégeant ainsi la fertilité à long terme.

Économie Locale et Communautés Rurales

La culture de la figue peut jouer un rôle vital dans le renforcement des économies locales, en fournissant des emplois et en encourageant les produits locaux. Les figuiers dans les exploitations agricoles durables contribuent à créer des communautés rurales prospères et résilientes.

La figue, symbole de durabilité et de générosité, s'intègre harmonieusement dans les pratiques agricoles durables. Sa capacité à résister aux défis environnementaux et à offrir des fruits nutritifs en fait un partenaire précieux pour l'agriculture de demain. En fusionnant les connaissances traditionnelles avec les innovations modernes, la culture de la figue et les pratiques agricoles durables unissent leurs forces pour nourrir la terre, l'âme et les générations futures.

Chapitre 112 : **La Multiplication des Figuiers par Bouturage : Le Pouvoir de la Régénération Végétative**

Le bouturage, cette méthode ancestrale de multiplication végétative, est un art qui permet aux jardiniers et aux agriculteurs de créer de nouvelles plantes en utilisant des parties d'une plante mère. Parmi les arbres qui se prêtent merveilleusement à cette technique, le figuier émerge comme une étoile étincelante, offrant une voie royale vers la propagation.

La Science du Bouturage des Figuiers

Le bouturage des figuiers est une technique relativement simple, mais elle nécessite une compréhension attentive des principes fondamentaux. En général, le bouturage consiste à prélever une section d'une branche en croissance, à la cultiver dans des conditions optimales et à encourager son enracinement pour donner naissance à une nouvelle plante.

Le Choix des Boutures

Les boutures de figuiers peuvent être prélevées à partir de jeunes pousses au printemps ou en été. Il est préférable de choisir des boutures saines, non malades et bien développées pour assurer un succès optimal.

La Préparation des Boutures

Les boutures doivent être coupées avec des outils propres et tranchants pour minimiser les blessures. Elles doivent mesurer entre 15 et 30 centimètres de long et être coupées en biais juste en dessous d'un nœud.

Stimulation de l'Enracinement

Avant de planter les boutures, il est recommandé de les plonger dans une hormone d'enracinement pour encourager le développement des racines. Ensuite, elles peuvent être plantées dans un substrat bien drainant.

Conditions de Croissance Optimales

Les boutures doivent être placées dans un endroit lumineux, mais pas directement en plein soleil, afin d'éviter la déshydratation. Un niveau d'humidité élevé autour des boutures favorise également leur enracinement.

Encourager la Croissance des Racines

En général, les racines des boutures de figuiers peuvent apparaître après quelques semaines à quelques mois. Pendant cette période, il est crucial de maintenir un arrosage régulier, sans pour autant noyer les jeunes plants.

Transplantation et Soins Continus

Une fois que les boutures ont développé un système racinaire suffisant, elles peuvent être transplantées dans des pots plus grands ou directement dans le sol, en fonction du lieu où elles seront cultivées à long terme.

Le bouturage des figuiers est une façon captivante de créer de nouvelles vies à partir d'anciennes. Cette technique, qui repose sur le pouvoir de régénération végétative des figuiers, offre aux jardiniers et aux amoureux de la nature une opportunité de participer activement à la multiplication de ces arbres magnifiques. En maîtrisant les étapes du bouturage, nous continuons à perpétuer la beauté et la richesse de ces arbres emblématiques, permettant ainsi aux figuiers de prospérer et de rayonner dans de nouveaux horizons.

Chapitre 113 : **Les Figuiers dans les Cultures Autochtones d'Océanie : Les Racines Profondes de la Connexion Naturelle**

Les îles parsemant l'immensité bleue de l'océan Pacifique abritent des cultures autochtones riches en traditions, en spiritualité et en liens profonds avec la nature. Parmi les éléments qui se sont entrelacés harmonieusement avec ces cultures, les figuiers émergent comme des gardiens de la terre et des symboles de la connexion entre l'homme et l'écosystème insulaire.

La Signification Spirituelle

Les figuiers occupent souvent une place centrale dans les mythes et les croyances des cultures océaniennes. Ils sont vénérés comme des arbres sacrés, considérés comme les gardiens de la vie et de la fertilité. Le figuier est souvent associé à des dieux, des esprits ou des ancêtres, représentant une présence divine qui veille sur les communautés.

Aliments Essentiels

Les figues fournissent une source de nourriture précieuse dans les régions océaniennes, où la disponibilité de ressources peut être limitée. Les fruits juteux et sucrés sont souvent consommés frais ou séchés, offrant une alimentation riche en nutriments et en énergie.

Le Figuier de Moreton : Un Écosystème en Soi

Le Figuier de Moreton (Ficus macrophylla), emblématique en Australie, illustre la manière dont les figuiers peuvent créer des écosystèmes uniques. Les racines aériennes de ce figuier géant forment un réseau complexe qui abrite une variété de créatures, de plantes épiphytes et d'insectes. Cet arbre remarquable incarne la symbiose entre les figuiers et leur environnement, un équilibre harmonieux qui caractérise les cultures autochtones de l'Océanie.

La Convivialité et le Rassemblement

Les figuiers, souvent avec leurs branches larges et ombragées, deviennent naturellement des lieux de rassemblement pour les communautés. Sous leur ombre bienveillante, les gens se réunissent pour partager des histoires, pour célébrer, pour méditer et pour tisser des liens sociaux.

Artisanat et Matériaux

Les figuiers offrent des matériaux utiles pour l'artisanat traditionnel. Les fibres des racines peuvent être tressées pour créer des paniers et des cordes, tandis que le bois peut être sculpté pour fabriquer divers objets utilitaires et décoratifs.

La Pérennité de la Culture des Figuiers

Bien que les influences modernes puissent parfois transformer les traditions, la culture des figuiers reste ancrée dans les cœurs et les esprits des peuples autochtones d'Océanie. Le respect pour ces arbres emblématiques et les enseignements transmis de génération en génération garantissent que les figuiers continueront à jouer un rôle significatif dans les cultures, la spiritualité et le mode de vie des communautés océaniennes.

Les figuiers, avec leurs feuilles abondantes, leurs fruits délicieux et leur connexion profonde avec la nature, incarnent l'esprit et l'âme des cultures autochtones d'Océanie. Ces arbres majestueux transcendent le temps, symbolisant la continuité des traditions et la relation harmonieuse entre les peuples et leur environnement. Dans l'Océanie insulaire, les figuiers sont bien plus que de simples arbres - ils sont des gardiens du passé, des alliés du présent et des promesses pour l'avenir.

Chapitre 114 : **La Figue et les Rituels de Célébration des Récoltes : Un Festin pour les Sens et l'Esprit**

Les récoltes, symboles de fertilité et de l'abondance de la terre, ont été célébrées à travers l'histoire de l'humanité. Parmi les joyaux que la terre offre généreusement, la figue émerge comme une star lors des cérémonies de récolte. Ses fruits sucrés, riches en saveur et en symbolisme, sont depuis longtemps des éléments essentiels des rituels de célébration des récoltes. La figue se transforme en une icône de festivités, éveillant les sens et liant les communautés à travers des rituels qui honorent la terre et la générosité qu'elle offre.

Les Festins des Saisons

Les rituels de célébration des récoltes marquent les différentes saisons de l'année et sont intrinsèquement liés aux cycles agricoles. La figue, avec sa récolte abondante et saisonnière, est souvent associée aux festins de l'été et de l'automne, offrant un festin délectable pour les palais affamés.

La Symbolique de l'Abondance

Les figues, avec leur intérieur charnu et délicieusement sucré, symbolisent l'abondance et la fertilité. Leur forme évoque la rondeur et la plénitude, faisant écho aux bénédictions de la terre généreuse. Lorsque les figues sont présentées au cœur des rituels de récolte, elles incarnent la reconnaissance envers la terre nourricière.

L'Échange et le Partage

Les rituels de célébration des récoltes ne sont pas seulement des événements gastronomiques, mais aussi des moments de partage communautaire. Les figues, souvent cueillies en abondance, sont distribuées parmi les membres de la communauté, renforçant les liens sociaux et symbolisant la solidarité entre les individus.

Rites et Célébrations Culturelles

Les figues, souvent associées à des coutumes et des croyances spécifiques, peuvent varier dans leur rôle au sein des rituels de célébration des récoltes d'une culture à l'autre. Certaines cultures utilisent les figues comme offrandes aux dieux en signe de gratitude, tandis que d'autres les intègrent dans des danses rituelles ou des jeux traditionnels.

La Préparation et la Cuisine Rituelle

Les figues, fraîches ou séchées, peuvent être préparées de diverses manières lors des cérémonies de récolte. Les plats à base de figues sont souvent confectionnés avec soin, incorporant des ingrédients symboliques et traditionnels. Ces plats, préparés avec amour et dévouement, deviennent des symboles de l'attachement culturel et de la célébration collective.

Les Liens avec la Terre et la Nature

Les rituels de célébration des récoltes avec les figues au centre renforcent les liens entre les communautés et la terre qui les nourrit. Ils rappellent l'importance de l'agriculture durable et de la préservation de la nature pour garantir des récoltes futures.

Les figues, véritables joyaux de la nature, se transforment en ambassadrices des rituels de célébration des récoltes. Avec leur saveur exquise et leur symbolisme profond, les figues unissent les gens autour d'une table chargée de sens, de traditions et de festivités. Elles rappellent que les récoltes vont bien au-delà de la simple récolte de nourriture ; elles incarnent la gratitude, le partage et la connexion vitale entre l'homme et la terre.

Chapitre 115 : La Culture du Figuier en Climat Tropical : Naviguer dans les Chaudes Brises de la Prospérité

Les climats tropicaux, avec leur chaleur et leur humidité, créent des environnements propices à une biodiversité luxuriante. Au cœur de ces écosystèmes dynamiques se trouve le figuier, un arbre emblématique qui trouve un terrain fertile dans ces conditions.

L'Adaptation aux Climats Tropicaux

Les figuiers, originaires des régions subtropicales et tropicales, se sentent comme chez eux dans les climats chauds et humides. Leurs feuilles luxuriantes et leur capacité à tolérer des températures élevées font d'eux des résidents naturels de ces régions.

Le Défi de l'Humidité

L'humidité, caractéristique des climats tropicaux, peut être un double tranchant pour les figuiers. D'un côté, elle favorise la croissance rapide et luxuriante, mais de l'autre, elle peut aussi créer un environnement favorable aux maladies fongiques. Une bonne circulation de l'air et l'espacement adéquat entre les arbres peuvent contribuer à atténuer ces problèmes.

La Gestion de l'Arrosage

Bien que les figuiers apprécient l'humidité, il est important de ne pas trop les arroser pour éviter la pourriture des racines. Un arrosage modéré et régulier est généralement recommandé.

Le Choix des Variétés Adaptées

Dans les climats tropicaux, certaines variétés de figuiers sont mieux adaptées que d'autres. Les variétés qui ont une résistance naturelle aux maladies fongiques et qui ont une capacité à produire des fruits dans des conditions humides seront plus susceptibles de prospérer.

Protection Contre les Maladies

Les climats tropicaux peuvent favoriser le développement de maladies fongiques, telles que la rouille et la moisissure. Des traitements préventifs, tels que l'utilisation de fongicides naturels, peuvent aider à maintenir la santé des figuiers.

La Taille Régulière

La taille régulière est importante pour contrôler la croissance excessive des figuiers dans les climats tropicaux. Cela permet non seulement de maintenir leur forme, mais aussi de favoriser une meilleure circulation de l'air, réduisant ainsi le risque de maladies.

Récoltes Généreuses

Les figuiers cultivés dans les climats tropicaux sont souvent généreux en récoltes. Leur croissance rapide et leur rythme de fructification permettent aux jardiniers de récolter des fruits abondants pour eux-mêmes et pour partager avec la communauté.

La culture du figuier dans les climats tropicaux est une entreprise passionnante qui exige une compréhension fine de l'interaction entre l'arbre et son environnement. En naviguant dans les défis de l'humidité, de la chaleur et des maladies, les jardiniers peuvent créer des oasis de verdure luxuriante et récolter des fruits succulents. Les figuiers, avec leurs feuilles épaisses et leurs fruits gorgés de soleil, deviennent des symboles de l'abondance et de la vitalité qui caractérisent les climats tropicaux, tout en offrant une connexion profonde entre l'homme et la nature dans ces terres bénies par le soleil.

Chapitre 116 : La Multiplication des Figuiers par Marcottage : Une Méthode Ancienne pour Cultiver la Connexion Naturelle

La multiplication des plantes a été une préoccupation centrale de l'agriculture et du jardinage depuis des millénaires. Parmi les techniques qui ont traversé le temps, le marcottage émerge comme une méthode fiable et ingénieuse pour propager les figuiers. Cette technique, qui implique la création de nouvelles plantes à partir de branches de l'arbre mère, a le pouvoir de créer une continuité génétique tout en célébrant la relation intime entre l'homme et la nature.

Une Technique Ancienne et Éprouvée

Le marcottage est une technique de propagation vénérable utilisée depuis des temps immémoriaux. Elle consiste à encourager une branche d'un arbre mère à développer des racines tout en restant attachée à la plante d'origine. Une fois que les racines sont suffisamment développées, la branche peut être séparée et plantée comme une nouvelle plante indépendante.

Les Étapes du Marcottage des Figuiers

Le marcottage des figuiers suit plusieurs étapes. Une branche choisie est légèrement incisée ou écorcée, stimulant la formation de racines. Cette zone incisée est ensuite enveloppée dans un substrat humide et maintenue en place avec un matériau comme du plastique ou du fil. Une fois que les racines sont bien développées, la nouvelle plante est soigneusement détachée et transplantée.

Le Marcottage Aérien

Le marcottage aérien est une méthode couramment utilisée pour les figuiers, car elle permet de créer une nouvelle plante sans déplacer la branche du lieu où elle pousse. Cette méthode est particulièrement utile pour les figuiers qui sont déjà bien établis et difficiles à déplacer.

La Connexion Profonde avec la Nature

Le marcottage des figuiers incarne une connexion profonde avec la nature et une compréhension des processus naturels de croissance et de reproduction. Il reflète la manière dont l'homme peut travailler en harmonie avec les plantes, en encourageant leur capacité intrinsèque à régénérer et à se multiplier.

La Préservation des Variétés Anciennes

Le marcottage est également une méthode précieuse pour préserver les variétés anciennes et rares de figuiers. En multipliant ces arbres par marcottage, les jardiniers contribuent à maintenir la diversité génétique et à sauvegarder des espèces précieuses qui pourraient autrement disparaître.

Une Leçon de Patience et de Connexion

Le processus de marcottage des figuiers demande du temps et de la patience. C'est un rappel que la nature suit son propre rythme et que les liens que nous tissons avec elle nécessitent une attention constante et un profond respect.

Le marcottage des figuiers est bien plus qu'une simple technique de propagation. C'est une célébration de la relation entre l'homme et la nature, une méthode pour préserver la richesse génétique et un moyen d'honorer les cycles de la croissance. À travers le marcottage, nous honorons la sagesse des anciens jardiniers et leur compréhension intime de la magie de la nature.

Chapitre 117 : Les Figuiers dans les Jardins Historiques : Des Témoins de l'Histoire Cultivés avec Soin

Les jardins historiques sont des joyaux intemporels qui portent en eux les empreintes du passé, les histoires des générations précédentes et la beauté éternelle de la nature domestiquée. Parmi les éléments végétaux qui ont orné ces espaces enchanteurs, les figuiers se dressent comme des gardiens silencieux du temps.

Témoins de l'Histoire

Les figuiers plantés dans les jardins historiques ont été témoins de diverses époques, de l'effervescence de l'Antiquité aux révolutions industrielles et culturelles. Leur longévité remarquable les a permis de traverser les siècles, portant en eux les souvenirs des époques révolues.

Liaisons entre le Passé et le Présent

Les figuiers plantés dans les jardins historiques sont bien plus que de simples arbres. Ils relient les générations passées aux générations actuelles, tissant un fil continu de connexion humaine avec la nature à travers les siècles. Leur présence évoque une continuité, un sentiment de constance dans un monde en perpétuel changement.

Les Variétés Anciennes

De nombreux jardins historiques abritent des variétés anciennes de figuiers, certaines remontant à des centaines d'années. Ces variétés, souvent patrimoniales, ont été chéries et conservées précieusement, car elles sont devenues des liens tangibles avec le passé.

La Conservation des Espèces Rares

Les figuiers dans les jardins historiques jouent un rôle important dans la conservation des espèces rares et menacées. Leurs semences et leurs boutures sont parfois utilisées pour préserver des variétés uniques qui pourraient autrement être perdues.

Les Soins et l'Attention

Les jardiniers des jardins historiques, conscients de la valeur historique de leurs figuiers, prodiguent des soins et une attention méticuleuse à ces arbres. Des techniques de taille spéciales, des traitements contre les maladies et des méthodes de préservation spécifiques sont souvent utilisés pour préserver la vitalité de ces arbres anciens.

Inspiration Artistique

Les figuiers, avec leurs formes sculpturales et leurs branches majestueuses, ont souvent inspiré les artistes et les créateurs de jardins à travers les âges. Leur présence charismatique ajoute une dimension artistique aux jardins historiques, créant des compositions visuelles saisissantes.

Réflexion sur le Temps

Les figuiers dans les jardins historiques sont des rappels constants du passage du temps. Ils évoquent une profondeur temporelle et une histoire qui s'étend bien au-delà de notre propre expérience.

Les figuiers dans les jardins historiques sont des symboles vivants de l'histoire, de la persévérance et de la beauté durable. Leur présence témoigne de la symbiose entre l'homme et la nature, de la capacité de la nature à transcender les générations et de la manière dont les jardins historiques sont bien plus que de simples espaces physiques, mais des héritages culturels vivants.

Chapitre 118 : La Figue et les Traditions Culinaires Asiatiques : Une Fusion Exquise de Saveurs et de Patrimoine

Les traditions culinaires asiatiques, riches en diversité et en histoire, sont un trésor de créativité et d'harmonie gustative. Parmi les nombreux ingrédients qui ont trouvé leur place dans ces cuisines, la figue émerge comme une pépite rare, ajoutant une note sucrée et somptueuse à l'éventail de saveurs asiatiques.

La Figue dans la Cuisine Asiatique : Une Découverte Gourmande

L'introduction de la figue dans les traditions culinaires asiatiques est une histoire de découverte et d'adaptation. Bien que la figue ne soit pas originaire d'Asie, elle a été accueillie à bras ouverts et transformée en une délectable source d'inspiration.

La Fusion de Saveurs

Les cuisines asiatiques sont réputées pour leur habileté à mélanger des ingrédients divers pour créer des saveurs complexes et équilibrées. La figue ajoute une note sucrée et délicate à ces compositions, créant une fusion harmonieuse avec des ingrédients tels que les épices, les herbes et les sauces.

Le Rôle de la Figue dans la Cuisine

La figue est utilisée de diverses manières dans la cuisine asiatique. Elle peut être incorporée dans des plats sucrés et salés, tels que les currys, les salades, les desserts et les marinades. Sa douceur naturelle en fait un excellent complément aux plats aigres ou épicés.

Les Desserts Gourmands

Dans de nombreuses traditions asiatiques, la figue est un élément clé des desserts. Elle peut être transformée en confitures, en pâtisseries, en glaces et en soupes sucrées, ajoutant une touche de sophistication aux fins de repas.

La Symbolique de la Figue

La figue, avec sa forme gracieuse et sa couleur séduisante, est souvent associée à la beauté et à l'abondance dans les traditions asiatiques. Sa présence dans les plats peut apporter une signification plus profonde aux repas, symbolisant la prospérité et la félicité.

La Modernité et la Tradition

La figue a réussi à se frayer un chemin dans les cuisines asiatiques modernes tout en respectant les traditions culinaires anciennes. Elle est appréciée pour sa capacité à évoquer un sentiment de nostalgie tout en offrant des combinaisons de saveurs nouvelles et innovantes.

La figue, avec sa douceur somptueuse et sa polyvalence, s'est intégrée avec grâce aux traditions culinaires asiatiques. Elle a ajouté une dimension nouvelle et excitante aux repas, tout en respectant la profondeur de l'histoire et de la culture asiatiques. La figue incarne l'esprit de l'innovation tout en honorant les fondements de la gastronomie asiatique, créant ainsi une expérience gustative qui marie subtilement le passé et le présent.

Chapitre 119 : Les Pratiques de Greffe Innovantes pour les Figuiers : Cultiver la Créativité dans la Nature

La greffe, une technique ancienne et essentielle en horticulture, a évolué au fil des siècles pour devenir une toile sur laquelle les jardiniers peignent leurs idées les plus audacieuses. Parmi les arbres qui ont bénéficié de ces pratiques de greffe innovantes, les figuiers se distinguent par leur adaptabilité et leur capacité à se marier avec une multitude d'autres espèces végétales. Dans ce chapitre, nous explorons les techniques de greffe innovantes pour les figuiers, leur rôle dans l'expansion des possibilités horticoles et leur contribution à la diversité botanique.

Le Renouveau de la Greffe

Les jardiniers et les chercheurs ont été attirés par le potentiel de la greffe pour créer de nouvelles variétés et formes d'arbres. Les figuiers, avec leur caractère robuste et leur flexibilité génétique, se prêtent parfaitement à ces expérimentations.

La Greffe de Variétés de Fruits

L'une des pratiques de greffe les plus populaires pour les figuiers est la greffe de variétés de fruits. Cela implique de greffer une variété de figuier qui produit des fruits savoureux sur un porte-greffe résistant aux maladies ou ayant des caractéristiques spécifiques. Cela permet de combiner le meilleur des deux mondes : une variété de fruit exquis avec des qualités de croissance et de résistance améliorées.

La Greffe en Écusson

La greffe en écusson est une technique qui consiste à prélever un bourgeon d'une variété de figuier choisie et à l'insérer dans une incision faite sur le porte-greffe. Cette méthode permet de propager rapidement des caractéristiques spécifiques d'une variété tout en préservant l'intégrité génétique.

La Greffe en Couronne

La greffe en couronne, également connue sous le nom de greffe en T, est utilisée pour fusionner deux plantes ensemble. Cette technique peut être utilisée pour combiner des espèces de figuiers différentes, créant ainsi des formes uniques et des associations de saveurs inattendues.

L'Art de l'Hybridation

Les pratiques de greffe innovantes pour les figuiers ont ouvert la voie à l'hybridation expérimentale. Les jardiniers ont la possibilité de mélanger les caractéristiques de différentes espèces de figuiers pour créer des spécimens uniques et résilients, adaptés à des environnements spécifiques ou à des besoins gustatifs particuliers.

La Diversité Botanique

Les pratiques de greffe innovantes ont contribué à enrichir la diversité botanique des figuiers. En créant de nouvelles variétés et en favorisant l'hybridation, les jardiniers contribuent à préserver la richesse génétique des figuiers et à préparer ces arbres à s'adapter aux défis futurs.

Les pratiques de greffe innovantes pour les figuiers témoignent de la créativité de l'homme et de sa collaboration avec la nature pour créer des merveilles horticoles. Ces techniques permettent d'explorer de nouvelles possibilités, de fusionner des espèces pour en créer de nouvelles et de préserver la diversité botanique dans un monde en constante évolution. Grâce à la greffe innovante, les figuiers continuent de prospérer, de s'adapter et d'inspirer une nouvelle génération de jardiniers et d'amoureux de la nature.

Chapitre 120 : **Cultiver le Figue en Sol Pauvre : L'Art de la Création Abondante**

La culture du figuier dans un sol pauvre est une démonstration remarquable de la capacité de la nature à s'adapter et à prospérer dans des conditions apparemment difficiles. Les figuiers, réputés pour leur résilience, ont trouvé un moyen de transformer les contraintes en opportunités, en produisant des fruits sucrés et abondants même dans des sols peu fertiles. Examinons les astuces et les stratégies qui permettent aux jardiniers de cultiver avec succès des figuiers dans des sols pauvres, tout en célébrant la ténacité et la beauté de la nature.

L'Élégance de la Résilience

Le figuier, symbole d'endurance et d'adaptation, est bien adapté à la culture en sol pauvre. Sa capacité à puiser dans les ressources disponibles et à s'adapter aux conditions environnementales le rend idéal pour les jardiniers qui souhaitent tirer le meilleur parti de sols moins fertiles.

Choisir les Variétés Adaptées

Le choix de variétés de figuiers adaptées aux sols pauvres est une étape cruciale pour réussir. Certaines variétés sont plus tolérantes aux sols pauvres et peuvent prospérer même avec des ressources limitées.

Améliorer la Structure du Sol

Bien que le sol puisse être pauvre en éléments nutritifs, il est essentiel de lui conférer une structure adéquate. L'ajout de matière organique, comme le compost ou le fumier, peut améliorer la rétention d'eau et la circulation de l'air, favorisant ainsi la croissance des figuiers.

La Gestion de l'Eau

La gestion de l'eau est cruciale lorsque l'on cultive des figuiers en sol pauvre. Un arrosage régulier et adéquat est essentiel pour aider les racines à puiser les nutriments nécessaires dans le sol. Cependant, il est important de ne pas trop arroser, car un sol détrempé peut entraîner des problèmes de pourriture des racines.

L'Apport de Nutriments

Bien que le sol puisse être pauvre en éléments nutritifs, il est possible d'apporter des nutriments supplémentaires aux figuiers. L'utilisation de fertilisants naturels et équilibrés peut aider à compenser le manque de nutriments dans le sol.

La Taille Appropriée

La taille judicieuse des figuiers en sol pauvre peut favoriser une meilleure croissance. L'élagage régulier permet d'éliminer les branches mortes ou malades et de concentrer les ressources sur les parties saines de l'arbre.

La Récompense de la Patience

Cultiver des figuiers en sol pauvre peut demander de la patience, car la croissance peut être plus lente par rapport à des conditions plus fertiles. Cependant, les jardiniers récolteront éventuellement les fruits de leur travail acharné sous la forme de figues savoureuses et saines.

La culture du figuier en sol pauvre est une leçon d'humilité et de confiance dans la nature. Les figuiers, avec leur détermination à grandir et à prospérer malgré les défis, nous rappellent la beauté et la résilience de la vie. Cultiver des figuiers dans des conditions moins favorables nécessite une approche attentive et délibérée, mais elle offre une gratification exceptionnelle en termes de fruits succulents et d'une connexion plus profonde avec la terre qui les nourrit.

Chapitre 121 : **La Multiplication des Figuiers par Semis : Semer les Racines de l'Abondance**

La multiplication des figuiers par semis est une méthode qui ouvre la voie à la croissance d'une nouvelle génération d'arbres, tout en célébrant le cycle de la vie végétale. Alors que d'autres méthodes de multiplication, telles que le bouturage et la greffe, sont plus couramment utilisées pour les figuiers, le semis offre une expérience unique qui permet de suivre de près le processus de germination et de croissance. Voyons les étapes du semis des figuiers, ses avantages et les considérations essentielles pour réussir cette méthode de multiplication.

La Magie du Semis

Le semis des figuiers est une invitation à plonger dans le monde de la germination et de la croissance. Cette méthode permet de suivre le voyage de la graine depuis son état dormant jusqu'à sa transformation en un arbre florissant.

Récolte des Graines

La première étape du semis consiste à récolter des graines de figuier. Les graines peuvent être extraites des figues mûres et nettoyées soigneusement pour éliminer toute pulpe.

Stratification des Graines

Certaines variétés de figuiers nécessitent une période de stratification, ce qui signifie qu'elles doivent être exposées à des températures fraîches pendant une certaine période pour briser leur dormance. Cela peut être réalisé en plaçant les graines au réfrigérateur pendant quelques semaines.

Le Semis

Les graines stratifiées sont ensuite semées dans des pots ou des plates-bandes préparés avec un substrat léger et bien drainé. Les graines sont recouvertes d'une fine couche de terre et arrosées délicatement.

La Patience et l'Observation

Le semis des figuiers demande de la patience et de l'observation attentive. Les jardiniers doivent surveiller la germination des graines et la croissance des jeunes plants.

La Transplantation

Une fois que les jeunes plants ont atteint une taille appropriée, ils peuvent être transplantés dans des emplacements permanents. Lors de la transplantation, il est essentiel de manipuler les racines avec précaution pour éviter tout dommage.

Les Avantages du Semis

La multiplication des figuiers par semis permet de préserver les caractéristiques génétiques uniques des arbres parentaux. Elle offre également une opportunité d'expérimenter et d'explorer différentes variétés de figuiers.

Les Considérations Climatiques

Il est important de prendre en compte les conditions climatiques de votre région lors du semis des figuiers. Certaines variétés peuvent mieux s'adapter à des climats spécifiques, ce qui peut influencer le choix des graines à semer.

Le semis des figuiers est une aventure qui offre une perspective fascinante sur le processus de croissance des plantes. Cette méthode permet aux jardiniers de se connecter de manière plus profonde avec le cycle de la vie végétale et d'apprécier les étapes de la germination, de la croissance et de la transformation. En multipliant les figuiers par semis, nous célébrons la diversité de la nature tout en contribuant à la préservation de ces arbres précieux et délicieux pour les générations à venir.

Chapitre 122 : Les Figuiers dans les Jardins Zen Modernes : Une Harmonie Entre Nature et Spiritualité

Les jardins zen modernes, héritiers de la tradition séculaire des jardins japonais, incarnent une esthétique épurée et une profonde connexion spirituelle avec la nature. Intégrer des figuiers dans ces espaces est une réflexion de la relation étroite entre l'homme et la nature, ainsi qu'un moyen de créer une atmosphère apaisante propice à la contemplation et à la méditation.

Les Jardins Zen Modernes : Un Équilibre Contemporain

Les jardins zen modernes s'épanouissent dans des environnements urbains où le rythme effréné de la vie contemporaine peut épuiser notre âme. Inspirés par la philosophie zen, ils invitent à la tranquillité, à la contemplation et à l'immersion dans le moment présent.

Les Figuiers : Un Pont Vers la Nature

L'introduction de figuiers dans les jardins zen modernes crée un lien tangible avec la nature. Les figuiers, avec leurs branches étendues et leurs feuilles distinctives, apportent une touche organique et apaisante à ces espaces soigneusement aménagés.

Le Symbolisme des Figuiers

Dans les traditions spirituelles et culturelles, le figuier est souvent associé à la sagesse, à la connaissance et à la stabilité. La présence de figuiers dans les jardins zen modernes peut incarner ces qualités, invitant les visiteurs à se connecter à leur propre sagesse intérieure.

L'Arbre de Méditation

Les figuiers offrent un refuge tranquille pour la méditation. Leur ombre généreuse et leurs feuilles délicates créent un espace propice à la réflexion profonde, permettant aux visiteurs de se retirer du tumulte du monde extérieur.

La Diversité des Variétés

Les figuiers se déclinent en une variété de formes et de tailles, ce qui permet de créer des compositions uniques dans les jardins zen modernes. Des figuiers nains dans des pots à ceux qui s'étendent gracieusement le long de chemins de pierre, chaque variété apporte sa propre contribution à l'esthétique globale.

La Patine du Temps

Les figuiers, avec leur croissance lente et leurs formes évocatrices, peuvent ajouter une touche de maturité à un jardin zen moderne. Leur présence rappelle que la beauté est souvent façonnée par le temps et la patience.

La Médiation entre l'Homme et la Nature

Les figuiers dans les jardins zen modernes témoignent de la relation intime entre l'homme et la nature. En les intégrant dans ces espaces sacrés, les concepteurs et les visiteurs reconnaissent que la contemplation paisible et la méditation sont des ponts vers une connexion plus profonde avec le monde naturel qui nous entoure.

La présence des figuiers dans les jardins zen modernes offre une opportunité d'explorer la dualité entre la tranquillité intérieure et l'expression extérieure. Ces arbres magnifiques sont des rappels vivants de notre quête de sens et de notre aspiration à l'harmonie. En s'épanouissant dans ces espaces de quiétude, les figuiers transcendent le rôle de simple végétation pour devenir des symboles de la relation entre l'homme et la nature, évoquant une poésie visuelle qui parle directement à l'âme.

Chapitre 123 : **La Figue dans les Recettes de Beauté Traditionnelles : Une Symphonie de Nourriture et de Soin**

Depuis des siècles, les figues ont été vénérées non seulement pour leur saveur sucrée et juteuse, mais aussi pour leurs bienfaits pour la peau et les cheveux. Les civilisations anciennes ont exploité les propriétés nourrissantes et revitalisantes de ce fruit emblématique pour créer des recettes de beauté traditionnelles. La relation intime entre la figue et les soins de beauté, met en lumière les recettes qui ont été transmises de génération en génération.

Une Réserve de Nutriments Naturels

Les figues sont riches en vitamines, minéraux et antioxydants essentiels qui nourrissent et protègent la peau. Leur contenu en vitamine C stimule la production de collagène, améliorant l'élasticité et la fermeté de la peau.

Un Élixir pour la Peau

Les figues peuvent être transformées en masques, exfoliants et toniques pour revitaliser la peau. Un masque à base de purée de figues associée au miel hydrate en profondeur, tandis qu'un gommage à base de figues et de sucre élimine en douceur les cellules mortes, révélant une peau radieuse.

Le Brillant Naturel pour les Cheveux

Les figues ne sont pas seulement bénéfiques pour la peau, mais aussi pour les cheveux. Les masques capillaires à base de figues et d'huiles essentielles renforcent les cheveux, favorisent la croissance et ajoutent de la brillance.

L'Équilibre Holistique

Les recettes de beauté à base de figues incarnent l'équilibre entre la nature et la science. Les propriétés naturelles des figues se combinent avec la sagesse traditionnelle pour offrir une approche holistique des soins de beauté.

L'Héritage Culturel

Les figues ont joué un rôle central dans les traditions de beauté de nombreuses cultures. Des rituels de bains aux masques de visage, les figues ont été utilisées comme ingrédients clés dans des recettes de soins transmises de génération en génération.

Le Pouvoir de la Sagesse Ancienne

Les recettes de beauté traditionnelles à base de figues témoignent du pouvoir de la sagesse ancienne et de la connaissance transmise de génération en génération. Les civilisations anciennes comprenaient l'importance de la nature dans le maintien de la beauté et de la santé.

L'Adaptation à la Modernité

Les recettes de beauté à base de figues continuent d'évoluer pour répondre aux besoins modernes. Des produits commerciaux intègrent les bienfaits des figues dans des formulations sophistiquées, offrant une alternative pratique aux recettes maison.

La figue, ce fruit ancien et vénéré, nous invite à plonger dans l'univers des soins de beauté traditionnels. En explorant les recettes qui ont été chéries pendant des siècles, nous embrassons l'harmonie entre l'homme et la nature, entre la nourriture et les soins. Les figues, avec leurs propriétés nourrissantes et régénératrices, incarnent un lien intemporel entre les rituels de beauté du passé et les besoins actuels de la peau et des cheveux. À travers ces recettes, nous héritons d'un héritage de soins holistiques, rappelant que la beauté émane de la nature et que les remèdes traditionnels restent parmi les meilleurs secrets de beauté que le temps n'a jamais pu effacer.

Chapitre 124 : La Culture du Figuier en Région Méditerranéenne : Une Danse Éternelle avec le Soleil et la Mer

La région méditerranéenne, avec ses paysages baignés de soleil et ses brises marines apaisantes, est le berceau d'une culture millénaire du figuier. Ce fruit emblématique, qui a tissé son histoire avec les peuples méditerranéens depuis des temps immémoriaux, est devenu un symbole vivant de la relation étroite entre l'homme et la nature dans cette région. Voyons ici les multiples facettes de la culture du figuier en région méditerranéenne, sa signification culturelle, ses méthodes de culture traditionnelles et son héritage qui se perpétue à travers les générations.

La Douce Étreinte de la Méditerranée

La région méditerranéenne offre un climat idéal pour la culture des figuiers. Les étés chauds et secs, les hivers doux et les brises marines créent un environnement propice à la floraison et à la maturation des figues.

Le Figuier Méditerranéen : Un Arbre de Vie

Le figuier est profondément enraciné dans les cultures méditerranéennes. Il est célébré dans les mythes, la cuisine, l'art et la tradition. Les figuiers se dressent comme des gardiens silencieux de l'histoire méditerranéenne, témoignant du lien intime entre l'homme et la terre.

Les Méthodes de Culture Traditionnelles

La culture du figuier en région méditerranéenne se base souvent sur des méthodes traditionnelles transmises de génération en génération. Les figuiers sont parfois plantés dans des sols rocailleux ou sablonneux, et sont résistants à la sécheresse une fois établis.

La Symbiose entre le Figuier et la Terre

La culture du figuier en région méditerranéenne va au-delà de l'agriculture pure. C'est une symbiose entre l'homme, la terre et la nature. Les figuiers enrichissent les sols et créent un microcosme riche en biodiversité.

Le Festin Méditerranéen

Les figues font partie intégrante du régime alimentaire méditerranéen. Elles se déclinent dans des plats sucrés et salés, dans des conserves et des confitures, témoignant de leur polyvalence et de leur valeur gastronomique.

Un Patrimoine Qui Résiste au Temps

Les figuiers qui parsèment les paysages méditerranéens sont souvent des arbres centenaires. Ils portent en eux l'histoire et la mémoire collective, et sont témoins de la résilience des communautés méditerranéennes face aux défis du temps.

Le Souffle de la Tradition et de l'Innovation

Bien que la culture du figuier en région méditerranéenne repose sur des traditions séculaires, elle s'adapte également aux changements modernes. De nouvelles méthodes de culture, de conservation et de commercialisation ont émergé tout en préservant le caractère unique de la culture du figuier.

La culture du figuier en région méditerranéenne transcende le simple acte de cultiver un arbre fruitier. C'est une célébration de l'histoire, de la terre et de la vie qui s'entrelacent pour créer un tissu riche et vibrant. Les figuiers méditerranéens sont plus que des arbres fruitiers ; ils sont des gardiens du patrimoine culturel, des témoins silencieux des cycles de la nature et des symboles vivants de la symbiose entre l'homme et la terre. En cultivant les figuiers, les peuples méditerranéens honorent une relation ancestrale avec la nature et continuent de faire vibrer l'écho du passé au cœur de leur avenir.

Chapitre 125 : **La Multiplication des Figuiers par Division de Racines : Une Voie de Croissance Étonnante**

La multiplication des figuiers est un art ancien qui a évolué au fil du temps pour inclure diverses méthodes, dont la division de racines. Cette technique innovante offre une façon intrigante et efficace de propager ces arbres majestueux, en permettant aux jardiniers d'explorer de nouvelles avenues pour cultiver et partager la beauté et la délicatesse des figuiers. Dans ce chapitre , nous allons plonger dans les subtilités de la multiplication des figuiers par division de racines, explorer son processus, ses avantages et son rôle dans la préservation de la richesse des figuiers dans le monde.

Une Approche Fertile

La division de racines est une méthode de multiplication qui consiste à séparer une partie du système racinaire d'un figuier mature pour créer une nouvelle plante. Cette méthode exploite la capacité naturelle des figuiers à développer des racines adventives à partir de leurs tiges souterraines.

Le Processus Étonnant

Pour multiplier un figuier par division de racines, il faut déterrer soigneusement un figuier mature et séparer une partie de ses racines en les coupant avec précaution. La section de racines ainsi obtenue est ensuite replantée dans un nouvel emplacement, où elle se développera en une nouvelle plante.

Avantages et Bénéfices

La multiplication des figuiers par division de racines présente plusieurs avantages. Elle permet de conserver les caractéristiques génétiques de la plante mère, tout en assurant une croissance rapide et vigoureuse de la nouvelle plante. De plus, cette méthode peut être particulièrement utile pour les variétés de figuiers qui ne sont pas faciles à multiplier par d'autres méthodes.

La Préservation de la Diversité

La multiplication des figuiers par division de racines joue un rôle crucial dans la préservation de la diversité des variétés de figuiers. En permettant aux jardiniers de créer de nouvelles plantes à partir de spécimens matures, cette méthode aide à préserver et à répandre les caractéristiques uniques de chaque variété, évitant ainsi la perte de certaines variétés plus rares et précieuses.

Le Mariage de l'Ancien et du Moderne

La division de racines unit l'ancien et le moderne dans l'art de la multiplication des figuiers. Les techniques traditionnelles de culture des figuiers sont mariées à des connaissances contemporaines pour créer une méthode qui allie sagesse ancienne et innovations actuelles.

La multiplication des figuiers par division de racines est une méthode captivante qui ouvre de nouvelles perspectives pour les amateurs de figuiers et les jardiniers passionnés. Elle témoigne de la capacité infinie de la nature à se régénérer et à se renouveler, tout en préservant la richesse et la variété des figuiers dans le monde entier. Cette méthode nous rappelle que l'art de cultiver les figuiers est en constante évolution, adaptant les anciennes méthodes aux besoins et aux défis du présent.

Chapitre 126 : Les Figuiers dans les Jardins Botaniques Contemporains : Un Voyage à Travers l'Héritage et l'Innovation

Les jardins botaniques contemporains, de véritables sanctuaires de biodiversité et de connaissances, sont les gardiens modernes de la flore mondiale. Au cœur de ces jardins luxuriants et éducatifs, les figuiers, avec leur histoire ancienne et leurs nombreuses variétés, trouvent une place de choix. Les figuiers enrichissent les jardins botaniques contemporains, en préservant leur héritage tout en célébrant l'innovation dans l'art de la conservation végétale.

Le Rôle Éducatif des Jardins Botaniques

Les jardins botaniques contemporains sont des centres de sensibilisation environnementale et de recherche. Ils fournissent aux visiteurs des informations essentielles sur la biodiversité, l'écologie et la conservation. Les figuiers, en tant qu'éléments clés de la biodiversité méditerranéenne, offrent une opportunité exceptionnelle d'apprendre sur l'histoire culturelle et les caractéristiques biologiques de ces arbres emblématiques.

Les Figuiers comme Témoins de l'Histoire et de la Culture

Les figuiers sont souvent les ambassadeurs de cultures et d'histoires anciennes. Dans les jardins botaniques contemporains, ils racontent des récits captivants sur la migration, l'interaction humaine avec la nature et l'importance des arbres fruitiers dans la subsistance. Les visiteurs peuvent découvrir comment les figuiers ont façonné les traditions culinaires, médicales et spirituelles de diverses régions du monde.

La Conservation des Variétés Rares

Les jardins botaniques contemporains jouent un rôle essentiel dans la préservation des variétés de figuiers rares et menacées. En cultivant et en exposant ces variétés dans des conditions contrôlées, les jardins contribuent à éviter leur disparition et à maintenir la diversité génétique des figuiers pour les générations futures.

L'Art de la Reproduction et de la Multiplication

Les jardins botaniques contemporains sont des laboratoires vivants où l'art de la reproduction végétale est exploré et perfectionné. Les figuiers, avec leur capacité à être multipliés par différentes méthodes, offrent une opportunité de développer des techniques de propagation avancées qui pourraient être appliquées à d'autres espèces végétales.

L'Innovation et la Création de Sanctuaires

Les jardins botaniques contemporains ne se contentent pas de préserver le passé, ils anticipent également l'avenir. Certains jardins intègrent des techniques d'agroforesterie, de permaculture et de gestion durable pour créer des écosystèmes équilibrés où les figuiers cohabitent avec d'autres plantes et organismes. Cette approche holistique favorise la création de sanctuaires de biodiversité dynamiques et résilients.

Les figuiers, avec leur héritage culturel riche et leur diversité biologique, ont trouvé une place précieuse dans les jardins botaniques contemporains. Ils transcendent les frontières géographiques et culturelles pour se fondre dans le tissu vivant de ces espaces de connaissance et de préservation. Dans les jardins botaniques, les figuiers ne sont pas seulement des arbres fruitiers, mais des gardiens de l'histoire, des catalyseurs de la curiosité et des symboles de l'engagement envers la conservation et l'éducation environnementale.

Chapitre 127 : La Figuier et les Utilisations Médicinales Chamaniques : Un Voyage Entre Nature et Esprit

Les pratiques chamaniques, ancrées dans la sagesse ancestrale des cultures indigènes, tissent un lien intime entre l'homme et la nature, entre le matériel et le spirituel. Au cœur de ces rituels et cérémonies se trouve la figue, un arbre sacré dont les propriétés médicinales et symboliques sont intégrées dans les traditions chamaniques du monde entier. La figue est utilisée dans les contextes médicinaux chamaniques, embrassant à la fois les bienfaits physiques et les connexions spirituelles profondes.

La Figuier : Un Pont Entre les Mondes

La figue a été vénérée dans de nombreuses cultures en tant qu'arbre sacré, symbolisant la fertilité, la vie et la connaissance. Dans les traditions chamaniques, la figue agit souvent comme un pont entre les mondes matériel et spirituel. Ses fruits délicieux et ses feuilles médicinales incarnent la dualité de la nature, servant à la fois de nourriture et de médicament.

Les Propriétés Médicinales de la Figuier

Les figues sont riches en nutriments essentiels tels que les fibres, les vitamines et les minéraux. Dans les pratiques chamaniques, elles sont utilisées pour renforcer le corps et soutenir la santé digestive. Les feuilles de figuier ont également des propriétés médicinales, souvent employées pour traiter des affections telles que le diabète, l'hypertension et l'inflammation.

La Guérison Spirituelle et Émotionnelle

Dans les cérémonies chamaniques, la figue est souvent associée à la guérison spirituelle et émotionnelle. Elle est considérée comme un remède pour équilibrer les énergies, guérir les blessures émotionnelles et faciliter la libération des traumas passés. Certains chamanes utilisent les figues comme outils de méditation et de focalisation, créant ainsi un espace pour l'introspection et la guérison intérieure.

Le Rituel et la Connexion avec le Divin

La figue est souvent utilisée dans les rituels chamaniques pour établir une connexion avec le divin et le monde des esprits. Les figues sont offertes en tant qu'actes de dévotion et de gratitude envers la nature. Dans certaines cultures, la figue est considérée comme un symbole d'ouverture spirituelle, aidant les praticiens chamaniques à transcender les limites du monde matériel pour accéder à des niveaux plus profonds de conscience.

L'Importance du Respect et de la Responsabilité

Les utilisations médicinales chamaniques de la figue sont imprégnées de respect envers la nature et de responsabilité envers les enseignements ancestraux. Les chamanes et les guérisseurs traditionnels honorent la figue en suivant des protocoles rituels spécifiques et en reconnaissant le rôle sacré de la plante dans leur pratique.

La figue, avec sa combinaison de propriétés médicinales et de symbolismes spirituels, s'intègre harmonieusement dans les pratiques chamaniques du monde entier. Elle incarne la connexion profonde entre l'homme et la nature, entre le terrestre et le transcendant. Dans les utilisations médicinales chamaniques de la figue, nous trouvons un rappel puissant que la guérison et la spiritualité sont étroitement liées, et que la nature est une source inestimable de sagesse et de soutien pour ceux qui sont ouverts à son enseignement.

Chapitre 128 : La Culture du Figuier dans les Climats Tempérés : L'Art de l'Adaptation et de la Récolte Fructueuse

Les figuiers, emblématiques des régions méditerranéennes, ont réussi à conquérir des climats tempérés grâce à leur adaptabilité remarquable. Cultiver des figuiers dans des environnements où les hivers peuvent être rigoureux demande une compréhension précise des besoins de l'arbre et des techniques de protection appropriées. Les défis et les stratégies de la culture du figuier dans les climats tempérés, et les amateurs d'horticulture ont transformé ces défis en une expérience enrichissante de récolte de délices sucrés.

L'Adaptation des Variétés au Climat Tempéré

La première étape de la culture réussie du figuier dans un climat tempéré est la sélection de variétés adaptées. Certaines variétés, appelées "figuiers rustiques", sont spécialement développées pour tolérer des températures plus froides. Ces variétés sont choisies pour leur capacité à supporter les gelées hivernales et à produire des fruits satisfaisants malgré les saisons plus courtes.

Le Rôle de la Protection Hivernale

Les figuiers en climats tempérés nécessitent souvent une protection contre les températures glaciales. Les techniques incluent l'enveloppement des branches dans des matériaux isolants, le paillage du sol pour conserver la chaleur, et même la culture en pots pour faciliter le déplacement à l'intérieur pendant les mois d'hiver les plus froids. Ces stratégies permettent aux figuiers de survivre aux rigueurs de l'hiver et de repartir avec vigueur au printemps.

La Taille Prudente pour la Récolte Abondante

La taille joue un rôle crucial dans la culture du figuier en climat tempéré. Une taille prudente, généralement effectuée à la fin de l'hiver, favorise une meilleure circulation de l'air, réduit le risque de maladies et facilite la croissance des fruits. Des techniques spécifiques de taille, comme l'élimination des branches endommagées ou mal orientées, aident à créer une structure solide pour le figuier.

L'Utilisation de Microclimats

Les microclimats, qui résultent de l'aménagement du jardin, des structures environnantes et de la disposition des plantes, peuvent jouer un rôle crucial dans la réussite de la culture du figuier en climat tempéré. Planter des figuiers près de murs ou de bâtiments qui accumulent et libèrent de la chaleur peut augmenter les chances de survie hivernale et de production de fruits.

La Récompense de la Patience et de la Persévérance

Cultiver des figuiers dans les climats tempérés demande patience et persévérance. Les figuiers mettent souvent plus de temps à établir leurs racines et à commencer à produire des fruits dans ces environnements. Cependant, lorsque les amateurs d'horticulture réussissent à surmonter les défis climatiques et à créer les conditions optimales, ils sont récompensés par des figues délicieuses et sucrées qui portent la signature du climat tempéré.

La culture du figuier dans les climats tempérés est un mélange d'art et de science, de compréhension des besoins de la plante et d'adaptation créative aux conditions locales. Les jardiniers qui se lancent dans cette aventure découvrent que les figuiers, bien que n'étant pas des habitants naturels de ces climats, peuvent prospérer avec les soins appropriés. Cultiver des figuiers dans les climats tempérés devient une leçon de patience, d'observation attentive et de respect pour les caprices de la nature, tout en célébrant la délicatesse des fruits succulents qui récompensent cet effort.

Chapitre 129 : **La Multiplication des Figuiers par Greffage en Écusson : Fusion Artistique et Génération de Vie**

Le greffage en écusson est une technique ancestrale qui permet de créer une union harmonieuse entre différentes variétés de figuiers. Cette méthode de propagation offre une opportunité de préserver des caractéristiques spécifiques tout en favorisant la croissance rapide et la vigueur.   L'art du greffage en écusson appliqué aux figuiers, les étapes, les avantages et les merveilles de ce processus fusionnent le patrimoine génétique et l'expertise humaine.

L'Écusson : Une Forme d'Art Végétal

Le greffage en écusson est souvent comparé à une forme d'art végétal. Dans cette technique, un petit morceau d'une variété désirée, appelé "écusson", est inséré dans une entaille pratiquée sur le porte-greffe. Cette union artistique permet à la plante d'hériter des qualités souhaitées de l'écusson, créant ainsi une sorte d'hommage végétal à la beauté et à la diversité de la nature.

Le Processus de Greffage en Écusson

Le greffage en écusson suit un processus minutieux. Un écusson est prélevé sur un figuier ayant les caractéristiques souhaitées, telles que la saveur, la taille ou la résistance aux maladies. L'écusson est ensuite inséré sous l'écorce du porte-greffe, généralement pendant la période de croissance active. Une fois en place, l'écusson est attaché et scellé avec un matériau d'étanchéité pour favoriser la fusion et empêcher les infections.

Les Avantages du Greffage en Écusson

Le greffage en écusson présente de nombreux avantages. Il permet une multiplication rapide des variétés choisies, préservant ainsi les caractéristiques souhaitées. De plus, il offre une solution efficace pour propager des variétés de figuiers qui peuvent être difficiles à reproduire à partir de semis ou de boutures. En combinant des porte-greffes adaptés aux conditions locales avec des écussons sélectionnés, les horticulteurs peuvent créer des figuiers robustes et productifs.

La Fusion de Deux Identités Végétales

Le greffage en écusson est bien plus qu'une simple technique de propagation. C'est une cérémonie silencieuse où deux identités végétales se fusionnent pour créer une nouvelle expression de vie. Le porte-greffe fournit la structure et la vigueur nécessaires, tandis que l'écusson apporte sa signature unique et sa beauté. Ensemble, ils travaillent en harmonie pour produire une plante qui reflète à la fois la tradition et l'innovation.

La Transcendance du Temps et de l'Espace

Le greffage en écusson transcende le temps et l'espace en reliant les générations et les lieux. Cette technique est pratiquée depuis des siècles, traversant les frontières et les cultures pour assurer la survie et la prospérité des variétés de figuiers les plus appréciées. Chaque écusson greffé est un lien direct avec les jardiniers du passé, une continuation d'une tradition vieille comme l'horticulture elle-même.

Le greffage en écusson est un processus qui célèbre la créativité humaine et la diversité de la nature. À travers cette technique, les jardiniers honorent la beauté des figuiers et préservent les traits qui les rendent spéciaux. Le greffage en écusson est un acte d'amour envers la nature, un dialogue entre l'artiste et la plante, et une occasion de tisser un fil continu entre les générations, reliant le passé au présent et à l'avenir.

Chapitre 130 : Les Figuiers dans les Jardins Écologiques : Symbiose Naturelle et Durabilité Verdoyante

Les jardins écologiques incarnent l'harmonie entre l'homme et la nature, mettant en avant des pratiques respectueuses de l'environnement et la préservation de la biodiversité.

La Symbiose des Figuiers dans les Jardins Écologiques

Les figuiers, avec leur croissance luxuriante et leurs fruits succulents, apportent une contribution significative à l'écosystème d'un jardin écologique. Leurs feuilles fournissent une source d'ombre et de refuge pour diverses créatures, tandis que leurs figues attirent une variété d'animaux, y compris les oiseaux, les insectes et les petits mammifères. Cette symbiose contribue à renforcer la chaîne alimentaire et à promouvoir la biodiversité.

L'Enrichissement de la Diversité Végétale

Intégrer des figuiers dans un jardin écologique renforce également la diversité végétale. Le figuier, avec ses différentes variétés, ajoute une dimension nouvelle et intéressante à la palette de plantes déjà présente. Son feuillage dense et ses caractéristiques de croissance uniques fournissent un habitat pour une variété d'insectes bénéfiques, créant un équilibre écologique propice à la santé du jardin.

La Fertilisation Naturelle et le Cycle de Vie

Les figuiers contribuent à la fertilité du sol grâce à la décomposition de leurs feuilles et de leurs fruits tombés. Cela nourrit le sol en libérant des éléments nutritifs essentiels pour la croissance des autres plantes. En fournissant une source de matière organique, les figuiers participent au cycle naturel de la vie dans le jardin écologique.

L'Économie de l'Eau et la Résilience

Certains figuiers, comme le figuier de Barbarie (Opuntia), sont adaptés aux environnements arides et peuvent survivre avec peu d'eau. En les intégrant dans un jardin écologique, les propriétaires peuvent économiser de l'eau tout en ajoutant une touche esthétique et une valeur écologique. Leurs capacités de résistance aux conditions difficiles renforcent également la durabilité du jardin.

L'Éducation et la Sensibilisation

Les figuiers, avec leur histoire culturelle riche et leur contribution écologique, peuvent également être utilisés comme outils éducatifs. Ils offrent une opportunité aux visiteurs du jardin de découvrir la diversité botanique et d'apprendre sur les écosystèmes locaux. Les figuiers deviennent ainsi des ambassadeurs de la durabilité et de la préservation de l'environnement.

Les figuiers, avec leur rôle vital dans la création d'écosystèmes durables, deviennent des acteurs clés dans les jardins écologiques. Leur présence favorise la biodiversité, soutient la fertilité du sol et renforce la résilience face aux changements environnementaux. En intégrant ces arbres emblématiques dans les jardins écologiques, les passionnés d'écologie créent des espaces où la beauté naturelle, la diversité biologique et la coexistence harmonieuse se rencontrent, célébrant ainsi une vision de durabilité et de respect envers la Terre.

Chapitre 131 : La Figue et les Pratiques de Guérison Amérindiennes : Lien Ancien entre Nature et Santé

Les peuples amérindiens ont longtemps entretenu une relation profonde avec la nature, utilisant les plantes et les ressources naturelles pour maintenir leur santé et leur bien-être. Parmi ces ressources, la figue a occupé une place particulière en tant que source de nourriture, de médecine traditionnelle et de symbole spirituel. La figue a été intégrée aux pratiques de guérison amérindiennes, illustrant ainsi la profonde connexion entre les traditions indigènes et la nature.

La Figue en tant que Nourriture et Médecine

Pour les peuples amérindiens, la figue n'était pas seulement un fruit délicieux, mais aussi une source de nutriments essentiels. Les figues fournissaient des vitamines, des minéraux et des fibres nécessaires à une alimentation équilibrée. De plus, elles étaient utilisées à des fins médicinales. Les figues ont été reconnues pour leurs propriétés digestives, leurs effets anti-inflammatoires et leur capacité à soutenir le système immunitaire.

La Figuier dans la Spiritualité Amérindienne

Le figuier occupait également une place importante dans la spiritualité amérindienne. Certaines tribus considéraient l'arbre comme sacré et le vénéraient pour sa force et sa vitalité. Les figuiers étaient parfois utilisés comme points de repère dans le paysage spirituel et étaient associés à des histoires et à des cérémonies rituelles. Le figuier incarnait la connexion profonde entre les êtres humains, la terre et le cosmos.

Les Pratiques de Guérison

Les feuilles, les racines et les fruits du figuier étaient utilisés dans diverses pratiques de guérison. Les amérindiens utilisaient les feuilles pour préparer des infusions, croyant en leurs propriétés curatives pour soulager les maux digestifs, les inflammations et même les problèmes respiratoires. Les racines étaient parfois transformées en cataplasmes pour apaiser les douleurs musculaires. Les figues fraîches étaient également considérées comme un aliment bénéfique pour le corps.

La Transmission du Savoir

La connaissance des propriétés médicinales de la figue et des méthodes de guérison était transmise de génération en génération au sein des communautés amérindiennes. Les aînés partageaient leurs connaissances avec les plus jeunes, garantissant ainsi la préservation de ces pratiques traditionnelles. Cette transmission orale et pratique contribuait à maintenir vivantes les coutumes et les croyances indigènes.

La Résonance Contemporaine

Aujourd'hui, alors que les traditions amérindiennes sont maintenues et respectées, la figue continue de jouer un rôle dans certaines pratiques de guérison parmi les communautés autochtones. Bien que l'accès aux ressources traditionnelles puisse varier, la figue continue d'être un rappel puissant de la sagesse ancestrale et de la capacité de la nature à soutenir la santé et le bien-être humains.

La figue, avec sa double nature de nourriture et de médecine, a joué un rôle important dans les pratiques de guérison des peuples amérindiens. Elle incarne la relation profonde entre les traditions autochtones et la nature, illustrant comment les plantes peuvent être des alliées essentielles dans la recherche de la santé et du bien-être. En explorant le rôle de la figue dans les pratiques de guérison amérindiennes, nous célébrons la richesse de la sagesse indigène et le pouvoir de la nature en tant que guérisseur.

Chapitre 132 : **La Culture du Figuier en Zone Urbaine Restreinte : L'Art de Tirer le Meilleur d'un Espace Limité**

Dans les zones urbaines où l'espace est souvent un luxe, la culture du figuier peut sembler un défi. Cependant, avec des connaissances adaptées et des techniques créatives, il est possible de cultiver ces arbres fruitiers emblématiques même dans les espaces restreints. Examinons les stratégies et les astuces pour cultiver avec succès des figuiers dans des environnements urbains limités, et comment cette pratique contribue à l'enrichissement de la vie urbaine.

Choisir des Variétés Adaptées

Lorsqu'on cultive des figuiers en zones urbaines restreintes, le choix des variétés est crucial. Optez pour des variétés naines ou compactes qui conviennent aux espaces plus petits. Les figuiers en pot ou greffés sur des porte-greffes nains peuvent être des options idéales pour une culture en conteneurs sur les balcons, les terrasses ou même les rebords de fenêtre.

Conteneurs et Espaliers

L'utilisation de conteneurs adaptés à la culture du figuier offre une flexibilité précieuse dans les espaces urbains. Les figuiers en pots peuvent être déplacés en fonction de la lumière et des conditions saisonnières. De plus, les figuiers peuvent être formés en forme d'espalier contre les murs ou les clôtures, optimisant l'utilisation de l'espace vertical.

Conditions de Croissance Optimal

Assurez-vous de fournir les conditions de croissance optimales pour vos figuiers en zones urbaines. Choisissez des endroits bien ensoleillés, où les arbres peuvent recevoir au moins 6 heures de lumière directe du soleil par jour. Les figuiers ont besoin d'un sol bien drainé et d'une alimentation équilibrée pour prospérer. Les conteneurs nécessitent une attention particulière à l'arrosage et à la fertilisation.

Taille et Formation

La taille est un élément essentiel de la culture du figuier en zone urbaine restreinte. Les figuiers peuvent être taillés pour maintenir leur taille compacte et encourager une forme spécifique, comme l'espalier. La taille régulière stimule également la production de fruits et prévient les problèmes liés à l'encombrement.

Protection Hivernale

Dans les zones où les hivers sont rigoureux, il est important de protéger les figuiers des températures froides. Les figuiers en pot peuvent être déplacés à l'intérieur pendant la saison hivernale. Pour les figuiers en pleine terre, utilisez des paillis épais autour de la base de l'arbre pour protéger les racines du gel.

Avantages pour la Vie Urbaine

La culture du figuier en zone urbaine restreinte apporte une série d'avantages pour la vie citadine. Outre la production de fruits délicieux, les figuiers ajoutent une touche de verdure et de beauté à l'environnement urbain. Ils offrent des espaces de détente et de méditation, et encouragent la connexion avec la nature même dans les endroits les plus densément peuplés.

La culture du figuier en zone urbaine restreinte peut sembler exigeante, mais avec la bonne approche, elle est tout à fait réalisable. En choisissant des variétés adaptées, en utilisant des conteneurs et des techniques d'espallier, et en fournissant les soins nécessaires, les passionnés de jardinage urbain peuvent profiter des délices des figues même dans les espaces les plus restreints. Cette pratique apporte non seulement des récoltes savoureuses, mais elle ajoute également une touche naturelle à la vie urbaine, renforçant ainsi la connexion entre l'homme et la nature au cœur des villes.

Chapitre 133 : **La Multiplication des Figuiers par Greffage en Fente : L'Art de Perpétuer la Tradition**

Le greffage en fente est une technique de multiplication vénérée qui permet aux jardiniers de perpétuer leurs variétés préférées de figuiers tout en préservant leurs caractéristiques uniques. Cette méthode millénaire offre un moyen fiable de propager les figuiers, tout en permettant aux jardiniers de créer de nouvelles combinaisons de racines et de greffons.

Un Lien Historique Ancien

Le greffage en fente a été utilisé pendant des siècles pour propager différentes espèces de plantes, y compris les figuiers. Cette technique a été transmise de génération en génération, devenant une partie intégrante de la tradition horticole. Elle a permis aux jardiniers de préserver et de partager leurs variétés favorites, garantissant ainsi la diversité et la pérennité des figuiers dans les jardins.

Les Avantages du Greffage en Fente

Le greffage en fente offre plusieurs avantages. Il permet aux jardiniers de conserver les caractéristiques souhaitables d'une variété spécifique, tels que la taille, la saveur et la résistance aux maladies. De plus, cette technique permet de raccourcir le temps nécessaire pour qu'un jeune figuier atteigne la maturité et commence à produire des fruits. Le greffage en fente offre également un contrôle précis sur le processus de multiplication, permettant aux jardiniers de choisir des porte-greffes adaptés aux conditions locales.

Étapes du Greffage en Fente

1. **Sélection des Greffons et du Porte-greffe :** Choisissez un porte-greffe sain et vigoureux ainsi que des greffons provenant d'un figuier mature et productif.

2. **Préparation du Greffon :** Coupez un greffon de la branche du figuier mère, en veillant à ce qu'il ait plusieurs bourgeons.

3. **Préparation du Porte-greffe :** Réalisez une incision en forme de fente sur le porte-greffe, près du sol. La fente doit être propre et précise.

4. **Insérer le Greffon :** Insérez soigneusement le greffon dans la fente du porte-greffe, en veillant à ce que les couches internes correspondent.

5. **Ligature et Protection :** Utilisez une ligature pour maintenir le greffon en place. Appliquez un mastic ou un ruban de greffage pour protéger la zone de greffage.

6. **Entretien :** Placez le jeune greffon dans des conditions de croissance optimales. Gardez le sol humide et évitez tout stress excessif.

7. **Élimination des Pousses Indésirables :** Au fur et à mesure que le greffon grandit, éliminez les pousses indésirables qui émergent du porte-greffe.

La Transmission de la Connaissance

Le greffage en fente transcende le simple acte de multiplication. Il représente la transmission de connaissances entre générations, chaque jardinier apprenant des aînés et ajoutant sa propre expérience à la tradition. Cette technique honore l'histoire des figuiers et contribue à leur avenir, en préservant la richesse génétique et la diversité des variétés.

Le greffage en fente est bien plus qu'une technique de multiplication des figuiers. C'est un acte de préservation, de transmission de la tradition et de création d'avenir. Les jardiniers qui maîtrisent cette méthode honorent les générations passées tout en laissant leur propre empreinte sur les figuiers à venir. C'est un hommage à la symbiose entre la nature et la main de l'homme, qui a permis aux figuiers de prospérer et d'enrichir nos jardins et nos vies depuis des siècles.

Chapitre 134 : **Les Figuiers dans les Jardins de Toit Verts : Une Élégante Fusion entre Nature et Urbanité**

Les jardins de toit verts ont gagné en popularité dans les zones urbaines densément peuplées, offrant une oasis de verdure au cœur de l'urbanité. Intégrer des figuiers dans ces espaces élevés ajoute une nouvelle dimension à cette tendance, offrant non seulement l'esthétique séduisante des figuiers, mais également les avantages écologiques et la connexion naturelle qu'ils apportent. Les figuiers s'intègrent harmonieusement dans les jardins de toit verts, en enrichissant l'expérience urbaine tout en favorisant la durabilité.

La Montée des Jardins de Toit Verts

Les jardins de toit verts sont bien plus que des aménagements esthétiques. Ils jouent un rôle vital dans la régulation de la température urbaine, l'amélioration de la qualité de l'air et la gestion des eaux pluviales. Ils fournissent également des espaces de détente, de loisirs et même de jardinage, ce qui est essentiel dans les environnements urbains où l'espace au sol est limité. L'intégration de la nature en hauteur offre une expérience renouvelée de la vie citadine.

L'Élégance des Figuiers

Les figuiers apportent une touche méditerranéenne intemporelle aux jardins de toit verts. Leurs feuilles luxuriantes créent une atmosphère rafraîchissante et relaxante, tandis que les fruits juteux ajoutent une palette de couleurs et de saveurs. Les figuiers sont également parfaits pour la taille en espalier, ce qui en fait un choix idéal pour maximiser l'utilisation de l'espace vertical dans les jardins en hauteur.

Avantages Environnementaux

L'intégration de figuiers dans les jardins de toit verts apporte une série d'avantages environnementaux. Leurs feuilles contribuent à la régulation thermique en fournissant de l'ombre et en réduisant la chaleur radiante. De plus, les figuiers absorbent le CO_2 et émettent de l'oxygène, contribuant ainsi à améliorer la qualité de l'air. En ajoutant des couches de végétation, les figuiers aident à filtrer les polluants atmosphériques et à atténuer les effets des îlots de chaleur urbains.

Connexion avec la Nature en Hauteur

Les jardins de toit verts offrent aux habitants des moments précieux de connexion avec la nature en plein cœur de la ville. La présence des figuiers ajoute une dimension organique et vivante à cet espace, encourageant les

citadins à se connecter avec les cycles naturels de la croissance et de la récolte.
La possibilité de cultiver des figuiers sur les toits rapproche la production
alimentaire du consommateur, favorisant ainsi une appréciation accrue de la
provenance des aliments.

Conservation de la Biodiversité Urbaine

L'intégration de figuiers dans les jardins de toit verts contribue à la
conservation de la biodiversité en milieu urbain. Les figuiers fournissent un
habitat pour diverses espèces d'insectes, d'oiseaux et d'autres petites créatures,
renforçant ainsi l'équilibre écologique de l'environnement urbain. Les jardins
de toit verts avec figuiers deviennent ainsi des havres de biodiversité dans les
déserts de béton.

Les figuiers, avec leur élégance intemporelle et leurs avantages
environnementaux, trouvent leur place naturelle dans les jardins de toit verts.
En intégrant ces arbres fruitiers emblématiques dans des espaces urbains en
hauteur, nous renforçons la connexion entre la nature et la vie citadine. Les
figuiers apportent une touche méditerranéenne et un lien vital avec la terre,
transformant les toits en havres de paix verdoyants et en réservoirs de
durabilité.

Chapitre 135 : **La Figue dans les Remèdes Traditionnels Asiatiques : Un Trésor de Bienfaits pour la Santé**

Depuis des millénaires, les remèdes traditionnels asiatiques ont puisé dans les
richesses de la nature pour promouvoir la santé et le bien-être. La figue, avec
ses propriétés médicinales diverses, a occupé une place de choix dans ces
pratiques ancestrales.

Une Source de Nutriments Essentiels

Les figues ont été reconnues depuis longtemps dans les remèdes traditionnels
asiatiques pour leur valeur nutritionnelle. Riches en fibres, en minéraux tels
que le potassium, le calcium et le magnésium, ainsi qu'en vitamines, les figues
sont une source précieuse de nutriments essentiels pour le corps. Ces éléments

nutritifs soutiennent la santé cardiaque, la digestion et la santé osseuse, ce qui en fait une composante clé de nombreux remèdes naturels.

L'équilibre Yin et Yang

Dans la médecine traditionnelle chinoise, l'équilibre entre le Yin et le Yang est fondamental pour maintenir la santé. Les figues, avec leur saveur douce et fraîche, sont souvent considérées comme Yin, ce qui signifie qu'elles ont un effet rafraîchissant sur le corps. Elles sont utilisées pour contrer l'excès de chaleur interne, calmer l'agitation et apaiser les irritations cutanées. Les figues sont également associées au rein et à la rate dans la médecine chinoise, soutenant ainsi la santé digestive et rénale.

La Figue dans l'Ayurveda

Dans l'ayurveda, le système de médecine traditionnelle de l'Inde, les figues sont reconnues pour leurs qualités rafraîchissantes et apaisantes. Elles sont utilisées pour réduire la chaleur et l'inflammation dans le corps, en particulier pendant les périodes chaudes de l'année. Les figues sont également considérées comme un tonique pour le système digestif et sont souvent recommandées pour traiter les problèmes de constipation.

Un Remède pour les Maux Respiratoires

Dans de nombreuses cultures asiatiques, les figues ont été utilisées pour traiter les maux respiratoires tels que la toux et les infections des voies respiratoires. Le sirop de figue est préparé en faisant mijoter les figues dans l'eau avec du miel ou du sucre, puis en filtrant le liquide. Ce sirop est souvent utilisé comme remède naturel pour apaiser la gorge irritée et soulager la toux.

Antioxydants et Santé Immunitaire

Les figues sont riches en antioxydants tels que les polyphénols, qui aident à neutraliser les radicaux libres et à protéger les cellules contre les dommages oxydatifs. Cette capacité antioxydante renforce le système immunitaire et peut aider à prévenir les maladies chroniques. Les figues ont également montré des propriétés anti-inflammatoires, ce qui les rend bénéfiques pour diverses affections inflammatoires.

La figue, avec sa richesse en nutriments, son équilibre Yin et Yang, et ses bienfaits médicinaux divers, joue un rôle significatif dans les remèdes traditionnels asiatiques. Des cultures variées ont incorporé la figue dans leurs pratiques de guérison, reconnaissant ses propriétés apaisantes, antioxydantes et nutritives. En tant que trésor naturel de la santé, la figue continue de rayonner dans les remèdes traditionnels asiatiques, offrant ses bienfaits précieux aux générations actuelles et futures.

Chapitre 136 : **La Culture du Figuier dans les Zones Arides : Une Odyssée de Résilience et de Survie**

La culture du figuier dans les zones arides est un exemple captivant de la manière dont la nature et l'homme peuvent collaborer pour créer une symbiose durable. Les figuiers, avec leur capacité à prospérer dans des conditions difficiles, incarnent la résilience de la vie végétale face à l'adversité climatique. Ce chapitre explore l'art et la science de la culture du figuier dans les zones arides, mettant en évidence les défis uniques, les stratégies innovantes et les récompenses qui en découlent.

Adaptation aux Contraintes Arides

Les figuiers ont évolué pour s'adapter aux environnements arides, développant des caractéristiques physiologiques et morphologiques qui leur permettent de survivre dans des conditions de sécheresse. Leur feuillage dense et lustré réduit la perte d'eau par évaporation, tandis que leurs racines profondes explorent les nappes phréatiques pour puiser de l'humidité. Ces adaptations leur permettent de résister aux rigueurs du climat aride, faisant d'eux des symboles de résistance et de ténacité.

Gestion de l'Eau

Dans les zones arides, la gestion de l'eau est essentielle pour cultiver des figuiers prospères. Les systèmes d'irrigation goutte à goutte, l'utilisation d'eaux recyclées et la collecte des eaux pluviales sont des techniques vitales pour maintenir l'humidité du sol. Les méthodes traditionnelles, telles que la construction de bassins de rétention pour recueillir l'eau de pluie, sont souvent utilisées pour maximiser l'efficacité de l'irrigation et réduire le gaspillage.

Fertilisation et Amendements du Sol

La fertilité du sol dans les zones arides peut être un défi majeur. Les figuiers bénéficient de sols bien drainés, riches en matière organique et en nutriments. L'apport de compost, de fumier et de matériaux organiques aide à améliorer la structure du sol et à retenir l'humidité. Des pratiques de fertilisation équilibrées, adaptées aux besoins spécifiques du figuier, sont essentielles pour soutenir la croissance saine de l'arbre.

Protection Contre les Extrêmes Climatiques

Les figuiers des zones arides doivent faire face à des extrêmes climatiques, tels que des températures élevées pendant la journée et des baisses significatives la nuit. La plantation de figuiers près de bâtiments ou de structures peut offrir une certaine protection contre le vent et créer des microclimats plus favorables. L'utilisation de paillis organiques autour des arbres aide à conserver l'humidité du sol et à protéger les racines contre les températures extrêmes.

Récompenses de la Culture du Figue en Zone Aride

La culture du figuier dans les zones arides présente des récompenses significatives. Les figuiers fournissent une source de nourriture précieuse dans des régions où les ressources alimentaires peuvent être limitées. Leur ombre dense offre un refuge contre le soleil brûlant, créant des espaces agréables pour la détente et la socialisation. De plus, les figuiers contribuent à la régénération des écosystèmes arides en améliorant la qualité du sol et en favorisant la biodiversité.

La culture du figuier dans les zones arides est une illustration vivante de la capacité de la nature à s'adapter et de l'ingéniosité humaine à tirer parti des ressources locales. Les figuiers résistants incarnent la persévérance face aux défis climatiques, tout en offrant des bénéfices écologiques et nutritionnels. Dans un monde confronté à des changements climatiques et à des contraintes environnementales croissantes, l'art de cultiver des figuiers dans les zones arides rappelle l'importance de la collaboration entre l'homme et la nature pour créer un avenir durable.

Chapitre 137 : **La Multiplication des Figuiers par Greffage de Rameau : L'Art de la Perpétuation Végétale**

La multiplication des figuiers par greffage de rameau est une technique traditionnelle et éprouvée qui permet de préserver les caractéristiques désirables d'un figuier particulier tout en accélérant sa croissance et sa propagation. Cette méthode experte, mélange d'habileté et de science, révèle l'ingéniosité de l'homme à imiter les processus naturels de reproduction végétale pour créer des arbres forts et productifs.

La Science du Greffage de Rameau

Le greffage de rameau, également connu sous le nom de greffage à l'anglaise, implique l'union d'un rameau de la variété de figuier souhaitée (appelé le greffon) sur un porte-greffe compatible. Le succès de cette technique dépend de l'alignement précis des tissus vasculaires entre le greffon et le porte-greffe, ce qui permet aux nutriments et à l'eau de circuler efficacement.

Sélection des Greffons et des Porte-greffes

La clé du succès du greffage de rameau réside dans le choix judicieux des greffons et des porte-greffes. Les greffons sont prélevés sur des figuiers matures et en bonne santé, idéalement pendant leur période de dormance. Les porte-greffes, qui peuvent être des semis ou des plants de figuiers sauvages, doivent être compatibles avec la variété de greffon. Cette compatibilité garantit un bon contact et une croissance harmonieuse.

Les Étapes du Greffage

La procédure de greffage de rameau suit généralement ces étapes : d'abord, une coupe précise est faite sur le porte-greffe, créant une surface plane. Ensuite, un greffon est prélevé, taillé en biais pour maximiser la surface de contact. Les deux sections sont assemblées de manière à ce que les cambiums (couches vasculaires) coïncident, assurant ainsi un flux continu de sève.

Types de Greffage de Rameau

Il existe plusieurs méthodes de greffage de rameau, notamment le greffage en fente, le greffage en écusson, et le greffage en couronne. Chacune de ces techniques a ses avantages et ses limites, mais elles visent toutes à réaliser une union solide entre le greffon et le porte-greffe.

Résultats et Avantages

Le greffage de rameau permet de multiplier rapidement des figuiers ayant des caractéristiques spécifiques, telles que la saveur des fruits, la résistance aux maladies ou la croissance vigoureuse. Cette méthode favorise également une croissance plus rapide et une production précoce de fruits par rapport à la culture à partir de graines. En préservant les caractéristiques génétiques d'une variété précieuse, le greffage de rameau contribue à la diversité des figuiers cultivés.

Héritage Végétal

Le greffage de rameau transcende le temps et relie les générations en permettant la transmission d'arbres précieux d'une génération à l'autre. Les variétés spéciales et les savoir-faire de greffage sont préservés, ce qui garantit que des arbres aux qualités exceptionnelles continueront de prospérer. Ce processus de perpétuation végétale représente une forme d'héritage culturel et naturel qui lie les jardiniers, les arboriculteurs et les amoureux de la nature à un passé enrichissant.

Le greffage de rameau pour la multiplication des figuiers est une expression de l'ingéniosité humaine et de l'amour pour la nature. En combinant la connaissance botanique avec la précision technique, cette méthode permet la propagation rapide et efficace des variétés de figuiers désirées. En célébrant et en préservant ces arbres exceptionnels, le greffage de rameau assure la pérennité des arbres fruitiers uniques et contribue à la richesse du patrimoine végétal.

Chapitre 138 : **La Figue et les Soins Naturels pour les Animaux : Une Alliance Bienfaisante**

Depuis des siècles, la figue a été reconnue pour ses bienfaits nutritionnels et médicinaux pour les humains. Cependant, son influence bénéfique s'étend également au règne animal. De la nourriture aux remèdes naturels, les figues ont trouvé leur place dans les soins pour les animaux domestiques et d'élevage.

Alimentation Saine et Naturelle

Les figues constituent un ajout nutritif et savoureux à l'alimentation des animaux. Riches en fibres, en vitamines et en minéraux, elles offrent des bienfaits pour la digestion, le système immunitaire et la santé générale. Donner des figues aux animaux domestiques, comme les chiens et les chevaux, peut contribuer à une alimentation variée et équilibrée.

Remèdes Naturels pour la Santé Animale

Les figues sont également utilisées dans la médecine vétérinaire naturelle. Par exemple, les figues séchées peuvent être utilisées pour traiter la constipation chez les animaux domestiques. Leur teneur en fibres favorise le transit intestinal régulier. Les propriétés antioxydantes des figues peuvent également aider à renforcer le système immunitaire des animaux, tout comme elles le font pour les humains.

Prévention et Gestion des Problèmes de Peau

La figue a des propriétés apaisantes et anti-inflammatoires qui peuvent être bénéfiques pour la peau des animaux. Les préparations à base de figues peuvent être utilisées pour calmer les démangeaisons, les irritations et les éruptions cutanées chez les animaux présentant des problèmes dermatologiques. Les enzymes naturelles présentes dans les figues peuvent contribuer à la cicatrisation des plaies mineures.

Soins Holistiques pour les Animaux d'Élevage

Les agriculteurs et les éleveurs reconnaissent également les avantages des figues pour le bétail. Les figues peuvent être utilisées comme compléments alimentaires pour améliorer la santé générale du bétail. Les propriétés digestives et anti-inflammatoires des figues peuvent aider à maintenir la santé intestinale des animaux d'élevage, réduisant ainsi le besoin de recourir à des médicaments chimiques.

Respect de l'Environnement

L'utilisation de la figue dans les soins naturels pour les animaux s'inscrit dans une démarche respectueuse de l'environnement. Les méthodes naturelles et biologiques pour la santé animale minimisent l'utilisation de produits chimiques nocifs, ce qui est bénéfique à la fois pour les animaux et pour l'écosystème environnant.

La figue est un exemple éloquent de la façon dont la nature offre une abondance de ressources bénéfiques pour la santé et le bien-être des animaux. Des compléments nutritionnels aux remèdes pour la peau et la digestion, la figue a prouvé son potentiel dans les soins naturels pour les animaux domestiques et d'élevage. En intégrant cette délicieuse et nourrissante friandise dans les soins pour les animaux, les propriétaires et les éleveurs adoptent une approche holistique qui favorise la santé et la vitalité à long terme.

Chapitre 139 : **Les Figuiers dans les Jardins Éducatifs : Cultiver le Savoir au Fil des Saisons**

Les jardins éducatifs jouent un rôle vital dans l'apprentissage et la sensibilisation à l'environnement, à l'agriculture durable et à la nature. Parmi les diverses plantes qui trouvent leur place dans ces jardins, le figuier occupe une position particulièrement enrichissante. Cultiver des figuiers dans les jardins éducatifs va au-delà de la simple culture végétale – c'est une opportunité d'enseigner aux générations futures la valeur de la nature, la beauté de la diversité botanique et les liens profonds entre l'homme et la terre.

Leçons sur la Biologie et l'Écologie

La culture des figuiers dans les jardins éducatifs offre une occasion unique d'enseigner aux étudiants la biologie des plantes, y compris la pollinisation, la croissance, la propagation et les cycles de vie. Les figuiers sont particulièrement adaptés pour illustrer les concepts d'interactions écologiques, de mutualisme entre les plantes et les pollinisateurs, et de la dépendance de nombreux animaux aux fruits produits par les figuiers.

Apprentissage Pratique de l'Agriculture Durable

Les figuiers, étant robustes et peu exigeants en matière de soins, sont idéaux pour initier les étudiants à l'agriculture durable. En impliquant les étudiants dans la plantation, la taille, l'arrosage et la récolte des figuiers, les éducateurs peuvent enseigner les principes de la gestion des ressources naturelles, de la préservation de la biodiversité et de l'utilisation responsable de l'eau et des nutriments.

Découverte de la Culture et de l'Histoire

Cultiver des figuiers dans les jardins éducatifs offre également l'opportunité d'explorer les aspects culturels et historiques de cette plante. Les étudiants peuvent apprendre comment les figuiers ont été cultivés et utilisés dans différentes sociétés à travers le temps. Ils peuvent découvrir les traditions culinaires, les coutumes et les mythes associés aux figuiers dans diverses cultures à travers le monde.

Sensibilisation à l'Alimentation Saine

Les figues, riches en nutriments, en fibres et en antioxydants, peuvent être utilisées pour sensibiliser les étudiants à l'importance d'une alimentation saine et équilibrée. En intégrant les figues dans les programmes éducatifs sur la nutrition, les enseignants peuvent montrer aux étudiants comment les choix alimentaires peuvent influencer leur santé et leur bien-être.

Favoriser l'Appréciation de la Nature

La culture des figuiers dans les jardins éducatifs permet aux étudiants de se connecter plus profondément avec la nature. En observant la croissance des figuiers, en admirant leurs feuilles et leurs fruits, les étudiants développent une compréhension et une appréciation plus profondes de la beauté et de la complexité du monde naturel qui les entoure.

Les figuiers dans les jardins éducatifs incarnent la fusion parfaite entre l'apprentissage pratique, la sensibilisation environnementale et la découverte culturelle. En offrant aux étudiants la possibilité de cultiver, d'observer et d'interagir avec ces arbres exceptionnels, les éducateurs ouvrent des portes vers un apprentissage enrichissant et engageant. Les leçons tirées de la culture des figuiers dans les jardins éducatifs vont bien au-delà des compétences horticoles - elles façonnent les esprits et les cœurs des étudiants en tant que gardiens responsables de la planète, du savoir et de la beauté de la nature.

Chapitre 140 : **La Figue et les Techniques de Lutte Biologique Contre les Parasites : Une Approche Naturelle pour la Protection des Cultures**

La lutte contre les parasites et les ravageurs est l'un des défis majeurs de l'agriculture moderne. Alors que de nombreux agriculteurs se tournent vers des méthodes chimiques pour protéger leurs cultures, une alternative plus respectueuse de l'environnement et de la santé humaine émerge : la lutte biologique. Dans ce contexte, le figuier se distingue comme un allié précieux grâce à ses propriétés intrinsèques qui favorisent la régulation naturelle des populations de parasites. La relation entre la figue et les techniques de lutte biologique, mettent en lumière les avantages de cette approche pour la durabilité agricole.

Favoriser la Biodiversité et l'Équilibre Écologique

Les figuiers, en tant qu'habitat naturel et ressource alimentaire pour une variété d'animaux, attirent une multitude d'espèces. Les oiseaux, les chauves-souris et les insectes prédateurs trouvent refuge dans les figuiers, créant ainsi un écosystème diversifié qui favorise la régulation naturelle des populations de parasites. Les figuiers agissent comme des "hôtels" biologiques, attirant les prédateurs des parasites, ce qui contribue à maintenir un équilibre écologique dans les champs.

Attractif pour les Prédateurs Naturels

Les figues produisent des composés volatils qui attirent les insectes prédateurs tels que les guêpes parasitoïdes. Ces guêpes sont connues pour parasiter les larves de nombreux parasites agricoles, tels que les pucerons et les chenilles. En cultivant des figuiers près des cultures vulnérables, les agriculteurs peuvent encourager la présence de ces guêpes, réduisant ainsi la pression des ravageurs.

Créer des Zones de Refuge pour les Prédateurs

Les figuiers peuvent également servir de zones de refuge pour les prédateurs naturels. Ces arbres offrent des abris et des lieux de reproduction pour les insectes utiles qui se nourrissent des parasites. Les figuiers agissent ainsi comme des oasis biologiques au sein des cultures, favorisant la reproduction et la préservation des prédateurs naturels.

Réduction de l'Utilisation de Pesticides

L'utilisation de techniques de lutte biologique impliquant les figuiers peut réduire la dépendance aux pesticides chimiques. En encourageant la présence de prédateurs naturels, les agriculteurs peuvent maintenir des populations de ravageurs à des niveaux acceptables sans avoir recours à des produits chimiques potentiellement nocifs pour l'environnement et la santé humaine.

Éducation et Sensibilisation

La combinaison de la culture de figuiers et de l'utilisation de techniques de lutte biologique peut également être une opportunité d'éducation pour les agriculteurs. En apprenant à observer les interactions entre les figuiers, les parasites et les prédateurs, les agriculteurs peuvent acquérir une compréhension plus profonde de l'écologie agricole et des moyens de favoriser la santé des cultures de manière durable.

La figue, avec ses propriétés qui encouragent la biodiversité et la présence de prédateurs naturels, s'intègre parfaitement dans les approches de lutte biologique contre les parasites. En utilisant les figuiers comme outil pour créer des écosystèmes équilibrés dans les champs, les agriculteurs peuvent réduire leur dépendance aux pesticides chimiques tout en préservant la santé des cultures et de l'environnement. Cette alliance entre la figue et les techniques de lutte biologique illustre l'importance de travailler avec la nature pour garantir une agriculture durable et résiliente.

Chapitre 141 : La Culture du Figuier en Potager Urbain : Élever la Nature au Cœur de la Ville

À mesure que les espaces urbains se développent et s'intensifient, les potagers urbains deviennent de véritables oasis de verdure au sein de l'environnement citadin. Parmi les plantes qui trouvent leur place dans ces jardins urbains, le figuier brille par sa capacité à apporter une touche méditerranéenne et une récolte savoureuse à ces espaces restreints. Cultiver des figuiers en potager urbain ne se limite pas seulement à l'aspect pratique de la production alimentaire, mais renforce également la connexion entre les citadins et la nature, tout en invitant un morceau de la campagne au cœur de la ville.

L'Adaptabilité Urbaine du Figuier

Le figuier est une plante parfaitement adaptée à la culture en potager urbain. Sa croissance lente et sa taille modérée en font un choix idéal pour les petits espaces. Avec des soins appropriés, un figuier peut prospérer dans un pot, produisant des feuilles luxuriantes et des fruits succulents, apportant une touche de verdure à l'environnement urbain.

Favoriser la Biodiversité Urbaine

La culture du figuier dans les potagers urbains offre une opportunité précieuse de promouvoir la biodiversité en milieu citadin. Les figuiers attirent une variété d'insectes pollinisateurs, d'oiseaux et d'autres petits animaux, créant ainsi un mini-écosystème au cœur de la ville. Cette biodiversité contribue à l'équilibre écologique et à la résilience des écosystèmes urbains.

Éducation Environnementale et Sensibilisation

La présence de figuiers dans les potagers urbains peut également jouer un rôle essentiel dans l'éducation environnementale. Les citadins, en observant le cycle de vie des figuiers, de la floraison à la récolte, peuvent acquérir une compréhension plus profonde des processus naturels. Cela favorise la sensibilisation à la nature et encourage une attitude plus respectueuse envers l'environnement.

Engagement Communautaire et Bien-Être

La culture des figuiers dans les potagers urbains peut renforcer le sentiment de communauté parmi les habitants locaux. Les espaces de jardinage partagés offrent un lieu de rassemblement où les gens peuvent interagir, échanger des connaissances et partager des récoltes. La participation active à la culture des figuiers peut également améliorer le bien-être mental en offrant aux citadins une échappatoire paisible à la frénésie urbaine.

Les Défis et les Récompenses

Cependant, il convient de noter que la culture des figuiers en potager urbain peut présenter des défis. Les soins réguliers, l'arrosage adéquat et la protection contre les parasites sont des aspects à prendre en compte pour garantir le succès de la culture. Malgré cela, les récompenses sont nombreuses. La satisfaction de récolter des figues fraîches dans un environnement urbain, la beauté ornementale des arbres et l'occasion d'éduquer et de sensibiliser la communauté en valent largement la peine.

La culture du figuier en potager urbain transcende le simple acte de cultiver des plantes. C'est une déclaration en faveur de la nature au milieu de l'urbanisation, une opportunité de rapprocher les citadins de l'environnement naturel et une façon d'embellir les espaces urbains. En plaçant les figuiers dans les potagers urbains, nous célébrons l'intersection entre la nature et la vie urbaine, rappelant aux citadins la richesse et la beauté du monde naturel, même au cœur de la ville.

Chapitre 142 : La Figue et les Méthodes de Conservation des Sols : Cultiver pour Protéger

La conservation des sols est l'un des piliers fondamentaux de l'agriculture durable. Les sols sains et fertiles sont essentiels pour maintenir la productivité agricole, préserver la biodiversité et atténuer les effets des changements climatiques. Dans cette quête pour protéger et restaurer nos précieuses ressources de sol, le figuier se profile comme un allié inattendu mais puissant.

Racines Fortes et Système Radiculaire Étendu

La culture du figuier présente des avantages uniques pour la conservation des sols grâce à son système racinaire profond et étendu. Les racines du figuier aident à stabiliser les sols et à prévenir l'érosion, en particulier dans les zones sujettes aux fortes pluies ou aux vents violents. Ces racines profondes jouent également un rôle crucial dans la prévention de l'appauvrissement des sols, car elles puisent des nutriments en profondeur et les ramènent à la surface.

Protection Contre l'Érosion

Les figuiers, plantés en rangées ou en haies, peuvent servir de barrières naturelles contre l'érosion. Leurs feuilles larges et denses créent un couvert végétal qui ralentit le ruissellement de l'eau et réduit le risque d'érosion du sol. En protégeant le sol contre l'érosion, les figuiers contribuent à maintenir la structure du sol et à préserver sa fertilité.

Amélioration de la Matière Organique du Sol

Les feuilles qui tombent des figuiers, riches en nutriments, se décomposent et forment une couche de matière organique sur le sol. Cette matière organique contribue à améliorer la structure du sol, à augmenter sa capacité de rétention d'eau et à favoriser l'activité microbienne bénéfique. En nourrissant le sol de manière naturelle, les figuiers soutiennent la santé générale de l'écosystème agricole.

Association Bénéfique avec d'Autres Cultures

La pratique d'intercaler des figuiers avec d'autres cultures peut également contribuer à la conservation des sols. Les figuiers, en tant qu'arbres pérennes, peuvent créer des microclimats plus stables, réduisant ainsi l'évaporation de l'eau du sol. Ils peuvent également jouer un rôle de brise-vent, protégeant les cultures sensibles aux vents violents et réduisant la perte d'humidité du sol.

Le figuier, avec sa nature robuste et son système racinaire puissant, se révèle être un acteur clé dans la préservation des sols. Dans une époque où les sols fertiles sont menacés par l'urbanisation, l'agriculture intensive et le changement climatique, l'intégration des figuiers dans les systèmes agricoles peut offrir des solutions précieuses pour la conservation des sols. Les figuiers illustrent ainsi la manière dont la symbiose entre les plantes et la terre peut créer un avenir plus durable et résilient pour notre agriculture et notre environnement.

Chapitre 143 : Les Soins Saisonniers pour un Figuier Sain : Nourrir, Protéger et Cultiver

La culture et l'entretien d'un figuier sain nécessitent une attention constante tout au long de l'année, adaptée aux changements saisonniers. De la taille au printemps à la protection hivernale, chaque saison apporte ses propres exigences pour maintenir la santé et la vitalité de cet arbre fruitier exceptionnel.

Printemps : Le Temps de la Croissance

Le printemps marque le début d'une nouvelle saison de croissance pour le figuier. C'est le moment de tailler les branches mortes, malades ou endommagées pour favoriser une croissance vigoureuse. Élaguer également les branches qui se croisent pour permettre une meilleure circulation de l'air et de la lumière. Durant cette période, l'application d'un engrais équilibré favorise le développement des nouveaux bourgeons et la formation des fruits.

Été : L'Épanouissement et la Récolte

En été, le figuier entre dans sa phase de floraison et de fructification. Durant cette période, il est important de maintenir un arrosage régulier pour éviter que le sol ne s'assèche trop, ce qui peut entraîner une chute prématurée des fruits. L'ajout d'une couche de paillis autour de la base du figuier aide à conserver l'humidité et à réduire la concurrence des mauvaises herbes.

Automne : Préparation pour l'Hiver

À l'approche de l'automne, le figuier commence à ralentir sa croissance. C'est le moment de cesser l'application d'engrais pour éviter une poussée de croissance tardive qui pourrait être vulnérable aux gelées. En revanche, le maintien d'un arrosage adéquat est important jusqu'à ce que l'arbre entre en dormance. La récolte des fruits mûrs se fait au fur et à mesure, en veillant à ne pas endommager les branches.

Hiver : Protection Contre le Froid

L'hiver est le moment où le figuier entre en dormance. Dans les régions aux hivers rigoureux, il peut être nécessaire de protéger l'arbre du froid en enveloppant les branches avec un matériau isolant ou en le couvrant d'une bâche. Il est également important de surveiller l'humidité du sol et de s'assurer qu'il ne devient pas trop sec.

Les soins saisonniers sont essentiels pour maintenir la santé et la productivité d'un figuier tout au long de l'année. En comprenant les besoins spécifiques de l'arbre à chaque saison, les jardiniers peuvent favoriser une croissance optimale, des récoltes abondantes et une résistance accrue aux maladies et aux stress environnementaux. Prendre soin d'un figuier de manière réfléchie et cohérente non seulement récompense les jardiniers avec des fruits savoureux, mais crée également une connexion profonde avec le rythme de la nature et les cycles de la vie végétale.

Chapitre 144 : La Culture du Figuier en Conditions de Sécheresse : Un Guide pour une Agriculture Résiliente

La sécheresse est devenue un défi majeur pour l'agriculture dans de nombreuses régions du monde. Face à des ressources en eau de plus en plus limitées et des conditions climatiques changeantes, les agriculteurs recherchent des solutions durables pour cultiver des cultures résistantes à la sécheresse. Dans ce contexte, le figuier se présente comme une option prometteuse grâce à sa capacité d'adaptation à des conditions de faible disponibilité en eau. Ce chapitre explore les stratégies et les pratiques de culture du figuier en conditions de sécheresse, mettant en avant son potentiel pour contribuer à la sécurité alimentaire et à la résilience des systèmes agricoles.

Adaptation Naturelle à la Sécheresse

Le figuier, originaire de régions méditerranéennes et arides, est naturellement adapté aux conditions de sécheresse. Ses feuilles épaisses et charnues lui permettent de stocker l'eau, lui conférant une capacité de résistance aux périodes de manque d'humidité. De plus, son système racinaire profond et étendu lui permet d'accéder à l'humidité en profondeur dans le sol, offrant une source d'eau vitale lorsque les couches superficielles sont sèches.

Choix de Variétés Résistantes

Pour cultiver avec succès des figuiers en conditions de sécheresse, le choix de variétés adaptées est essentiel. Certaines variétés sont mieux adaptées à des niveaux plus faibles d'humidité que d'autres. Les variétés locales et autochtones peuvent avoir développé une meilleure tolérance à la sécheresse au fil du temps, ce qui en fait des choix judicieux pour la culture dans des régions arides.

Gestion de l'Eau

La gestion efficace de l'eau est cruciale dans la culture du figuier en conditions de sécheresse. L'irrigation au goutte-à-goutte est une méthode recommandée, car elle délivre l'eau directement aux racines, minimisant le gaspillage et évitant l'évaporation excessive. Il est également important de pailler le sol autour du figuier pour réduire l'évaporation et conserver l'humidité.

Préparation du Sol et Fertilisation

Préparer le sol en amont est essentiel pour aider les figuiers à survivre et à prospérer en conditions de sécheresse. Enrichir le sol avec de la matière organique peut améliorer sa capacité à retenir l'humidité et à fournir des nutriments essentiels. Les engrais à libération lente ou les composts bien décomposés peuvent nourrir les figuiers de manière régulière sans créer de poussée de croissance excessive.

La culture du figuier en conditions de sécheresse illustre la capacité des plantes à s'adapter et à prospérer dans des environnements difficiles. Grâce à ses adaptations naturelles et à des pratiques de gestion appropriées, le figuier peut jouer un rôle important dans la sécurité alimentaire et la durabilité des systèmes agricoles dans des régions confrontées à des défis liés à la sécheresse. En favorisant la résilience des cultures face aux changements climatiques et à la diminution des ressources en eau, la culture du figuier montre comment la collaboration entre la nature et l'agriculture peut apporter des solutions pour un avenir plus durable.

Chapitre 145 : **La Figue et l'Utilisation de ses Feuilles comme Engrais Naturel : Une Approche Écologique de la Fertilisation**

Dans le monde de l'agriculture durable et respectueuse de l'environnement, l'utilisation de ressources naturelles pour fertiliser les sols est de plus en plus encouragée. Les feuilles de figuier, souvent négligées, cachent un potentiel étonnant en tant que source d'engrais naturel riche en nutriments. Les feuilles de figuier peuvent être collectées, préparées et utilisées comme engrais organique pour promouvoir la santé des sols et augmenter la fertilité des cultures.

La Valeur Nutritionnelle des Feuilles de Figuier

Les feuilles de figuier, riches en éléments nutritifs tels que l'azote, le phosphore et le potassium, constituent un excellent moyen de nourrir le sol de manière naturelle. L'azote, en particulier, est essentiel à la croissance des plantes et à la formation de protéines. Les feuilles contiennent également des minéraux comme le calcium, le magnésium et le fer, qui sont essentiels à la croissance saine des cultures.

Collecte et Préparation des Feuilles

Pour utiliser les feuilles de figuier comme engrais naturel, il est important de les collecter correctement. Choisissez des feuilles saines, non endommagées par les maladies ou les ravageurs. Après la chute des feuilles en automne, rassemblez-les et laissez-les sécher à l'ombre. Une fois sèches, les feuilles peuvent être déchiquetées pour faciliter leur incorporation dans le sol.

Utilisation en tant qu'Engrais

Les feuilles de figuier décomposent lentement dans le sol, libérant progressivement leurs nutriments au fil du temps. Elles peuvent être utilisées de différentes manières :

1. **Compostage** : Les feuilles de figuier peuvent être ajoutées à un tas de compost pour augmenter sa teneur en nutriments. Lorsque le compost se décompose, il peut être ajouté aux sols pour améliorer leur fertilité.

2. **Paillis** : Déposer une couche de feuilles déchiquetées autour des plantes agit comme un paillis naturel, aidant à conserver l'humidité, à empêcher la croissance des mauvaises herbes et à nourrir le sol à mesure que les feuilles se décomposent.

3. **Infusion** : Faire tremper les feuilles de figuier dans l'eau pendant plusieurs jours crée une infusion riche en nutriments. Cette solution peut être utilisée pour arroser les plantes, offrant une alimentation immédiate.

Avantages Écologiques et Économiques

L'utilisation des feuilles de figuier comme engrais naturel offre plusieurs avantages. Elle réduit la dépendance aux engrais chimiques, contribuant ainsi à la santé des sols et à la préservation de l'environnement. De plus, elle permet d'utiliser une ressource souvent négligée, ce qui réduit les coûts et minimise les déchets agricoles.

L'exploitation des feuilles de figuier en tant qu'engrais naturel constitue une approche respectueuse de l'environnement pour enrichir les sols et promouvoir la croissance des cultures. En adoptant cette pratique, les agriculteurs peuvent cultiver leurs terres de manière durable, en créant un écosystème équilibré où les déchets naturels nourrissent le sol, et le sol nourrit les plantes. La figue, souvent célébrée pour ses fruits délicieux, peut ainsi offrir une contribution précieuse à la fertilité des sols et à la prospérité des cultures.

Chapitre 146 : La Taille d'Été pour Favoriser la Fructification : Élément Clé de la Gestion des Figuiers

La taille est une pratique essentielle dans la culture des figuiers, jouant un rôle crucial dans leur santé, leur forme et leur capacité à produire des fruits abondants. Si la taille d'hiver est bien connue, la taille d'été est tout aussi importante, en particulier lorsqu'il s'agit de favoriser la fructification. Ce chapitre explore les principes et les avantages de la taille d'été pour encourager la production de figues, tout en maintenant la vitalité et la vigueur des arbres.

La Taille d'Été : Un Rôle Spécifique

La taille d'été diffère de la taille d'hiver, car elle vise principalement à gérer la croissance excessive et à diriger l'énergie de l'arbre vers la production de fruits. En été, les figuiers ont tendance à développer des pousses longues et vigoureuses. En taillant judicieusement pendant cette période, on peut contrôler la taille de l'arbre et favoriser le développement de bourgeons floraux qui se transformeront en délicieuses figues.

Principes de Base de la Taille d'Été

1. **Éclaircissage des Pousses** : Éliminez les pousses faibles, endommagées ou mal placées. Concentrez-vous sur la suppression des branches qui croisent ou se frottent, ce qui peut créer des zones propices aux maladies.

2. **Encouragement des Bourgeons Floraux** : Identifiez les pousses qui portent des bourgeons floraux pour la prochaine saison de fructification. Évitez de tailler excessivement ces zones, car cela risquerait d'éliminer les sites de production de fruits.

3. **Contrôle de la Croissance** : Réduisez la longueur des pousses excessivement longues pour encourager une croissance plus compacte et concentrée. Cela permettra à l'arbre de consacrer davantage d'énergie à la production de fruits plutôt qu'à une croissance excessive.

Avantages de la Taille d'Été pour la Fructification

1. **Augmentation de la Production de Fruits** : En éliminant les branches inutiles et en favorisant les bourgeons floraux, la taille d'été crée un environnement propice à une production de fruits abondante.

2. **Amélioration de la Qualité des Fruits** : En concentrant l'énergie de l'arbre sur un nombre moins élevé de fruits, la taille d'été peut entraîner une meilleure taille et une meilleure qualité gustative des figues.

3. **Gestion de la Taille de l'Arbre** : La taille d'été maintient l'arbre à une taille gérable, évitant une croissance incontrôlée qui pourrait nuire à la santé de l'arbre et à la facilité de récolte.

Techniques Spécifiques de Taille d'Été

1. **Élagage des Extrémités des Pousses** : Coupez les extrémités des pousses en croissance pour encourager une ramification plus dense et la formation de bourgeons floraux.

2. **Réduction de la Longueur des Pousses** : Taillez les pousses trop longues pour favoriser une croissance compacte.

3. **Élimination des Pousses Secondaires** : Supprimez les petites pousses latérales qui se forment près des figues en développement, car elles peuvent détourner l'énergie de la croissance des fruits.

La taille d'été pour favoriser la fructification est une pratique essentielle pour maximiser la production et la qualité des figues. En comprenant les principes de base de la taille d'été et en appliquant des techniques spécifiques, les jardiniers peuvent non seulement profiter de récoltes plus abondantes et savoureuses, mais aussi maintenir la santé et la forme de leurs figuiers. La taille d'été est une méthode proactive qui permet de cultiver des figuiers équilibrés et productifs, créant ainsi un environnement idéal pour les amoureux de ces délicieux fruits.

Chapitre 147 :La Culture du Figuier en Permaculture : Une Harmonieuse Synergie avec la Nature

La permaculture, une approche de conception agricole basée sur les principes des écosystèmes naturels, offre une vision novatrice et durable de la culture alimentaire.

Favoriser la Diversité

Un pilier fondamental de la permaculture est la diversité. Les figuiers ajoutent une dimension unique à cette diversité grâce à leur adaptabilité à différents climats et sols. En plaçant les figuiers judicieusement au sein d'un écosystème permaculturel, on peut créer des microclimats favorables à la croissance d'autres plantes et encourager la biodiversité.

Utilisation Optimale des Ressources

La permaculture valorise l'utilisation optimale des ressources disponibles. Les figuiers, avec leur capacité à pousser dans des sols variés et leur résistance à la sécheresse, s'alignent parfaitement avec cette philosophie. Leurs racines profondes peuvent également aider à prévenir l'érosion du sol.

Cycle de Ressources et d'Énergie

Dans la permaculture, l'accent est mis sur la création de cycles fermés de ressources et d'énergie. Les figuiers, en produisant une abondance de feuilles, de fruits et de branches, offrent une source précieuse de matière organique pour le compostage et la fertilisation. Les figuiers peuvent également être une source d'ombre pour d'autres plantes, aidant ainsi à réguler la température du sol et à préserver l'humidité.

Favoriser la Résilience

La permaculture vise à créer des systèmes résilients capables de faire face aux changements climatiques et aux perturbations. Les figuiers, grâce à leur capacité à s'adapter à des conditions variées, contribuent à la résilience de l'écosystème. En favorisant la diversité des cultures et en incluant les figuiers, on crée un écosystème plus robuste et résilient.

Coopération avec la Faune

Les figuiers sont souvent pollinisés par des insectes et des oiseaux, ce qui les rend précieux pour les systèmes permaculturels qui cherchent à encourager la faune bénéfique. Les figuiers peuvent également fournir de la nourriture pour la faune, contribuant ainsi à la chaîne alimentaire locale.

La culture du figuier en permaculture incarne l'esprit de coopération avec la nature, tout en créant des systèmes durables et résilients. En intégrant les figuiers dans un écosystème permaculturel, on crée une symbiose entre l'homme et la nature, où la diversité, la durabilité et la régénération sont les maîtres-mots. Les figuiers ne sont pas seulement des arbres fruitiers, mais des contributeurs précieux à la création d'un monde agricole en harmonie avec les cycles naturels.

Chapitre 148 : La Figue et les Avantages de la Culture en Bac : Savourer la Générosité dans un Espace Restreint

La culture en bac offre une opportunité fascinante pour les amoureux des figuiers de profiter des délices de ces fruits sucrés même dans des espaces restreints.

Optimisation de l'Espace Limité

Dans les environnements urbains ou les petits jardins, l'espace est précieux. La culture en bac permet de maximiser l'utilisation de l'espace limité tout en apportant une touche de verdure luxuriante. Les figuiers cultivés en bacs peuvent être placés sur des balcons, des terrasses, ou même des patios, permettant à tous de participer à la joie de cultiver et de récolter leurs propres figues.

Mobilité et Flexibilité

Les bacs offrent la possibilité de déplacer facilement les figuiers en fonction des besoins saisonniers, de la lumière solaire optimale et des conditions climatiques. Cette mobilité garantit que les arbres reçoivent l'exposition nécessaire pour une croissance saine, tout en permettant aux jardiniers de créer des configurations esthétiques changeantes dans leur espace extérieur.

Contrôle de la Qualité du Sol

La culture en bac permet un contrôle précis de la qualité du sol. Cela est particulièrement utile dans les sols pauvres en nutriments ou dans les zones où le sol n'est pas adapté à la culture de figuiers. En utilisant un mélange de terreau et de compost de haute qualité, les jardiniers peuvent offrir aux figuiers tous les éléments nutritifs nécessaires à leur floraison et à leur fructification.

Facilité de Gestion des Maladies et des Ravageurs

La culture en bac permet un contrôle accru des maladies et des ravageurs. Les figuiers en bacs sont plus isolés des parasites du sol et des pathogènes qui pourraient autrement nuire à leur santé. Cela peut réduire la nécessité d'utiliser des pesticides et favoriser une approche plus respectueuse de l'environnement.

Esthétique et Polyvalence

Les figuiers en bac apportent une beauté et une élégance naturelles à n'importe quel espace. Leurs feuilles luxuriantes et leur port gracieux ajoutent une touche décorative tout en fournissant des fruits délicieux. De plus, les bacs peuvent être choisis en fonction de l'esthétique souhaitée, ce qui permet de créer des compositions harmonieuses.

La culture de figuiers en bac est une façon astucieuse et gratifiante de cultiver ces arbres fruitiers magnifiques même dans les espaces les plus restreints. Elle offre la possibilité de profiter des bienfaits des figues, de leur douceur sucrée et de leur beauté enchanteresse, tout en faisant preuve de créativité dans la disposition de l'espace extérieur. Les avantages pratiques, esthétiques et fonctionnels de la culture en bac font des figuiers un choix attrayant pour tous ceux qui souhaitent savourer la générosité de la nature, peu importe la taille de leur jardin.

Chapitre 149 : La Gestion des Maladies Courantes du Figuier : Préservation d'une Source Précieuse de Fruits

La culture des figuiers peut être une expérience enrichissante, mais elle peut également être accompagnée de défis, notamment en ce qui concerne les maladies qui peuvent affecter ces arbres fruitiers. Ce chapitre examine les maladies courantes du figuier, explore leurs causes et propose des stratégies de gestion pour préserver ces précieuses sources de fruits.

Anthracnose : Un Ennemi Fongique

L'anthracnose est l'une des maladies fongiques les plus courantes qui affectent les figuiers. Elle se manifeste par des taches brunes ou noires sur les feuilles, les fruits et les branches. Les conditions humides favorisent la propagation de l'anthracnose. Pour la gérer, il est essentiel de maintenir une bonne circulation de l'air autour des arbres, de tailler les branches infectées et d'éviter l'excès d'humidité.

Rouille du Figuier : Signes à Surveiller

La rouille du figuier est une autre maladie fréquente. Elle provoque l'apparition de pustules de couleur orange sur les feuilles, ce qui entraîne leur décoloration et leur chute prématurée. Pour éviter la propagation de la rouille, il est important de retirer et de détruire les feuilles infectées dès que possible. L'application de traitements à base de cuivre peut également aider à contenir cette maladie.

Pourriture Grise : Une Menace Humide

La pourriture grise, causée par le champignon Botrytis cinerea, se développe dans des conditions humides et peut affecter les figues mûres et les parties végétatives de l'arbre. Pour la prévenir, il est recommandé de maintenir une bonne aération autour des arbres et d'éviter l'excès d'humidité. La suppression des parties infectées et la récolte régulière des figues contribuent également à la gestion de cette maladie.

Chancre Bactérien : Un Défi Sérieux

Le chancre bactérien est une maladie bactérienne qui provoque des lésions sur les branches et les tiges des figuiers. Les lésions peuvent causer la mort des branches et réduire la vigueur de l'arbre. La prévention implique l'élagage adéquat pour éviter la propagation et l'application de traitements à base de cuivre.

La gestion des maladies courantes du figuier est essentielle pour préserver ces arbres fruitiers précieux et continuer à profiter de leurs délicieux fruits. En adoptant des pratiques culturales appropriées, en surveillant de près les signes de maladies et en intervenant rapidement lorsque nécessaire, il est possible de minimiser les effets des maladies sur les figuiers. Les stratégies de prévention et de gestion, combinées à une approche holistique de la santé des arbres, contribueront à maintenir la beauté et la productivité des figuiers dans nos jardins.

Chapitre 150 : La Culture du Figuier dans des Espaces Restreints : Un Délice à Portée de Main

Dans le monde moderne où l'espace extérieur est souvent limité, la culture du figuier peut sembler un défi. Cependant, grâce à des méthodes adaptées et à une planification minutieuse, il est possible de faire prospérer ces arbres fruitiers majestueux même dans des espaces restreints. Ce chapitre explore les stratégies et les astuces pour cultiver avec succès des figuiers dans des environnements compacts.

Choix de Variétés Adaptées

La première étape pour cultiver des figuiers dans des espaces restreints consiste à choisir des variétés adaptées à cette situation. Optez pour des variétés naines ou compactes qui s'épanouiront mieux dans des conteneurs ou de petits jardins. Les figuiers nains produisent généralement moins de branches longues, ce qui facilite leur adaptation à un espace limité.

Conteneurs et Bacs Bien Choisis

Les conteneurs et les bacs sont des alliés précieux lorsque l'espace est restreint. Optez pour des conteneurs adaptés à la taille adulte prévue de l'arbre. Assurez-vous qu'ils ont des trous de drainage pour éviter l'excès d'humidité. Les conteneurs offrent également la flexibilité de déplacer les figuiers en fonction des conditions de lumière et de climat.

Taille et Forme Contrôlées

La taille judicieuse des figuiers est essentielle dans les espaces restreints. En taillant les branches longues et en favorisant une forme compacte, vous encouragez la croissance verticale et minimisez l'encombrement horizontal. La taille régulière permet également d'éviter que les branches ne deviennent envahissantes.

Utilisation d'Espaliers et de Treillis

Les figuiers peuvent être formés en espaliers le long de murs ou de treillis, ce qui permet de maximiser l'utilisation de l'espace vertical. Les espaliers non seulement économisent de l'espace, mais ils ajoutent également une touche décorative à l'environnement. En les façonnant selon vos besoins, vous pouvez créer des formes artistiques tout en optimisant l'espace.

Sélection d'Emplacement Optimal

Choisissez soigneusement l'emplacement pour vos figuiers dans des espaces restreints. Recherchez une zone qui reçoit suffisamment de lumière directe du soleil, car les figuiers ont besoin d'au moins six heures de soleil par jour pour produire des fruits de qualité. Si possible, éloignez-les des zones très ombragées et assurez-vous qu'ils ne sont pas exposés à des vents forts.

Gestion de l'Arrosage et de la Fertilisation

Les figuiers dans des espaces restreints peuvent être plus sensibles à la qualité de l'eau et des nutriments. Surveillez attentivement l'humidité du sol et arrosez de manière appropriée. Utilisez un engrais équilibré pour soutenir la croissance et la fructification. La taille des conteneurs peut nécessiter une fertilisation plus fréquente, alors adaptez vos pratiques en conséquence.

La culture du figuier dans des espaces restreints exige de la patience, de la planification et de l'attention aux détails. Cependant, les récompenses sont nombreuses : des figues fraîches, délicieuses et parfumées à portée de main, une touche naturelle dans des environnements urbains et la satisfaction de cultiver un arbre fruitier exceptionnel malgré les contraintes d'espace. Avec les bonnes pratiques, vous pouvez profiter de la splendeur du figuier même dans le cadre limité d'une cour, d'un patio ou d'un petit jardin, créant ainsi un coin de nature luxuriante où la joie de cultiver et de récolter des fruits se réalise pleinement.

chapitre 151 : La Figue et les Associations Bénéfiques avec d'Autres Plantes : Une Symbiose Naturelle

Lorsqu'il s'agit de jardinage, la pratique de l'association de plantes est une approche stratégique qui peut améliorer la santé des cultures, stimuler la croissance et optimiser l'utilisation de l'espace. Dans ce contexte, la figue se révèle être une alliée précieuse, offrant des avantages mutuels lorsqu'elle est associée à certaines plantes. Les associations bénéfiques avec d'autres plantes enrichissent la culture du figuier.

Les Fleurs Compagnes : Attirer les Pollinisateurs

Intégrer des plantes à fleurs compagnes près des figuiers peut favoriser la pollinisation croisée, augmentant ainsi le rendement en fruits. Les fleurs attirent les pollinisateurs tels que les abeilles, qui jouent un rôle essentiel dans la production de figues. Les plantes comme la lavande, le romarin et les sauges attirent les abeilles tout en offrant des avantages esthétiques et aromatiques.

Les Plantes Couvre-Sol : Préserver l'Humidité

Les plantes couvre-sol ont la capacité de maintenir l'humidité du sol et de réduire la concurrence des mauvaises herbes. Lorsqu'elles sont associées aux figuiers, elles contribuent à garder le sol frais et empêchent la croissance excessive de mauvaises herbes qui pourrait nuire à la croissance des arbres. Des choix tels que la menthe, la mélisse et les trèfles peuvent être judicieux.

Les Légumes Compagnons : Maximiser l'Espace

L'association de légumes avec les figuiers peut être bénéfique pour maximiser l'utilisation de l'espace. Les légumes à croissance rapide, comme les radis et les épinards, peuvent être plantés entre les rangées de figuiers pour profiter de l'espace disponible avant que les figuiers ne s'épanouissent complètement. Cela permet une double récolte sur une même parcelle.

Les Herbes Répulsives : Éloigner les Ravageurs

Certaines herbes ont des propriétés répulsives naturelles qui peuvent aider à éloigner les ravageurs potentiels des figuiers. Par exemple, la sauge peut repousser les insectes nuisibles tout en ajoutant une touche aromatique au jardin. Cette association peut réduire la nécessité d'utiliser des pesticides tout en préservant la santé des figuiers.

Les Arbres Compagnons : Créer un Microclimat

L'association de figuiers avec d'autres arbres peut contribuer à créer un microclimat favorable. Les arbres plus grands fournissent de l'ombre partielle, ce qui peut être bénéfique pour les figuiers, car ils peuvent ainsi éviter les stress causés par une exposition excessive au soleil. Cette approche est particulièrement utile dans les régions où le soleil intense peut affecter la croissance des figuiers.

L'association de plantes est un moyen ingénieux de tirer parti des interactions naturelles entre les espèces végétales. En combinant les caractéristiques et les avantages de différentes plantes, on peut créer un écosystème équilibré et productif. Dans le cas de la figue, les associations bénéfiques avec d'autres plantes peuvent améliorer la pollinisation, la santé du sol, la protection contre les ravageurs et l'utilisation de l'espace. En appliquant des principes d'association de plantes, les jardiniers peuvent non seulement cultiver des figuiers prospères, mais aussi créer des jardins diversifiés et résilients qui profitent à l'ensemble de l'environnement.

Chapitre 152 : La Rotation des Cultures pour des Figuiers en Pleine Santé : Une Stratégie Intelligente

La rotation des cultures est une pratique ancestrale et éprouvée qui consiste à planifier et à alterner les cultures sur une parcelle de terre afin d'optimiser la santé des plantes, de prévenir les maladies et de maintenir la fertilité du sol. Bien que cette pratique soit souvent associée aux cultures annuelles, elle peut également être adaptée pour les arbres fruitiers tels que les figuiers.

Diversification et Prévention des Maladies

La rotation des cultures pour les figuiers implique de varier les types de plantes cultivées sur une même parcelle. Cela permet de prévenir l'accumulation de pathogènes spécifiques au figuier dans le sol. Certaines maladies, comme la pourriture des racines ou les problèmes de mildiou, peuvent se développer si les figuiers sont cultivés au même endroit pendant de nombreuses années. En alternant les cultures, on réduit le risque d'infections récurrentes et on maintient la santé globale des figuiers.

Optimisation de la Fertilité du Sol

La rotation des cultures favorise également la fertilité du sol. Chaque type de plante a des besoins nutritionnels spécifiques. En alternant les cultures, on évite l'épuisement des mêmes nutriments dans le sol, ce qui peut survenir si les figuiers sont cultivés continuellement au même endroit. Certaines cultures, comme les légumineuses, peuvent même contribuer à enrichir le sol en fixant l'azote atmosphérique et en l'apportant au sol, ce qui bénéficie indirectement aux figuiers.

Réduction des Ravageurs et des Maladies

Une rotation des cultures bien planifiée peut également contribuer à réduire la pression exercée par les ravageurs et les maladies spécifiques aux figuiers. Les insectes nuisibles et les pathogènes qui se développent sur un type de plante peuvent avoir du mal à survivre en l'absence de leur hôte préféré. En introduisant d'autres cultures entre les figuiers, on perturbe le cycle de vie de ces organismes nuisibles et on diminue leur présence.

Amélioration de la Structure du Sol

La rotation des cultures peut également améliorer la structure du sol. Les plantes à racines profondes peuvent pénétrer le sol en profondeur, améliorant ainsi le drainage et la structure globale du sol. Cela peut être particulièrement bénéfique pour les figuiers, car un sol bien drainé favorise leur croissance et réduit le risque de pourriture racinaire.

Planification de la Rotation des Cultures pour les Figuiers

La rotation des cultures pour les figuiers peut être planifiée sur une période de plusieurs années. Il est important de sélectionner des cultures qui ne sont pas sensibles aux mêmes maladies que les figuiers. Les légumineuses, les herbes aromatiques et les cultures à croissance rapide peuvent être d'excellentes options. En alternant ces cultures avec les figuiers, on encourage la diversité et la santé de l'écosystème.

La rotation des cultures est une stratégie intelligente pour maintenir la santé des figuiers et prévenir les problèmes de maladies et de ravageurs. En variant les cultures sur une même parcelle, on favorise la fertilité du sol, on réduit les risques de maladies spécifiques aux figuiers et on améliore la structure du sol. Cette pratique séculaire est un outil puissant pour les jardiniers soucieux de la santé de leurs figuiers, et elle peut contribuer à une récolte abondante et à une croissance vigoureuse des arbres fruitiers.

Chapitre 153 : **La Culture du Figuier dans un Climat Humide : Défis et Solutions**

La culture du figuier dans un climat humide présente à la fois des avantages et des défis uniques. Alors que les figuiers prospèrent généralement dans les régions méditerranéennes au climat sec, il est tout à fait possible de les cultiver avec succès dans des climats plus humides en prenant des mesures spécifiques pour prévenir les problèmes liés à l'humidité excessive.

Les Défis du Climat Humide

L'humidité excessive peut poser plusieurs problèmes aux figuiers. Les conditions humides favorisent la croissance de champignons, de moisissures et de maladies fongiques, comme la pourriture des racines et le mildiou. De plus, les figuiers sont plus sensibles aux maladies dans des climats humides, car l'humidité favorise la propagation des pathogènes. Les racines des figuiers peuvent également pourrir en raison de la saturation du sol, ce qui peut entraîner un développement végétatif limité et une mauvaise fructification.

Solutions pour Cultiver des Figuiers dans un Climat Humide

1. **Sélection des Variétés Adaptées :** Optez pour des variétés de figuiers adaptées aux climats humides. Certaines variétés résistent mieux à l'humidité que d'autres. Recherchez des variétés qui sont moins sensibles aux maladies fongiques et qui ont une meilleure tolérance à l'humidité.

2. **Drainage Amélioré :** Améliorez le drainage du sol en utilisant des méthodes telles que le surhaussement du lit de culture, l'ajout de gravier ou de sable au sol et la création de buttes surélevées. Un bon drainage évite l'accumulation d'eau autour des racines.

3. **Choix de l'Emplacement :** Choisissez un emplacement où les figuiers bénéficient d'une bonne circulation d'air pour réduire l'humidité stagnante. Évitez les zones basses où l'eau pourrait s'accumuler.

4. **Élagage et Aération :** Taillez les branches du figuier pour favoriser une meilleure circulation de l'air et une plus grande exposition au soleil. Cela aidera à réduire l'humidité sur les feuilles et à prévenir les maladies fongiques.

5. **Arrosage Modéré :** Bien que les figuiers aiment l'eau, un arrosage excessif peut entraîner une humidité excessive du sol. Arrosez modérément et évitez l'arrosage direct sur les feuilles pour réduire le risque de maladies fongiques.

6. **Évitez les Sur-fertilisations :** Un excès d'engrais peut favoriser une croissance excessive des feuilles et augmenter la sensibilité aux maladies. Utilisez des engrais équilibrés et suivez les recommandations pour éviter la sur-fertilisation.

7. **Prévention des Maladies :** Appliquez des traitements préventifs contre les maladies fongiques, tels que des pulvérisations à base de cuivre ou de soufre. Effectuez des inspections régulières pour détecter les signes de maladies et agissez rapidement si nécessaire.

La culture du figuier dans un climat humide peut être un défi, mais avec les bonnes mesures en place, il est tout à fait possible d'obtenir une récolte réussie de figues savoureuses. La sélection de variétés adaptées, l'amélioration du drainage, la gestion de l'arrosage et la prévention des maladies sont autant d'éléments clés pour réussir la culture des figuiers dans un environnement humide. En combinant ces stratégies, les amateurs de figues peuvent profiter de la culture de cet arbre fruitier exceptionnel même dans les climats où l'humidité prédomine.

Chapitre 154 : **La Figue et la Protection contre les Ravageurs Communs : Stratégies pour une Culture Florissante**

La culture de figuiers peut être une entreprise gratifiante, mais comme toute culture fruitière, elle est sujette aux attaques de ravageurs. Ces petits insectes voraces peuvent causer des dommages considérables aux feuilles, aux fleurs et aux fruits des figuiers. Cependant, en comprenant les ravageurs les plus courants et en mettant en œuvre des stratégies de protection appropriées, il est possible de préserver la santé de vos figuiers et de garantir une récolte abondante.

Ravageurs Communs Affectant les Figuiers

1. **Pucerons :** Ces insectes suceurs de sève peuvent infester les feuilles et les jeunes pousses des figuiers, provoquant un enroulement des feuilles et une perte de vigueur de l'arbre.

2. **Mouches des Fruits :** Les femelles de ces mouches déposent leurs œufs dans les fruits en développement, causant des taches brunes et la décomposition du fruit.

3. **Cochenilles :** Ces petits insectes ressemblant à des écailles se fixent sur les branches et les feuilles, suçant la sève et affaiblissant l'arbre.

4. **Carpocapse de la Pomme :** Les larves de ce papillon creusent des galeries dans les figues, rendant les fruits impropres à la consommation.

5. **Tétranyques :** Les acariens peuvent attaquer les feuilles des figuiers, provoquant le jaunissement et le flétrissement des feuilles.

Stratégies de Protection

1. **Surveillance Régulière :** Inspectez régulièrement vos figuiers pour détecter tout signe de ravageurs. Une détection précoce permet une intervention rapide.

2. **Cultiver des Plantes Compagnes :** Certaines plantes repoussent naturellement les ravageurs. Planter des herbes aromatiques comme la menthe, le romarin ou la lavande à proximité peut aider à dissuader les insectes nuisibles.

3. **Utilisation d'Insecticides Naturels :** Privilégiez les insecticides à base de produits naturels, comme le savon insecticide ou l'huile de neem, pour traiter les infestations légères.

4. **Encourager les Prédateurs Naturels :** Les coccinelles, les chrysopes et les guêpes parasitoïdes sont des prédateurs naturels des ravageurs. Créer un environnement propice à leur présence peut aider à maintenir l'équilibre écologique.

5. **Taille des Parties Atteintes :** Si vous identifiez des parties de l'arbre gravement affectées par des ravageurs, envisagez de les tailler et de les éliminer pour empêcher la propagation.

6. **Piégeage :** Utilisez des pièges collants ou des pièges à phéromones pour attraper les insectes nuisibles avant qu'ils n'endommagent vos figuiers.

7. **Rotation des Cultures :** Si vous avez plusieurs figuiers, essayez de les planter à différents endroits d'une année à l'autre pour éviter la concentration de ravageurs.

La protection des figuiers contre les ravageurs est essentielle pour assurer une récolte saine et abondante. En combinant une surveillance régulière, des méthodes de prévention naturelles et une intervention ciblée en cas d'infestation, il est possible de minimiser les dommages causés par les ravageurs et de maintenir la vigueur de vos figuiers. En respectant ces stratégies, vous pourrez profiter des délices succulents des figues tout en préservant la santé de vos arbres fruitiers.

Chapitre 155 : **L'Importance de l'Élagage pour la Productivité du Figuier : Cultiver des Résultats Fructueux**

L'élagage, pratique souvent considérée comme un art, joue un rôle vital dans la santé et la productivité des figuiers. Ces arbres fruitiers élégants et nourrissants bénéficient grandement d'une gestion attentive de leur croissance. L'élagage n'est pas seulement une technique de coupe, mais une discipline qui demande une compréhension approfondie des besoins spécifiques du figuier et de ses cycles de croissance. En explorant l'importance de l'élagage pour la productivité du figuier, nous découvrons comment cette pratique peut aboutir à des résultats fructueux.

1. Stimuler la Croissance et la Fructification

L'élagage stratégique favorise le développement de nouvelles pousses et branches, stimulant ainsi la croissance de l'arbre. En taillant les branches mortes, malades ou endommagées, on encourage la circulation de l'air et de la lumière au sein de la canopée, ce qui permet aux figuiers de produire plus d'énergie par photosynthèse. Cette énergie est ensuite dirigée vers la croissance de nouvelles branches et la formation de fleurs et de fruits, améliorant ainsi la productivité globale.

2. Contrôle de la Taille et de la Forme

Un figuier non élagué peut devenir encombrant et désorganisé, ce qui peut entraver la pénétration de la lumière et l'aération de l'arbre. En taillant régulièrement, on maintient la taille et la forme souhaitées, ce qui facilite la récolte des fruits et la gestion générale de l'arbre. Une taille appropriée empêche également l'arbre de devenir trop dense, ce qui réduirait la quantité et la qualité des figues produites.

3. Élimination des Maladies et Ravageurs

L'élagage peut aider à éliminer les parties de l'arbre affectées par des maladies ou envahies par des ravageurs. En retirant ces parties, on évite la propagation des problèmes et on préserve la santé globale de l'arbre. De plus, l'ouverture de la canopée grâce à l'élagage facilite l'application de traitements naturels ou biologiques pour combattre les infections.

4. Encouragement de la Ramification et de la Ramification Secondaire

Une taille appropriée encourage la ramification et la ramification secondaire des branches. Cela signifie que l'arbre développe plus de sites de fructification potentiels, ce qui augmente la capacité de production de fruits. Une ramification bien répartie assure également que les fruits reçoivent une exposition adéquate au soleil, ce qui peut améliorer leur saveur et leur maturation.

5. Gestion des Ressources de l'Arbre

L'élagage permet à l'arbre de gérer efficacement ses ressources. Les figuiers ont une capacité limitée à produire des nutriments et de l'eau. En taillant, on aide l'arbre à concentrer ses ressources sur les parties les plus vitales, comme la croissance de nouvelles pousses et la production de fruits, plutôt que de les gaspiller sur des parties anciennes et peu productives.

L'élagage méticuleux est une pratique essentielle pour maximiser la productivité et la santé des figuiers. En adaptant les techniques d'élagage aux spécificités de chaque figuier, on peut favoriser la croissance vigoureuse, la fructification abondante et la résistance aux maladies. Pour tout jardinier ou cultivateur qui aspire à récolter des figues savoureuses et généreuses, l'élagage soigné s'impose comme une clé pour cultiver des résultats fructueux.

Chapitre 156 : **La Culture du Figuier en Climat Méditerranéen : Une Élégante Alliance entre Aridité et Abondance**

Le climat méditerranéen, caractérisé par ses étés chauds et secs et ses hivers doux et humides, offre un environnement idéal pour la culture du figuier. Ce mariage harmonieux entre les conditions climatiques spécifiques et les besoins de cet arbre fruitier résulte en une culture prospère et durable, marquée par une abondance de figues savoureuses. Plongeons dans les détails de la culture du figuier dans un climat méditerranéen et découvrons comment cette alliance élégante entre l'aridité et l'abondance prend forme.

1. Résistance à la Sécheresse

Les figuiers ont développé une adaptation naturelle à la sécheresse, ce qui les rend idéaux pour les régions méditerranéennes où les étés sont souvent marqués par une chaleur intense et des précipitations limitées. Leurs feuilles épaisses et charnues réduisent la perte d'eau par évaporation, tandis que leurs racines profondes leur permettent d'atteindre les réserves d'humidité en profondeur dans le sol. Cette résistance à la sécheresse est un atout précieux dans un climat méditerranéen où l'irrigation peut être limitée.

2. Adaptation aux Hivers Doux

Les hivers doux du climat méditerranéen fournissent un environnement
clément pour les figuiers. Ces arbres tolèrent des températures modérément
froides, ce qui signifie qu'ils n'ont pas besoin de mesures de protection
extrêmes pendant les mois les plus froids. Cependant, des hivers trop humides
peuvent être problématiques, car ils peuvent causer des maladies fongiques.
Une bonne circulation de l'air et un sol bien drainé sont essentiels pour prévenir
ces problèmes.

3. Le Besoin en Chaleur pour la Maturation des Fruits

Les figues nécessitent une période de chaleur suffisante pour mûrir
correctement. Dans un climat méditerranéen, l'été chaud offre une chaleur
constante et prolongée, ce qui stimule la maturation optimale des figues. Les
températures élevées aident à développer le contenu en sucre des fruits et
contribuent à leur saveur sucrée et délicieuse.

4. Gestion de l'Irrigation

Bien que les figuiers soient résistants à la sécheresse, l'irrigation contrôlée est
essentielle pour assurer une bonne production de fruits. Durant la période de
croissance active, il est préférable de maintenir le sol humide mais pas
détrempé. Une irrigation régulière permet de garantir une maturation uniforme
des figues et d'éviter les problèmes tels que le fendillement des fruits.

5. Choix des Variétés

Dans un climat méditerranéen, une variété bien adaptée est primordiale. Les
variétés de figues résistantes à la sécheresse, avec des exigences de chaleur
modérées et des caractéristiques de maturation appropriées, sont les meilleures
candidates. Certaines variétés populaires pour les régions méditerranéennes
comprennent la "Noire de Caromb", la "Violette de Sollies", et la "Blanche du
Languedoc".

La culture du figuier en climat méditerranéen est une histoire de collaboration
entre l'arbre et l'environnement. Les figuiers se fondent harmonieusement dans
le paysage aride, tirant parti de la chaleur estivale et de la résistance à la
sécheresse. L'abondance de figues mûres pendant les étés méditerranéens

rappelle la capacité de la nature à produire des récoltes délicieuses même dans les conditions les plus chaudes. La culture du figuier dans ce climat est une ode à l'alliance subtile entre la plante et son lieu de croissance, créant un tableau nourrissant et artistique qui enrichit la région méditerranéenne.

Chapitre 157 : **La Figue et les Méthodes de Lutte Contre les Champignons : Préservation d'une Récolte Précieuse**

La figue, fruit succulent et nutritif, est une merveille de la nature. Cependant, sa délicatesse la rend sujette aux attaques de champignons, qui peuvent nuire à sa croissance et à sa qualité. La lutte contre ces envahisseurs fongiques est une tâche cruciale pour garantir une récolte abondante et saine.

1. Pratiques de Gestion Culturelle

La première ligne de défense contre les champignons est la mise en œuvre de pratiques de gestion culturelle appropriées. Assurer une circulation d'air adéquate autour des arbres, en évitant la plantation trop dense, contribue à réduire l'humidité qui favorise la croissance fongique. Également, la sélection de variétés résistantes aux maladies fongiques peut réduire le risque d'infections.

2. Élagage et Taille Correcte

L'élagage régulier et la taille des branches mortes ou malades sont essentiels pour empêcher les champignons de se propager. En éliminant les parties touchées, vous limitez les zones propices à la croissance fongique. Il est important de désinfecter les outils de coupe entre chaque arbre pour éviter la propagation de spores.

3. Utilisation de Fongicides Naturels

Les fongicides naturels, tels que le bicarbonate de soude et l'huile de neem, peuvent être utilisés pour prévenir et contrôler les infections fongiques. Ces substances agissent en altérant l'environnement favorable à la croissance des champignons tout en minimisant les effets sur l'écosystème environnant.

4. Application de Cuivre

Le cuivre est un élément reconnu pour son efficacité dans la lutte contre les champignons. Les traitements à base de cuivre, appliqués de manière judicieuse et conformément aux recommandations, peuvent aider à contrôler les infections fongiques. Cependant, une utilisation excessive de cuivre peut entraîner une accumulation dans le sol et avoir des effets négatifs sur l'environnement.

5. Rotation des Cultures

La rotation des cultures est une stratégie efficace pour réduire la présence de spores fongiques dans le sol. Éviter de cultiver des figuiers ou d'autres plantes sensibles aux mêmes champignons au même endroit d'une année sur l'autre peut empêcher la propagation continue des maladies.

6. Surveillance Régulière

La vigilance est essentielle pour repérer les premiers signes d'infections fongiques. Surveiller régulièrement les feuilles, les fruits et les branches à la recherche de taches, de décolorations ou de toute autre anomalie peut permettre une intervention rapide en cas de problème.

La culture de la figue nécessite une attention particulière pour prévenir et contrôler les infections fongiques qui peuvent mettre en péril la récolte. En combinant des pratiques de gestion culturelle, des méthodes naturelles de lutte contre les champignons, et une surveillance régulière, il est possible de préserver cette récolte précieuse. La lutte contre les champignons dans la culture de la figue est une expression du respect pour cette plante exceptionnelle et une garantie pour les générations futures de déguster ces délices sucrés et nutritifs.

Chapitre 158 : **Les Soins Hivernaux pour Protéger le Figuier du Froid : Nurturer la Vie en Période de Repos**

Le figuier, symbole de générosité et de vitalité, traverse également des périodes de repos hivernal où il a besoin de soins spéciaux pour faire face au froid. Protéger cet arbre fruitier délicat des rigueurs de l'hiver est crucial pour assurer une santé robuste et une fructification abondante au printemps.

1. Protection des Racines

Les racines du figuier sont vulnérables au gel et aux fluctuations de température. Appliquer un paillis épais autour de la base de l'arbre permet de maintenir une température plus stable et d'éviter les dommages causés par le gel et le dégel répétés.

2. Réduction de l'Arrosage

En hiver, les besoins en eau du figuier sont considérablement réduits, car la croissance est ralentie. Réduire les arrosages pour éviter l'excès d'humidité autour des racines et minimiser le risque de pourriture racinaire.

3. Protection des Bourgeons

Les bourgeons du figuier sont sensibles au froid intense. Envelopper les bourgeons avec des matériaux isolants tels que de la paille ou des tissus non tissés peut aider à prévenir les dommages dus aux gelées.

4. Anti-Déshydratation

Le vent hivernal et le froid peuvent provoquer une perte d'humidité excessive des feuilles. Vaporiser une fine brume d'eau sur les feuilles par temps sec peut contribuer à réduire la déshydratation.

5. Taille Légère

En hiver, lors de la dormance de l'arbre, une taille légère peut être effectuée pour éliminer les branches mortes, malades ou endommagées. Cela favorise la circulation de l'air et empêche l'accumulation d'humidité propice à la croissance de champignons.

6. Voile d'Hivernage

L'utilisation de voiles d'hivernage spécialement conçus permet de protéger l'arbre tout en permettant la circulation d'air. Ces voiles agissent comme une barrière contre les vents froids et les gelées.

7. Préparation Précoce

Commencer les préparatifs pour les soins hivernaux dès l'automne permet à l'arbre de s'acclimater graduellement aux conditions froides. Réduire progressivement l'arrosage et appliquer le paillis avant l'arrivée des températures glaciales.

Les soins hivernaux pour le figuier sont une partie vitale de sa culture. En prenant des mesures pour protéger les racines, les bourgeons et les feuilles, vous assurez la préservation de cet arbre majestueux et de ses récoltes futures. Ces soins attentifs témoignent de notre lien avec la nature et de notre engagement à veiller sur la vie même en période de repos apparent. En combinant la connaissance traditionnelle et les pratiques modernes, nous continuons à célébrer la beauté et la résilience du figuier à travers les saisons.

Chapitre 159 : **La Culture du Figuier dans les Sols Argileux : Transformer l'Obstacle en Opportunité**

La culture du figuier dans les sols argileux peut sembler un défi de taille, mais avec la bonne approche et les techniques adéquates, il est tout à fait possible de prospérer dans ces conditions.

1. Comprendre les Sols Argileux

Les sols argileux sont caractérisés par leur texture fine et compacte, ce qui peut entraîner un drainage lent et un potentiel de compactage élevé. Cependant, ces sols sont riches en éléments nutritifs et ont la capacité de retenir l'humidité.

2. Amélioration de la Structure du Sol

L'une des premières étapes pour cultiver des figuiers dans des sols argileux est d'améliorer leur structure. Cela peut être réalisé en ajoutant du compost, du fumier décomposé et des matériaux organiques pour augmenter la porosité du sol et améliorer le drainage.

3. Création de Buttes de Plantation

Pour améliorer le drainage, il est conseillé de créer des buttes de plantation surélevées. Cela permet à l'excès d'eau de s'écouler plus facilement et évite la stagnation autour des racines.

4. Sélection de Variétés Appropriées

Certaines variétés de figuiers sont mieux adaptées aux sols argileux en raison de leur tolérance à l'humidité et à la compaction. Il est important de choisir des variétés qui peuvent prospérer dans ces conditions spécifiques.

5. Gestion de l'Arrosage

Bien que les sols argileux retiennent l'humidité, il est essentiel de gérer l'arrosage pour éviter l'excès d'humidité autour des racines. Un arrosage régulier et modéré est préférable pour éviter la pourriture des racines.

6. Ajout de Matières Organiques

En continuant à ajouter des matières organiques au sol chaque année, vous contribuez à améliorer sa structure au fil du temps. Cela favorise également la vie microbienne du sol, ce qui est essentiel pour la santé globale de l'arbre.

7. Surélever les Lits de Culture

Si vous plantez en rangées ou en lits de culture, surélever ces lits peut aider à réduire le compactage du sol et améliorer le drainage.

8. Éviter la Compaction

Éviter de marcher ou de travailler le sol lorsque celui-ci est trop humide peut prévenir la compaction excessive du sol argileux.

Cultiver des figuiers dans les sols argileux peut être une expérience gratifiante lorsque vous prenez en compte les besoins spécifiques de cet arbre fruitier. En adoptant des techniques d'amélioration du sol, de gestion de l'arrosage et de sélection de variétés adaptées, vous pouvez transformer un sol considéré comme difficile en un environnement propice à la croissance luxuriante et à la fructification abondante des figuiers. Cela témoigne de la capacité de l'agriculture à s'adapter aux défis et à tirer parti des opportunités pour cultiver des aliments riches et nutritifs, même dans des conditions moins favorables.

Chapitre 160 :

La Figue et les Pratiques de Fertilisation Naturelle : Nourrir la Terre pour Nourrir les Arbres

La fertilisation est une composante cruciale de la culture des figuiers, car elle influence directement la croissance, la santé et la fructification de ces arbres fruitiers délicieux.

1. Compostage : Un Or Noir pour les Figuiers

Le compostage est une pratique de fertilisation naturelle qui recycle les déchets organiques en un engrais riche en nutriments. Les résidus de cuisine, les déchets de jardin et les feuilles mortes peuvent être transformés en compost de haute qualité, fournissant aux figuiers une source continue de nutriments essentiels.

2. Fumier Décomposé : Un Engrais Naturel Riche

Le fumier décomposé provenant d'animaux herbivores est une source précieuse de nutriments organiques pour les figuiers. Il peut être incorporé dans le sol pour améliorer sa structure et enrichir sa teneur en éléments nutritifs.

3. Paillis Organique : Protéger et Nourrir

L'application de paillis organique autour de la base des figuiers offre de nombreux avantages. En plus de réduire l'évaporation de l'humidité, le paillis se décompose progressivement pour libérer des éléments nutritifs dans le sol.

4. Thé de Compost : Un Cocktail Nutritif

Le thé de compost est un liquide enrichi en nutriments obtenu en trempant du compost dans de l'eau. Il peut être pulvérisé sur les feuilles et le sol pour offrir aux figuiers une nutrition supplémentaire.

5. Utilisation de Plantes Compagnes

Certaines plantes compagnes peuvent favoriser la santé des figuiers en fixant l'azote de l'air dans le sol et en repoussant les ravageurs. Les légumineuses comme les trèfles sont de bons exemples.

6. Algues Marines et Farines de Roche : Enrichir le Sol Naturellement

Les algues marines et les farines de roche sont des sources riches en minéraux et oligo-éléments essentiels pour la croissance des figuiers. Elles peuvent être utilisées comme amendements du sol pour renforcer sa fertilité.

7. Rotation des Cultures : Équilibrer les Nutriments

La rotation des cultures dans votre jardin peut aider à équilibrer les besoins en nutriments des figuiers en évitant l'épuisement du sol.

8. Éviter les Surdoses

Il est important de noter que la fertilisation excessive peut causer des déséquilibres nutritionnels et des dommages aux figuiers. Une approche mesurée et prudente est essentielle pour éviter les surdoses d'engrais.

La culture des figuiers peut être guidée par des pratiques de fertilisation naturelle respectueuses de l'environnement. En adoptant des méthodes telles que le compostage, l'utilisation de fumier décomposé, les paillis organiques et les amendements naturels, vous pouvez fournir à vos figuiers les éléments nutritifs dont ils ont besoin pour une croissance vigoureuse et une fructification abondante. En honorant les cycles naturels de la terre et en favorisant la biodiversité, vous créez un environnement propice à la santé à long terme de vos figuiers et de votre écosystème dans son ensemble.

Chapitre 161 : **La Gestion des Ravageurs Spécifiques du Figuier : Protéger la Récolte Naturellement**

La culture des figuiers offre une multitude de délices sucrés, mais elle peut également attirer divers ravageurs spécifiques qui menacent la santé et la productivité de ces arbres fruitiers.

1. Mouche des Fruits : Un Envahisseur Gourmand

La mouche des fruits est l'un des principaux ravageurs des figuiers, endommageant les fruits par la ponte de ses œufs et la formation de galles. Pour les combattre, des pièges à phéromones peuvent être utilisés pour capturer les mouches mâles et perturber leur cycle de reproduction.

2. Puceron du Figuier : Petite Menace, Grand Impact

Les pucerons du figuier se nourrissent de la sève des feuilles, ce qui peut affaiblir les arbres. L'introduction d'insectes prédateurs comme les coccinelles et les chrysopes peut aider à contrôler leur population de manière naturelle.

3. Chenilles Défoliatrices : Lutte Biologique Ciblée

Certaines chenilles se nourrissent des feuilles des figuiers, réduisant leur capacité à photosynthétiser. L'introduction de parasites naturels tels que les parasitoïdes et les guêpes parasitaires peut contribuer à contenir leur prolifération.

4. Cochenilles : Prévention et Contrôle

Les cochenilles, petits insectes suceurs, peuvent causer des dommages aux figuiers en affaiblissant leur croissance. L'utilisation de solutions à base de savon ou d'huile de neem peut aider à contrôler leur présence.

5. Araignées Rouges : Combat au Jardinier Prudent

Les araignées rouges se nourrissent de la sève des feuilles et laissent derrière elles des toiles minuscules. L'arrosage régulier des feuilles et l'introduction de prédateurs naturels comme les acariens prédateurs peuvent réduire leur nombre.

6. Acariens : Équilibrer l'Écosystème

Les acariens peuvent se nourrir des feuilles et des tiges des figuiers.
Encourager la biodiversité dans votre jardin, y compris l'habitat des acariens
prédateurs, peut aider à maintenir leur population sous contrôle.

7. Escargots et Limaces : Barrières Physiques et Biologiques

Les escargots et les limaces peuvent endommager les fruits et les feuilles des
figuiers. Utiliser des barrières physiques comme des coupelles remplies de
bière peut les attirer et les éloigner des arbres. Les prédateurs naturels tels que
les canards ou les carabes peuvent également contribuer à contrôler leur
population.

8. Utilisation de Plantes Répulsives

Certaines plantes peuvent agir comme des répulsifs naturels pour les ravageurs.
La plantation de plantes aromatiques comme la menthe ou le romarin à
proximité des figuiers peut dissuader les insectes nuisibles.

La gestion des ravageurs spécifiques du figuier exige une approche équilibrée
et respectueuse de l'environnement. En favorisant la biodiversité, en utilisant
des méthodes biologiques de lutte, en introduisant des prédateurs naturels et en
adoptant des pratiques culturales adaptées, il est possible de protéger les
figuiers des ravageurs sans recourir à des produits chimiques agressifs. La
compréhension des cycles de vie des ravageurs et leur interaction avec
l'écosystème est essentielle pour préserver la santé des arbres fruitiers et
garantir des récoltes abondantes et saines.

Chapitre 162 : **La Culture du Figuier en Climat Subtropical : Adaptation et
Récompenses**

Le figuier, emblème de la douceur méditerranéenne, peut également prospérer
dans des climats subtropicaux, où les températures sont plus élevées et
l'humidité ambiante est plus prononcée.

1. L'Adaptation aux Climats Subtropicaux

Les figuiers, originaires des régions méditerranéennes, peuvent être adaptés avec succès aux climats subtropicaux en suivant quelques principes clés. Le choix de variétés adaptées à des températures plus élevées et à une humidité accrue est essentiel pour garantir le succès de la culture.

2. Choix des Variétés

Certaines variétés de figuiers sont mieux adaptées aux climats subtropicaux que d'autres. Des variétés telles que 'Black Mission', 'Brown Turkey' et 'Kadota' sont connues pour leur capacité à tolérer des températures plus élevées et à produire des fruits de qualité dans des conditions subtropicales.

3. Gestion de l'Humidité

Les climats subtropicaux peuvent être caractérisés par des périodes d'humidité élevée, ce qui peut favoriser le développement de maladies fongiques. La circulation de l'air, la taille appropriée pour favoriser une bonne aération et la prévention de l'humidité stagnante autour des arbres sont des mesures clés pour réduire les risques de maladies.

4. Irrigation Adaptée

Dans les climats subtropicaux, où les précipitations peuvent être irrégulières, une irrigation régulière et adéquate est essentielle pour assurer la croissance et le développement des figuiers. Il est important de maintenir un équilibre entre l'humidité du sol et l'évaporation.

5. Protection Contre les Températures Extrêmes

Bien que les figuiers puissent tolérer des températures élevées, des vagues de chaleur prolongées peuvent affecter leur santé. La fourniture d'ombre partielle pendant les journées les plus chaudes et l'utilisation de paillis pour maintenir une température du sol stable peuvent aider à protéger les arbres.

6. Pratiques de Taille et de Formation

La taille régulière des figuiers en climat subtropical est importante pour maintenir une structure saine et favoriser une bonne circulation de l'air. Cela contribue à réduire les risques de maladies fongiques et à maximiser la production de fruits.

7. Fertilisation Équilibrée

Les figuiers en climat subtropical bénéficient d'une fertilisation équilibrée pour soutenir leur croissance et leur développement. L'apport de nutriments essentiels, tels que l'azote, le phosphore et le potassium, doit être ajusté en fonction des besoins spécifiques de la variété et des conditions du sol.

8. Récompenses de la Culture en Climat Subtropical

Cultiver des figuiers en climat subtropical peut offrir des récompenses uniques. Les conditions chaudes favorisent une maturation plus rapide des fruits, créant ainsi une saison de récolte plus longue. Les figues cultivées dans ces environnements peuvent également développer des arômes et des saveurs plus intenses, en particulier lorsqu'elles sont exposées à des variations de température.

La culture du figuier en climat subtropical peut être une expérience gratifiante pour les amateurs de fruits sucrés et juteux. En adaptant les pratiques culturales aux conditions spécifiques de ces régions, il est possible de surmonter les défis et de récolter des fruits délicieux. La sélection de variétés adaptées, la gestion de l'humidité, la protection contre les températures extrêmes et l'entretien régulier sont autant de facteurs qui contribuent à une culture réussie dans un climat subtropical.

Chapitre163 : La Figue et les Solutions Écologiques aux Problèmes de Parasites : Vers une Coexistence Harmonieuse

La culture de figuiers offre une abondance de délices sucrés et nutritifs, mais elle peut parfois être entravée par les parasites. Cependant, au lieu de recourir à des produits chimiques agressifs, il existe des solutions écologiques et durables pour prévenir et gérer les parasites de manière respectueuse de l'environnement.

1. Comprendre les Parasites

La première étape pour développer des solutions écologiques aux problèmes de parasites est de comprendre la biologie et le comportement des parasites spécifiques qui affectent les figuiers. Cette connaissance permet d'identifier les moments critiques de leur cycle de vie où des mesures préventives peuvent être prises.

2. Utilisation de Prédateurs Naturels

L'une des approches les plus respectueuses de l'environnement pour contrôler les parasites consiste à encourager les prédateurs naturels. Les coccinelles, les chrysopes et les guêpes parasitoïdes sont des exemples de prédateurs qui se nourrissent de parasites tels que les pucerons et les chenilles.

3. Rotation des Cultures

La rotation des cultures est une pratique efficace pour réduire l'accumulation de parasites dans le sol. En changeant l'emplacement des figuiers chaque année, les parasites qui ont une affinité spécifique pour ces arbres auront plus de difficulté à s'établir durablement.

4. Utilisation de Plantes Compagnes

Certaines plantes agissent comme des répulsifs naturels contre les parasites spécifiques. Planter des herbes aromatiques comme la menthe, le basilic et la sauge à proximité des figuiers peut décourager les parasites tout en ajoutant une touche aromatique au jardin.

5. Pratiques de Taille et d'Hygiène

Maintenir une taille adéquate des figuiers et éliminer régulièrement les parties endommagées ou infectées peut prévenir la propagation des parasites. Les pratiques d'hygiène, telles que la collecte des feuilles tombées et leur élimination, réduisent également les sites de reproduction potentiels pour les parasites.

6. Utilisation de Produits Naturels

Les insecticides naturels à base de substances telles que le neem, le savon insecticide et le bicarbonate de soude peuvent être utilisés pour traiter les infestations de parasites. Ces produits sont moins toxiques pour l'environnement et les organismes non ciblés que les pesticides chimiques.

7. Encourager la Diversité

La création d'un écosystème diversifié autour des figuiers peut contribuer à équilibrer la population des parasites. En offrant une variété de plantes, d'habitats et de ressources, vous pouvez attirer une gamme d'organismes bénéfiques qui contribuent à contrôler naturellement les populations de parasites.

La coexistence harmonieuse entre les figuiers et les parasites est possible grâce à des solutions écologiques et durables. Plutôt que de compromettre la santé de l'environnement et des figuiers avec des produits chimiques toxiques, il est préférable d'adopter des approches respectueuses de l'écosystème. En comprenant les cycles de vie des parasites, en utilisant des prédateurs naturels, en favorisant la biodiversité et en appliquant des pratiques de culture saines, les amoureux des figuiers peuvent protéger leurs récoltes tout en contribuant à la préservation de l'équilibre écologique.

Chapitre 164 : **La Culture du Figuier dans des Zones Exposées au Vent : Défis et Solutions**

La culture du figuier peut être gratifiante, offrant une abondance de délicieuses figues sucrées. Cependant, dans certaines régions, les figuiers doivent faire face à des défis particuliers, notamment les zones exposées au vent.

Effets du Vent sur les Figuiers

Les zones exposées au vent peuvent entraîner divers problèmes pour les figuiers en développement. Les effets les plus courants incluent :

1. Déshydratation : Le vent peut augmenter l'évaporation de l'humidité des feuilles et du sol, ce qui peut entraîner une déshydratation rapide des figuiers.

2. Stress Hydrique : La combinaison du vent et de l'évaporation accrue peut provoquer un stress hydrique, rendant les figuiers plus vulnérables aux maladies et aux ravageurs.

3. Casse des Branches : Les rafales de vent violentes peuvent provoquer la casse des branches, ce qui peut endommager la structure de l'arbre et compromettre la récolte future.

4. Pollinisation Réduite : Le vent peut perturber le processus de pollinisation, empêchant les fleurs de figuier de se polliniser correctement, ce qui se traduit par une production de fruits réduite.

Solutions pour Cultiver des Figuiers en Zones Ventées

1. Choix de Variétés Résistantes : Optez pour des variétés de figuiers qui sont naturellement résistantes aux vents forts. Certaines variétés présentent des feuilles plus résistantes et des tiges plus flexibles, ce qui les rend mieux adaptées aux conditions venteuses.

2. Protection Contre le Vent : Plantez des haies coupe-vent, des clôtures ou d'autres structures pour protéger les figuiers des vents violents. Cela peut aider à réduire la force du vent et à créer des zones plus abritées.

3. Taille Prudente : En pratiquant une taille adéquate, en éliminant les branches mortes et en maintenant une structure solide, vous pouvez réduire le risque de casse des branches par le vent.

4. Irrigation Adaptée : Dans les zones venteuses, l'irrigation régulière est essentielle pour compenser l'évaporation accrue. Utilisez des systèmes d'irrigation goutte à goutte ou des soakers pour maintenir le sol humide.

5. Protection des Fleurs : Pour protéger les fleurs contre la perturbation due au vent, envisagez d'utiliser des filets ou des tissus légers pour les recouvrir pendant la période de floraison.

6. Ancrage Solide : Lors de la plantation des figuiers, assurez-vous qu'ils sont correctement ancrés dans le sol pour résister aux vents forts. Une base solide et une structure racinaire bien développée sont essentielles.

La culture du figuier dans des zones exposées au vent peut sembler difficile, mais avec les bonnes pratiques et solutions, elle peut être réussie. En choisissant des variétés résistantes, en protégeant les figuiers des vents violents, en maintenant une structure solide et en fournissant une irrigation adéquate, les jardiniers peuvent surmonter les défis posés par le vent et récolter des figues délicieuses. La persévérance et l'application de techniques adaptées sont les clés pour transformer un défi en une opportunité de cultiver des figuiers sains et productifs, même dans des conditions venteuses.

Chapitre 165 : **La Figue et les Remèdes Biologiques Contre les Insectes Nuisibles : Cultiver Sainement**

La culture de figuiers peut être une expérience gratifiante, mais comme pour toute plante, elle peut être sujette à des attaques d'insectes nuisibles. Plutôt que de recourir à des produits chimiques agressifs, de nombreux jardiniers adoptent des méthodes de lutte biologique pour préserver la santé de leurs figuiers et de l'environnement.

Les Insectes Nuisibles Communs pour les Figuiers

Avant d'explorer les solutions biologiques, il est important de reconnaître certains des insectes nuisibles qui peuvent affecter les figuiers :

1. Les Pucerons : Ces petits insectes se nourrissent de la sève des figuiers, entraînant un affaiblissement de la plante et une déformation des feuilles.

2. Les Thrips : Les thrips se nourrissent des feuilles et des fruits des figuiers, causant des dégâts visibles et pouvant propager des virus.

3. Les Cochenilles : Ces parasites se fixent sur les feuilles et les tiges des figuiers, aspirant la sève et provoquant un affaiblissement général.

4. Les Chenilles : Certaines chenilles peuvent se nourrir des feuilles des figuiers, ce qui peut réduire la capacité de photosynthèse et affaiblir l'arbre.

Solutions Biologiques pour Lutter Contre les Insectes Nuisibles

1. Prévention : La première ligne de défense consiste à maintenir la santé globale des figuiers. Un sol bien équilibré en nutriments, une irrigation adéquate et une taille appropriée peuvent aider à renforcer la résistance des arbres contre les ravageurs.

2. Utilisation de Prédateurs Naturels : Introduire des prédateurs naturels tels que les coccinelles, les guêpes parasitoïdes et les mésanges peut aider à contrôler les populations d'insectes nuisibles.

3. Répulsifs Naturels : Utilisez des répulsifs naturels comme l'huile de neem, l'huile de pépin de pamplemousse ou l'ail dilué pour décourager les insectes nuisibles.

4. Pièges : Placez des pièges collants jaunes ou des pièges à phéromones pour attirer et capturer les insectes nuisibles.

5. Savon Insecticide : Utilisez un savon insecticide biologique pour éliminer doucement les insectes nuisibles. Assurez-vous de ne pas affecter les prédateurs bénéfiques.

6. Rotation des Cultures : La rotation des cultures peut aider à empêcher les insectes nuisibles de s'établir en permanence dans une région donnée.

7. Pulvérisation d'Eau : Utilisez un jet d'eau puissant pour éliminer physiquement les insectes des feuilles et des tiges.

8. Engrais Naturels : Utilisez des engrais naturels riches en azote pour favoriser la croissance saine des figuiers, renforçant ainsi leur résistance aux ravageurs.

La lutte biologique contre les insectes nuisibles sur les figuiers est une approche respectueuse de l'environnement qui promeut la santé à long terme des arbres et de l'écosystème environnant. En utilisant des méthodes préventives, des prédateurs naturels, des répulsifs et des solutions biologiques douces, les jardiniers peuvent maintenir la vitalité de leurs figuiers tout en minimisant les impacts négatifs sur l'environnement. Les remèdes biologiques permettent de cultiver des figuiers sains et productifs sans recourir à des produits chimiques nocifs, créant ainsi un équilibre harmonieux entre la nature et l'agriculture.

Chapitre 166 : **La Protection du Figuier Contre les Conditions Météorologiques Extrêmes : Stratégies pour Préserver la Vitalité**

La culture du figuier peut être une expérience enrichissante, mais comme toute plante, elle est sujette aux caprices de la météo, en particulier aux conditions météorologiques extrêmes. Les figuiers peuvent être vulnérables aux gelées, aux fortes chaleurs, aux vents violents et à d'autres phénomènes climatiques.

Préparation à l'Hiver : Protéger contre le Froid

1. Paillage : Appliquer une couche épaisse de paillis autour de la base du figuier aide à protéger les racines du froid intense et des variations de température.

2. Envelopper : Envelopper les figuiers avec des matériaux comme de la toile de jute ou du tissu non tissé pendant l'hiver peut protéger les parties sensibles de l'arbre des gelées.

3. Protection des Racines : Utiliser un matériau isolant comme de la paille pour couvrir les racines pendant l'hiver peut empêcher le gel excessif.

Adaptation aux Chaleurs Intenses : Réduire le Stress Thermique

1. Arrosage : En période de chaleur intense, assurer un arrosage régulier et en profondeur pour maintenir une humidité adéquate dans le sol.

2. Ombrage : Utiliser des toiles d'ombrage ou des tissus pour créer de l'ombre partielle, aidant ainsi à protéger les feuilles et les fruits du soleil brûlant.

3. Mulch : Appliquer une couche de paillis organique autour de l'arbre pour préserver l'humidité du sol et réduire l'évaporation.

4. Arrosage en Soirée : Éviter d'arroser pendant les heures les plus chaudes de la journée. Préférez l'arrosage en soirée pour minimiser l'évaporation.

Résistance aux Vents Violents : Renforcer les Structures

1. Tuteurs : Utiliser des tuteurs pour soutenir les jeunes arbres peut les empêcher de se coucher ou de se casser par vent fort.

2. Taille Prudente : Enlever les branches mortes ou faibles peut empêcher que des branches cassent lors de vents violents.

3. Clôture Coupe-Vent : Planter une haie ou une clôture coupe-vent peut réduire la force du vent autour des figuiers.

Prévenir les Intempéries Soudaines : Être Proactif

1. Surveillance Météorologique : Suivre les prévisions météorologiques et prendre des mesures préventives en fonction des conditions à venir.

2. Réaction Rapide : En cas de conditions extrêmes soudaines, comme un gel inattendu au printemps, réagir rapidement en appliquant des méthodes de protection.

3. Variétés Résistantes : Opter pour des variétés de figuiers résistantes aux conditions météorologiques spécifiques de votre région.

La protection du figuier contre les conditions météorologiques extrêmes est essentielle pour maintenir sa santé et sa productivité. En adoptant des stratégies de préparation à l'hiver, d'adaptation aux chaleurs intenses, de résistance aux vents violents et de prévention des intempéries soudaines, les jardiniers peuvent assurer la vitalité de leurs figuiers face aux défis climatiques. L'observation météorologique régulière et la prise de mesures préventives proactives sont des éléments clés pour préserver la résilience des figuiers et leur capacité à prospérer malgré les conditions climatiques changeantes. Grâce à ces efforts, les figuiers continueront de fournir des fruits délicieux et d'embellir nos espaces extérieurs, même dans les moments les plus difficiles.

Chapitre 167 : **La Culture du Figuier dans des Sols Sableux : Défis et Solutions pour une Récolte Abondante**

La culture du figuier dans des sols sableux peut présenter à la fois des avantages et des défis uniques. Alors que les sols sableux offrent un bon drainage et une perméabilité élevée, ils ont tendance à sécher rapidement et à manquer de nutriments essentiels.

Les Avantages des Sols Sableux pour les Figuiers

Les sols sableux présentent certains avantages pour la culture des figuiers, notamment :

1. **Drainage Efficace :** Les sols sableux ont une capacité de drainage exceptionnelle, empêchant l'accumulation d'eau autour des racines et réduisant ainsi le risque de pourriture.

2. **Chaleur Précoce :** En raison de leur capacité à se réchauffer rapidement, les sols sableux favorisent une croissance précoce des figuiers au printemps.

3. **Aération Améliorée :** La structure granulaire des sols sableux facilite l'aération des racines, ce qui est bénéfique pour la santé de l'arbre.

Les Défis des Sols Sableux pour les Figuiers

Cependant, les sols sableux présentent également des défis :

1. **Rétention d'Eau Limitée :** Les sols sableux ont une capacité de rétention d'eau faible, ce qui peut entraîner un stress hydrique pour les figuiers, en particulier pendant les périodes chaudes et sèches.

2. **Appauvrissement Nutritif :** Les nutriments sont moins susceptibles de rester dans les sols sableux en raison de leur perméabilité élevée, ce qui peut entraîner une carence nutritionnelle pour les figuiers.

3. **Érosion Potentielle :** En raison de leur structure légère, les sols sableux sont sujets à l'érosion, ce qui peut endommager les racines et réduire la stabilité des arbres.

Stratégies pour Cultiver des Figuiers dans des Sols Sableux

1. **Amélioration du Sol :** Ajouter de la matière organique comme du compost ou du fumier peut améliorer la rétention d'eau et la fertilité du sol sableux.

2. **Irrigation Régulière :** Fournir un arrosage régulier et en profondeur est crucial pour éviter le stress hydrique des figuiers.

3. **Paillage :** Appliquer un paillis épais autour de la base du figuier peut aider à conserver l'humidité, réduire l'érosion et fournir des nutriments au sol.

4. **Fertilisation Équilibrée :** Utiliser des engrais équilibrés pour fournir aux figuiers les nutriments essentiels qu'ils peuvent manquer dans les sols sableux.

5. **Choix de Variétés Adaptées :** Opter pour des variétés de figuiers qui sont plus tolérantes aux sols sableux peut augmenter les chances de succès.

La culture du figuier dans des sols sableux nécessite une attention particulière et des soins adaptés pour garantir une croissance saine et une récolte abondante. En utilisant des pratiques de gestion de l'eau, d'amélioration du sol et de fertilisation judicieuse, les jardiniers peuvent surmonter les défis des sols sableux et profiter des avantages qu'ils offrent en matière de drainage et de chaleur précoce. Avec une approche proactive et des soins attentifs, il est tout à fait possible de cultiver des figuiers luxuriants et productifs dans des conditions de sol sableux, en tirant parti de leurs qualités uniques pour une récolte délicieuse et gratifiante.

Chapitre 168 : **L'Utilisation de Paillis Naturels pour Favoriser la Santé des Racines du Figuier**

Dans la culture du figuier, le bien-être des racines est essentiel pour assurer une croissance vigoureuse et une récolte abondante. L'utilisation de paillis naturels peut jouer un rôle crucial dans la promotion de la santé des racines en créant un environnement propice à leur développement et en fournissant une série d'avantages pour l'arbre.

Les Avantages du Paillis Naturel pour les Racines du Figuier

1. **Conservation de l'Humidité :** Les paillis naturels, comme les copeaux de bois, les feuilles mortes ou la paille, retiennent l'humidité du sol en créant une barrière qui réduit l'évaporation. Cela maintient les racines du figuier hydratées, même pendant les périodes chaudes et sèches.

2. **Régulation de la Température :** Les paillis agissent comme une couche isolante, protégeant les racines du figuier des fluctuations extrêmes de température. Ils minimisent les variations de chaleur et de froid, offrant ainsi un environnement plus stable pour la croissance racinaire.

3. **Prévention de l'Érosion :** Les paillis aident à prévenir l'érosion du sol causée par les intempéries et le vent, maintenant ainsi les racines du figuier solidement ancrées et protégées.

4. **Suppression des Mauvaises Herbes :** Les paillis naturels empêchent la croissance des mauvaises herbes, ce qui réduit la concurrence pour les nutriments et l'eau et permet aux racines du figuier de prospérer.

5. **Fourniture de Nutriments :** Certains paillis, comme les feuilles mortes et le compost, se décomposent progressivement et libèrent des nutriments dans le sol, nourrissant ainsi les racines du figuier.

Pratiques de Paillage pour la Santé des Racines du Figuier

1. **Choix du Bon Paillis :** Optez pour des paillis naturels non traités chimiquement, tels que les copeaux de bois non colorés, la paille, les feuilles mortes ou les coques de noix. Évitez les paillis qui pourraient être nuisibles au figuier.

2. **Épaisseur Appropriée :** Appliquez une couche de paillis d'environ 5 à 10 centimètres d'épaisseur autour de la base du figuier. Assurez-vous de ne pas entasser le paillis contre le tronc, ce qui pourrait provoquer la pourriture.

3. **Renouvellement Régulier :** Les paillis se décomposent avec le temps, il est donc recommandé de les renouveler annuellement pour maintenir une couverture efficace.

4. **Aération :** Évitez de compacter le paillis, car une aération adéquate est essentielle pour permettre aux racines de respirer.

5. **Distance du Tronc :** Laissez un espace d'environ 10 centimètres autour du tronc du figuier sans paillis pour prévenir la pourriture et la circulation d'air inadéquate.

L'utilisation de paillis naturels peut considérablement améliorer la santé des racines du figuier en offrant une gamme d'avantages allant de la conservation de l'humidité à la régulation de la température et à la suppression des mauvaises herbes. En adoptant les bonnes pratiques de paillage, les jardiniers peuvent créer un environnement favorable à la croissance racinaire saine, favorisant ainsi la croissance et la productivité globale du figuier. La combinaison de paillis naturels et de soins appropriés aidera à garantir que les racines du figuier prospèrent, conduisant à une récolte abondante et à un arbre robuste et épanoui.

Chapitre 169 : **Les Avantages de la Culture du Figuier en Agroforesterie**

L'agroforesterie, une approche durable et intégrée de la gestion des terres agricoles, gagne en popularité en raison de ses nombreux avantages écologiques, économiques et sociaux. La culture du figuier en agroforesterie offre une opportunité unique de tirer parti des multiples bénéfices de cette pratique pour les écosystèmes, les agriculteurs et les communautés locales.

Biodiversité Améliorée

L'intégration du figuier dans les systèmes agroforestiers contribue à la diversification des cultures et à la création d'habitats propices à une variété d'espèces végétales et animales. Les figuiers fournissent des niches écologiques pour les insectes pollinisateurs, les oiseaux et d'autres organismes bénéfiques, favorisant ainsi la biodiversité et la régulation naturelle des ravageurs.

Conservation des Sols et de l'Eau

Les systèmes agroforestiers qui incluent des figuiers aident à réduire l'érosion du sol en stabilisant les terres et en minimisant le ruissellement. Les systèmes racinaires profonds du figuier contribuent à la stabilité des sols, tandis que leur couverture végétale réduit l'impact des gouttes de pluie. En outre, les figuiers jouent un rôle crucial dans la conservation de l'eau en régulant le cycle hydrique du sol.

Fixation de l'Azote

Certains types de figuiers, tels que les figuiers étrangleurs, sont capables de fixer l'azote atmosphérique dans le sol grâce à une symbiose avec des bactéries spécifiques. Cela enrichit la teneur en nutriments du sol, ce qui profite aux cultures voisines et réduit la nécessité d'apports en engrais chimiques.

Production Alimentaire Durable

Les figuiers fournissent une source de nourriture diversifiée et riche en nutriments pour les agriculteurs et les communautés locales. Les figues, riches en fibres, minéraux et antioxydants, offrent une option de nourriture saine et savoureuse. De plus, les systèmes agroforestiers diversifiés permettent aux agriculteurs de cultiver plusieurs cultures simultanément, renforçant ainsi la sécurité alimentaire et les revenus.

Amélioration des Revenus et des Moyens de Subsistance

La culture du figuier peut constituer une source de revenus supplémentaire pour les agriculteurs. Les figues fraîches et séchées peuvent être vendues sur les marchés locaux ou transformées en produits à valeur ajoutée tels que confitures, pâtes de fruits et produits cosmétiques. Cette diversification économique renforce la résilience des ménages agricoles face aux fluctuations du marché.

Atténuation des Effets du Changement Climatique

Les figuiers, en tant qu'arbres à croissance rapide, absorbent le dioxyde de carbone de l'atmosphère, contribuant ainsi à l'atténuation des effets du changement climatique. Leur présence dans les systèmes agroforestiers aide à réguler le microclimat, à réduire les températures extrêmes et à améliorer la résilience des cultures.

La culture du figuier en agroforesterie offre une multitude d'avantages qui vont au-delà de la simple production de fruits. Elle favorise la biodiversité, protège les sols et l'eau, enrichit les sols en nutriments, assure une production alimentaire durable et contribue à la lutte contre le changement climatique. En intégrant judicieusement les figuiers dans les systèmes agricoles, les agriculteurs peuvent créer des environnements équilibrés et résilients, favorisant ainsi la durabilité à long terme des écosystèmes et des communautés agricoles.

Chapitre 170 : **La Lutte Intégrée Contre les Ennemis du Figuier**

La lutte intégrée contre les ennemis du figuier, une approche holistique et durable, vise à maintenir la santé des figuiers en équilibrant les méthodes de gestion pour minimiser les dommages causés par les parasites, les maladies et autres nuisibles. Plutôt que de recourir à des solutions chimiques agressives, cette approche encourage l'utilisation de méthodes biologiques, culturelles et physiques pour préserver les figuiers et favoriser des écosystèmes équilibrés.

Principes de la Lutte Intégrée

1. **Identification Précise :** La première étape de la lutte intégrée consiste à identifier avec précision les nuisibles et les maladies spécifiques qui affectent les figuiers. Cela permet de choisir les meilleures méthodes de gestion adaptées à chaque situation.

2. **Prévention :** La prévention est essentielle pour éviter l'introduction de parasites et de maladies. Cela peut inclure des mesures telles que l'utilisation de plants sains et résistants, la rotation des cultures et le maintien d'une hygiène adéquate dans les vergers.

3. **Favoriser les Ennemis Naturels :** Encourager la présence d'organismes bénéfiques tels que les prédateurs naturels, les parasites et les insectes pollinisateurs peut aider à maintenir l'équilibre écologique. Par exemple, attirer les coccinelles pour lutter contre les pucerons.

4. **Utilisation de Barrières Physiques :** La pose de pièges, de filets ou d'autres barrières physiques peut empêcher les nuisibles d'atteindre les figuiers. Cela peut être particulièrement efficace pour prévenir les ravageurs qui se déplacent de manière active.

5. **Méthodes Culturelles :** La rotation des cultures, l'élagage correct, la gestion de l'irrigation et la nutrition équilibrée peuvent renforcer la résilience des figuiers et les rendre moins vulnérables aux attaques de parasites.

6. **Utilisation Sélective de Produits Chimiques :** Si nécessaire, l'utilisation de pesticides chimiques devrait être la dernière option et devrait être effectuée de manière sélective pour minimiser les impacts négatifs sur l'environnement et la santé humaine.

Avantages de la Lutte Intégrée

1. **Durabilité Environnementale :** En privilégiant les méthodes biologiques et non chimiques, la lutte intégrée respecte la biodiversité et préserve les écosystèmes naturels.

2. **Santé Humaine :** Réduire l'utilisation de pesticides chimiques diminue l'exposition aux produits toxiques, protégeant ainsi la santé des agriculteurs et des consommateurs.

3. **Rentabilité :** La lutte intégrée peut réduire les coûts associés à l'achat de pesticides, tout en favorisant une meilleure productivité à long terme.

4. **Préservation de la Qualité des Fruits :** En minimisant les attaques de parasites et de maladies, la lutte intégrée contribue à la production de fruits de meilleure qualité.

5. **Résistance à Long Terme :** L'adoption de méthodes durables renforce la résilience des figuiers, prévenant ainsi le développement de résistances aux pesticides.

La lutte intégrée contre les ennemis du figuier est une approche efficace et respectueuse de l'environnement pour maintenir la santé des arbres tout en minimisant l'utilisation de produits chimiques toxiques. En combinant la connaissance des parasites et des maladies, des pratiques culturales judicieuses et des méthodes biologiques, cette approche favorise des écosystèmes plus équilibrés, une meilleure qualité des fruits et des systèmes agricoles durables à long terme.

Chapitre 171 : **La Culture du Figuier dans des Sols Calcaires : Défis et Solutions**

La culture du figuier dans des sols calcaires représente un défi unique pour les agriculteurs et les jardiniers. Les sols calcaires, riches en carbonate de calcium, peuvent avoir un impact sur la nutrition et la croissance des figuiers. Cependant, avec des pratiques adaptées, il est possible de surmonter ces défis et de réussir à cultiver des figuiers productifs et en bonne santé dans de telles conditions.

Les Défis des Sols Calcaires

1. **Besoins Nutritifs :** Les sols calcaires peuvent limiter l'absorption de certains nutriments essentiels, tels que le fer, le zinc et le cuivre, en raison de la fixation de ces éléments par le calcium.

2. **Réaction du Sol :** Les sols calcaires ont tendance à être alcalins, ce qui peut affecter l'assimilation des nutriments par les racines du figuier, en particulier les éléments tels que le fer, le manganèse et le zinc.

3. **Compaction et Drainage :** Les sols calcaires peuvent parfois être compacts, ce qui limite le drainage et peut conduire à la stagnation de l'eau, provoquant ainsi des problèmes de pourriture des racines.

Solutions pour Cultiver des Figuiers dans des Sols Calcaires

1. **Choix de Variétés :** Certaines variétés de figuiers sont plus tolérantes aux sols calcaires que d'autres. Il est important de choisir des variétés adaptées à ces conditions pour augmenter les chances de réussite.

2. **Amendements Organiques :** L'ajout de matière organique sous forme de compost ou de fumier améliore la structure des sols calcaires, améliore le drainage et fournit des nutriments supplémentaires.

3. **Apports Nutritifs Ciblés :** En fonction des besoins nutritifs spécifiques du figuier, il peut être nécessaire d'appliquer des engrais riches en micronutriments tels que le fer, le zinc et le manganèse. Cependant, cela doit être fait avec modération pour éviter les déséquilibres.

4. **Chélation des Nutriments :** L'utilisation d'amendements chélatés peut aider à rendre certains nutriments plus accessibles aux racines en empêchant leur fixation par le calcium.

5. **Gestion de l'Arrosage :** Un drainage adéquat est essentiel dans les sols calcaires. Éviter l'excès d'irrigation et l'accumulation d'eau autour des racines préviendra les problèmes de pourriture.

6. **Application de Chaux :** Dans certains cas, l'application de chaux peut être nécessaire pour ajuster le pH du sol, bien que cela doive être fait avec prudence et en fonction des besoins réels.

Avantages de Cultiver des Figuiers dans des Sols Calcaires

1. **Résistance aux Maladies :** Les sols calcaires peuvent parfois être moins favorables au développement de certaines maladies, ce qui peut contribuer à la santé globale des figuiers.

2. **Résistance à la Salinité :** Dans certaines régions, les sols calcaires peuvent être associés à des niveaux élevés de salinité. Les figuiers ont tendance à mieux tolérer ces conditions que d'autres cultures.

3. **Arômes Améliorés :** Les figuiers cultivés dans des sols calcaires peuvent produire des fruits aux saveurs et arômes plus concentrés.

Bien que la culture du figuier dans des sols calcaires présente des défis spécifiques, ces défis peuvent être surmontés grâce à des pratiques de gestion adaptées. En choisissant les bonnes variétés, en amendant le sol avec de la matière organique et en fournissant des nutriments essentiels de manière ciblée, il est possible de cultiver des figuiers productifs et sains dans ces conditions. Avec une attention particulière à l'irrigation et à la gestion de l'environnement racinaire, les jardiniers et les agriculteurs peuvent profiter des avantages de la culture des figuiers dans des sols calcaires

Chapitre 172 : **La Figue et les Méthodes de Prévention des Maladies : Cultiver en Santé**

La figue, avec sa richesse historique et son goût succulent, est un trésor pour les amateurs de fruits. Cependant, pour que les figuiers prospèrent et produisent des fruits abondants, il est essentiel de les protéger contre les maladies qui peuvent les affaiblir. La prévention des maladies du figuier repose sur des pratiques de culture soigneusement planifiées et des stratégies de gestion appropriées.

1. Choix des Variétés Résistantes : Opter pour des variétés de figuiers réputées pour leur résistance aux maladies est une première ligne de défense. Certaines variétés présentent naturellement une meilleure résistance à certaines infections.

2. Sol Sain et Drainage : Un sol bien drainé et sain est crucial pour éviter l'accumulation d'humidité qui favorise le développement de maladies fongiques. Une bonne structure du sol favorise également des racines vigoureuses et une croissance saine.

3. Éviter l'Excès d'Humidité : Arroser le figuier de manière adéquate est essentiel. Évitez les arrosages excessifs qui peuvent provoquer le développement de moisissures et de champignons.

4. Hygiène des Outils : L'utilisation d'outils propres et désinfectés lors de la taille ou d'autres travaux minimise la propagation des agents pathogènes.

5. Taille Correcte : La taille appropriée permet une circulation d'air adéquate dans l'arbre, empêchant ainsi l'humidité de rester piégée et réduisant le risque de maladies.

6. Enlèvement des Feuilles Malades : Retirez régulièrement les feuilles infectées pour empêcher la propagation des maladies.

7. Utilisation de Paillis : Appliquer un paillis organique autour de la base du figuier aide à maintenir le sol propre et empêche les éclaboussures d'eau contaminée de toucher les feuilles.

8. Rotation des Cultures : Si possible, évitez de planter des figuiers au même endroit chaque année. La rotation des cultures empêche l'accumulation d'agents pathogènes dans le sol.

9. Traitement Naturel : Certaines solutions naturelles à base de plantes ou de minéraux peuvent aider à prévenir les maladies. Par exemple, une pulvérisation de bicarbonate de soude dilué peut aider à prévenir les infections fongiques.

10. Surveillance Régulière : Inspectez régulièrement vos figuiers pour identifier rapidement tout signe de maladie. Une intervention précoce est souvent la clé pour empêcher la propagation.

11. Résistance Biologique : L'amélioration globale de la santé des figuiers, par l'utilisation de pratiques culturelles adéquates, peut renforcer leur résistance naturelle aux maladies.

12. Fertilisation Équilibrée : Fournir à vos figuiers une alimentation équilibrée en nutriments favorise une croissance saine et une meilleure résistance aux maladies.

13. Protection Contre les Ravageurs : Certains ravageurs peuvent endommager les figuiers et les rendre plus vulnérables aux maladies. En contrôlant les ravageurs, vous réduisez indirectement le risque de maladies.

En fin de compte, une combinaison de pratiques préventives est la clé pour cultiver des figuiers en santé. La vigilance, la connaissance des signes précurseurs de maladies et l'adoption de méthodes respectueuses de l'environnement sont des moyens efficaces pour préserver la santé de vos figuiers et récolter des fruits délicieux et abondants.

Chapitre 173 : L'Importance de l'Irrigation Adéquate pour le Figuier : Nourrir la Prospérité

L'irrigation, ou l'approvisionnement en eau, est une composante fondamentale de la culture de tout arbre, y compris le figuier. Cette pratique cruciale détermine la santé, la croissance et la productivité de l'arbre. Le figuier, avec son histoire millénaire et son attrait gustatif, mérite une attention particulière en matière d'irrigation.

1. Fournir l'Eau Nécessaire : Le figuier a besoin d'une quantité adéquate d'eau pour se développer correctement. L'irrigation régulière assure une croissance saine des racines et des parties aériennes, favorisant ainsi la production de fruits.

2. Répondre aux Besoins Variables : Les besoins en eau du figuier varient en fonction de facteurs tels que la saison, la température, le stade de croissance et la taille de l'arbre. L'irrigation doit être ajustée en conséquence pour répondre à ces fluctuations.

3. Éviter l'Excès d'Eau : Un excès d'eau peut provoquer l'asphyxie des racines et favoriser le développement de maladies fongiques. Une irrigation excessive doit être évitée pour maintenir un équilibre optimal.

4. Encourager la Fructification : Une irrigation régulière pendant la période de développement des fruits encourage la croissance des figues et la production abondante de fruits de qualité.

5. Prévention du Stress Hydrique : Un manque d'eau peut stresser le figuier, entraînant une croissance ralentie, des feuilles flétries et une réduction de la production de fruits.

6. Renforcer la Résistance : L'irrigation appropriée contribue à renforcer la résistance du figuier aux maladies et aux ravageurs en maintenant sa santé globale.

7. Économie d'Eau : Une irrigation bien planifiée et gérée permet d'utiliser l'eau de manière efficace, évitant le gaspillage tout en assurant les besoins de l'arbre.

8. Méthodes d'Irrigation : Différentes méthodes d'irrigation, comme le goutte-à-goutte, le tuyau poreux ou l'arrosage manuel, peuvent être utilisées en fonction des conditions locales et des préférences du cultivateur.

9. Éviter l'Éclaboussure : L'arrosage direct sur les feuilles peut favoriser le développement de maladies. Il est préférable d'arroser le sol directement pour minimiser les éclaboussures.

10. Considérer le Type de Sol : Les sols argileux retiennent l'eau plus longtemps que les sols sableux. La fréquence et la durée de l'irrigation doivent être ajustées en fonction du type de sol.

11. Éviter l'Irrigation Superficielle : L'arrosage en surface peut encourager la croissance des racines près de la surface, les rendant vulnérables aux conditions climatiques extrêmes.

12. Utiliser la Technologie : Les systèmes d'irrigation intelligents peuvent aider à surveiller et à contrôler l'apport en eau en fonction des besoins de l'arbre.

En somme, l'irrigation adéquate est un élément essentiel pour garantir la prospérité du figuier. Une attention minutieuse aux besoins en eau, aux variations saisonnières et à la santé générale de l'arbre peut conduire à une croissance vigoureuse, une fructification abondante et la préservation de la beauté et de la saveur distinctives des figues. Un équilibre prudent entre l'apport en eau et les autres soins culturels forme le fondement de la réussite dans la culture de cet arbre apprécié depuis l'Antiquité.

Chapitre 174 : **La Culture du Figuier en Zones de Gel : Défis et Récompenses**

La culture du figuier dans des zones de gel présente un défi passionnant pour les jardiniers qui souhaitent cultiver cet arbre fruitier emblématique malgré des conditions climatiques moins favorables. Si le figuier est souvent associé aux régions méditerranéennes chaudes, il est possible de réussir sa culture dans des zones sujettes au gel, en utilisant des techniques spécifiques et en comprenant les besoins uniques de l'arbre.

1. Choix de Variétés Résistantes : La première étape pour réussir la culture du figuier en zones de gel est de choisir des variétés résistantes au froid. Certaines variétés, telles que 'Chicago Hardy', 'Brown Turkey' et 'Celeste', sont plus adaptées aux climats froids et tolèrent des températures hivernales plus basses.

2. Préparation au Froid : Avant l'arrivée de l'hiver, il est recommandé de préparer le figuier en l'arrosant abondamment et en paillant le sol autour de l'arbre. Cela aide à protéger les racines contre le gel.

3. Emplacement Stratégique : Plantez le figuier dans un endroit bien exposé au soleil, idéalement contre un mur ou une clôture qui peut agir comme un radiateur thermique naturel et aider à retenir la chaleur.

4. Utilisation de Voiles d'Hivernage : Couvrez le figuier avec des voiles d'hivernage avant les périodes de gel pour protéger les branches et les bourgeons du froid intense.

5. Protection des Racines : Protégez les racines du figuier en appliquant une couche de paillis épais autour de la base de l'arbre. Cela aide à maintenir une température plus stable du sol.

6. Taille Réfléchie : La taille du figuier avant l'hiver peut aider à réduire les dégâts causés par le gel en éliminant les parties fragiles et en favorisant la croissance de nouvelles branches résistantes.

7. Greffage et Enroulement des Tiges : Certains jardiniers choisissent de greffer des variétés résistantes au froid sur des porte-greffes plus adaptés aux conditions hivernales. L'enroulement des tiges avec du matériau isolant, comme la paille, peut également aider à minimiser les dommages.

8. Patience et Observations : Lorsque les températures commencent à monter au printemps, surveillez attentivement les bourgeons et les nouvelles pousses. Si des dommages sont survenus, le figuier peut mettre du temps à récupérer. Soyez patient et offrez les soins nécessaires.

9. Récompenses uniques : La culture du figuier en zones de gel peut sembler intimidante, mais les récompenses sont multiples. Récolter des figues fraîches dans un climat où elles ne sont pas naturellement abondantes peut apporter une grande satisfaction. Les figues cultivées dans des zones de gel peuvent souvent être plus sucrées et savoureuses en raison des variations de température qui influencent la concentration des sucres dans les fruits.

10. Connexion à la Nature : La culture du figuier dans des conditions difficiles renforce la connexion avec la nature et permet aux jardiniers de s'adapter et d'apprendre à travailler en harmonie avec leur environnement.

La culture du figuier en zones de gel nécessite une attention particulière et une préparation minutieuse, mais elle peut être gratifiante pour les amateurs de jardinage déterminés. Avec les bonnes techniques et une compréhension des besoins spécifiques du figuier dans des conditions froides, les jardiniers peuvent profiter des délices de ce fruit exceptionnel même dans les climats plus frais.

Chapitre 175 : **La Figue et les Pratiques de Contrôle des Insectes Nuisibles : Équilibrer la Protection et la Durabilité**

La culture de la figue est souvent une entreprise passionnante et gratifiante, mais elle n'est pas exempte de défis, notamment la présence d'insectes nuisibles qui peuvent endommager les feuilles, les bourgeons et les fruits. La gestion des insectes nuisibles dans la culture de la figue est un aspect crucial pour garantir des rendements sains et abondants tout en préservant la durabilité de l'écosystème.

1. Identification Précise : La première étape pour gérer les insectes nuisibles dans la culture de la figue est d'identifier correctement les ravageurs spécifiques présents dans la région. Chaque espèce peut nécessiter des stratégies de contrôle différentes.

2. Méthodes de Prévention : La prévention est la clé pour éviter une infestation majeure. Utilisez des méthodes de prévention telles que la plantation de variétés résistantes aux insectes, le maintien de la propreté et de l'hygiène du jardin, et l'utilisation de filets ou de voiles pour empêcher les insectes de se poser sur les figuiers.

3. Pratiques Culturelles : Maintenir la vigueur des figuiers par des pratiques culturelles saines, telles que la taille régulière, l'arrosage approprié et la fertilisation adéquate, peut renforcer leur résistance naturelle aux insectes nuisibles.

4. Utilisation de Prédateurs Naturels : Encourager la présence de prédateurs naturels, comme les coccinelles et les guêpes parasitoïdes, peut contribuer à contrôler les populations d'insectes nuisibles.

5. Utilisation de Pièges : Utiliser des pièges collants ou des pièges phéromonaux spécifiques peut aider à capturer certains insectes nuisibles et à réduire leur nombre.

6. Insecticides Biologiques : En cas d'infestation, privilégiez les insecticides biologiques à base de bactéries, de champignons ou d'autres agents naturels spécifiques aux ravageurs.

7. Rotation des Cultures : Pratiquer la rotation des cultures aide à perturber le cycle de vie des insectes nuisibles, réduisant ainsi leur impact sur les figuiers.

8. Éviter les Traitements Excessifs : L'utilisation excessive d'insecticides peut avoir des effets néfastes sur l'écosystème en éliminant les prédateurs naturels et en causant une résistance chez les insectes ciblés. Utilisez les traitements de manière ciblée et parcimonieuse.

9. Surveiller Régulièrement : Une surveillance régulière des figuiers est essentielle pour détecter rapidement toute infestation naissante et prendre des mesures avant que les populations d'insectes nuisibles ne deviennent incontrôlables.

10. Éducation et Sensibilisation : Sensibilisez-vous aux méthodes de contrôle des insectes nuisibles respectueuses de l'environnement et encouragez d'autres jardiniers à adopter des pratiques durables.

Il est important de comprendre que l'utilisation excessive de produits chimiques peut avoir des conséquences néfastes sur la santé humaine, sur les pollinisateurs et sur l'environnement en général. Par conséquent, la mise en œuvre de pratiques de contrôle des insectes nuisibles respectueuses de l'environnement est essentielle pour maintenir l'équilibre dans le jardin et préserver la santé des figuiers ainsi que la biodiversité environnante. En fin de compte, la combinaison de méthodes préventives, de techniques biologiques et d'une gestion responsable des insectes nuisibles contribuera à une culture de la figue prospère et durable.

Chapitre 176 : **La Sélection de Variétés de Figuiers Adaptées à Votre Région : Cultiver avec Succès**

La culture réussie des figuiers dépend en grande partie du choix des variétés adaptées à votre région spécifique. Chaque région a son propre climat, sol et conditions de croissance uniques, et sélectionner les variétés de figuiers appropriées peut garantir des rendements abondants et de haute qualité.

1. Climat : Le climat de votre région est l'un des facteurs les plus importants à considérer lors du choix des variétés de figuiers. Certaines variétés sont mieux adaptées aux climats chauds et secs, tandis que d'autres peuvent résister à des hivers plus froids. Assurez-vous de choisir des variétés qui sont compatibles avec les températures et les conditions météorologiques de votre région.

2. Longueur de Saison de Croissance : Certaines variétés de figuiers nécessitent une longue saison de croissance pour produire des fruits mûrs. Si vous vivez dans une région avec des étés courts, optez pour des variétés à maturation plus précoce pour assurer une récolte réussie.

3. Sol : Le type de sol dans votre région influence la croissance et le développement des figuiers. Certains sols sont plus drainants, tandis que d'autres retiennent plus d'eau. Choisissez des variétés qui s'adaptent bien au sol de votre région.

4. Résistance aux Maladies : Certaines variétés de figuiers sont plus résistantes aux maladies courantes telles que le mildiou ou la rouille. Opter pour des variétés résistantes peut réduire la nécessité de traitements chimiques.

5. Taille de l'Arbre : La taille adulte de l'arbre est également un facteur à prendre en compte. Si vous avez un espace limité, choisissez des variétés naines ou semi-naines qui conviendront mieux à votre jardin.

6. Saveur et Utilisation : Les figuiers produisent des fruits avec une gamme de saveurs, de textures et de couleurs. Choisissez des variétés qui correspondent à vos préférences gustatives et à l'utilisation que vous souhaitez en faire, que ce soit pour la consommation fraîche, la cuisson, la confiture ou la séchage.

7. Ressources Disponibles : Considérez les ressources disponibles dans votre région, comme l'approvisionnement en eau et les soins nécessaires pour les variétés que vous envisagez. Certaines variétés peuvent nécessiter plus d'attention que d'autres.

8. Recherche et Conseils Locaux : Faites des recherches sur les variétés qui ont déjà été cultivées avec succès dans votre région. Les conseils de jardiniers locaux, de pépiniéristes ou d'experts en horticulture peuvent également être précieux pour vous aider à choisir les variétés les mieux adaptées.

9. Expérimentation : Il peut être judicieux de faire preuve d'expérimentation en plantant plusieurs variétés pour déterminer celles qui prospèrent le mieux dans votre région. Observez la croissance, la production de fruits et la résistance aux conditions locales.

Choisir des variétés de figuiers adaptées à votre région est une étape essentielle pour assurer le succès de votre culture. En considérant attentivement les facteurs climatiques, de sol, de résistance aux maladies et de taille des arbres, vous pouvez créer un jardin de figuiers florissant et productif qui s'épanouit harmonieusement dans votre environnement local.

Chapitre 177 : **La Culture du Figuier dans des Sols Acides : Défis et Solutions**

La culture du figuier dans des sols acides peut présenter des défis uniques, mais avec une planification minutieuse et des soins appropriés, il est possible de cultiver ces délicieux fruits dans des conditions moins favorables sur le plan du pH.

Les Défis :

1. **pH du Sol :** Les figuiers préfèrent généralement un sol neutre à légèrement alcalin, avec un pH compris entre 6 et 7. Les sols acides, ayant un pH inférieur à 6, peuvent rendre difficile l'absorption des nutriments essentiels par les racines des figuiers.

2. **Nutriments Inaccessibles :** Dans les sols acides, certains nutriments vitaux tels que le calcium, le magnésium et le phosphore peuvent être liés chimiquement et deviennent moins disponibles pour les plantes, ce qui peut entraîner des carences nutritionnelles.

Les Solutions :

1. **Test de Sol :** Avant de planter des figuiers dans un sol acide, il est recommandé de faire tester le sol pour déterminer son pH exact. Cela permettra de comprendre à quel point le sol est acide et quels ajustements peuvent être nécessaires.

2. **Amendements Calcaires :** Pour élever le pH du sol acide, l'ajout d'amendements calcaires tels que la chaux agricole peut être efficace. Cela permettra de rendre le sol plus neutre ou légèrement alcalin, ce qui convient mieux aux figuiers.

3. **Enrichissement en Nutriments :** Les sols acides peuvent manquer de certains nutriments essentiels. En ajoutant des amendements organiques riches en nutriments tels que le compost, le fumier bien décomposé ou les engrais à libération lente, vous pouvez améliorer la qualité du sol et fournir aux figuiers les éléments nutritifs nécessaires.

4. **Paillis Organique :** Utiliser un paillis organique autour de la base des figuiers peut aider à maintenir l'humidité du sol et à créer un environnement propice à la croissance, en favorisant également la décomposition des matières organiques qui peuvent aider à ajuster progressivement le pH du sol.

5. **Choix de Variétés :** Certaines variétés de figuiers sont plus tolérantes aux sols acides que d'autres. Faites des recherches pour choisir des variétés qui ont montré une meilleure adaptation aux conditions acides.

6. **Surveillance et Ajustements :** Une fois que vous avez mis en place les amendements et les pratiques recommandées, surveillez régulièrement le pH du sol et la santé des figuiers. Si nécessaire, apportez des ajustements supplémentaires pour maintenir un environnement favorable.

7. **Irrigation Régulière :** Dans les sols acides, l'irrigation régulière est importante pour maintenir une humidité constante. Assurez-vous de ne pas laisser le sol s'assécher excessivement, ce qui pourrait accentuer les défis liés au pH acide.

Cultiver des figuiers dans des sols acides peut nécessiter un peu plus de soins et d'efforts pour créer un environnement propice à leur croissance et à leur production de fruits. En suivant des pratiques telles que le test de sol, l'amendement, l'enrichissement en nutriments et le choix de variétés appropriées, les jardiniers peuvent surmonter les défis liés aux sols acides et profiter d'une récolte réussie de figues délicieuses.

En conclusion, "Figuiers à Foison : L'Encyclopédie Globale" nous a emmenés dans un voyage captivant à travers l'univers riche et diversifié des figuiers. De la quête de la variété parfaite à la propagation, de la culture traditionnelle aux méthodes innovantes, des rituels spirituels aux utilisations médicinales, ce livre a exploré chaque facette de cet arbre étonnant qui a façonné des cultures et des civilisations à travers les âges.

À travers ces pages, nous avons découvert comment les figuiers ont transcendé les frontières géographiques et culturelles, laissant leur empreinte dans les arts, la littérature, la gastronomie, la spiritualité et bien plus encore. De l'ancienne mythologie aux pratiques modernes de culture durable, chaque chapitre de ce livre nous a montré à quel point les figuiers sont profondément enracinés dans nos vies.

Tout au long de cette encyclopédie, nous avons exploré les innombrables utilisations des figuiers, des recettes traditionnelles aux applications médicinales en passant par leur rôle crucial dans la biodiversité et la préservation de l'environnement. Nous avons été témoins de la manière dont les figuiers ont inspiré l'art, la spiritualité, la cuisine et la technologie à travers les âges, tout en restant un symbole de durabilité, de connexion et de croissance.

"Figuiers à Foison : L'Encyclopédie Globale" incarne la passion et la dévotion des amoureux des figuiers du monde entier. À travers ces pages, nous avons non seulement élargi nos connaissances sur ces arbres remarquables, mais nous avons également découvert l'incroyable potentiel qu'ils offrent pour l'avenir de notre planète et de nos sociétés.

Alors que nous refermons ce livre, nous sommes invités à poursuivre notre voyage avec les figuiers, à les planter et à les chérir dans nos propres vies. Que ce soit pour leurs fruits succulents, leur riche symbolisme spirituel ou leur capacité à nourrir notre planète, les figuiers restent un rappel puissant de notre lien avec la nature et de notre rôle en tant que gardiens de la terre.

"Figuiers à Foison : L'Encyclopédie Globale" restera une ressource précieuse pour tous ceux qui souhaitent explorer de manière approfondie la vie, l'histoire et les nombreuses dimensions des figuiers. Que ce livre continue à inspirer et à éclairer, tout comme les figuiers eux-mêmes continuent à enrichir nos vies de leurs fruits, de leur beauté et de leur présence bienfaisante.